J. Ruhlmann · P. Oehr · H.-J. Biersack (Hrsg.)

PET in der Onkologie

Springer-Verlag Berlin Heidelberg GmbH

J. Ruhlmann · P. Oehr · H.-J. Biersack (Hrsg.)

PET in der Onkologie

Grundlagen und klinische Anwendung

Mit 74, zum Teil farbigen Abbildungen
und 56 Tabellen

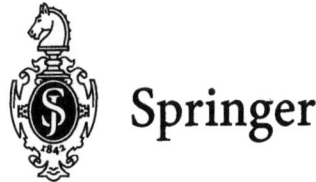

Springer

Dr. Dr. Jürgen Ruhlmann
PET-Zentrum
Münsterstr. 20
D-53111 Bonn

PD Dr. Peter Oehr
PET-Zentrum
Münsterstr. 20
D-53111 Bonn

Prof. Dr. H.-J. Biersack
Universitätsklinikum Bonn
Klinik und Poliklinik für Nuklearmedizin
Rheinisch-Westfälische Universität Bonn
Sigmund-Freud-Str. 25
D-53105 Bonn

ISBN 978-3-662-09243-9   ISBN 978-3-662-09242-2 (eBook)
DOI 10.1007/978-3-662-09242-2

Die Deutsche Bibliothek – CIP-Einheitsaufnahme

Ruhlmann, Jürgen: PET in der Onkologie : Grundlagen und klinische Anwendungen / Jürgen Ruhlmann ; Peter Oehr ; Hans-Jürgen Biersack. – Berlin ; Heidelberg ; New York ; Barcelona ; Budapest ; Hongkong ; London ; Mailand ; Paris ; Singapur ; Tokio : Springer, 1998

Dieses Werk ist urheberrechtlich geschützt. Die dadurch begründeten Rechte, insbesondere die der Übersetzung, des Nachdrucks, des Vortrags, der Entnahme von Abbildungen und Tabellen, der Funksendung, der Mikroverfilmung oder der Vervielfältigung auf anderen Wegen und der Speicherung in Datenverarbeitungsanlagen, bleiben, auch bei nur auszugsweiser Verwertung, vorbehalten. Eine Vervielfältigung dieses Werkes oder von Teilen dieses Werkes ist auch im Einzelfall nur in den Grenzen der gesetzlichen Bestimmungen des Urheberrechtsgesetzes der Bundesrepublik Deutschland vom 9. September 1965 in der jeweils geltenden Fassung zulässig. Sie ist grundsätzlich vergütungspflichtig. Zuwiderhandlungen unterliegen den Strafbestimmmungen des Urheberrechtsgesetzes.

© Springer-Verlag Berlin Heidelberg 1998
Softcover reprint of the hardcover 1st edition 1998

Ursprünglich erschienen bei Springer-Verlag Berlin Heidelberg New York 1998.
Die Wiedergabe von Gebrauchsnamen, Warenbezeichnungen usw. in diesem Werk berechtigt auch ohne besondere Kennzeichnung nicht zu der Annahme, daß solche Namen im Sinne der Warenzeichen- und Markenschutzgesetzgebung als frei zu betrachten wären und daher von jedermann benutzt werden dürften.

Produkthaftung: Für Angaben über Dosierungsanweisungen und Applikationsformen kann vom Verlag keine Gewähr übernommen werden. Derartige Angaben müssen vom jeweiligen Anwender im Einzelfall anhand anderer Literaturstellen auf ihre Richtigkeit überprüft werden.

Herstellung: PRO EDIT GmbH, D-69126 Heidelberg
Umschlaggestaltung: design & production, D-69121 Heidelberg
Satz: Mitterweger Werksatz GmbH, D-68723 Plankstadt
SPIN: 10683559   21/3135 – 5 4 3 2 1 0 – Gedruckt auf säurefreiem Papier

Vorwort

Die Entwicklung der Positronen-Emissionstomographie (PET) reicht zwar bis weit in die 70er Jahre zurück, allerdings hat das Verfahren erst ab 1990 Eingang in die klinische Routineversorgung von Tumorpatienten gefunden. Nachdem zunächst amerikanische Arbeitsgruppen anhand relativ kleiner Fallzahlen die klinische Bedeutung des Verfahrens aufzeigen konnten, haben dann insbesondere europäische und auch deutsche Arbeitsgruppen die klinische Validität nachweisen können. Dokumentiert wird die klinische Relevanz der PET durch die in schriftlicher Form niedergelegten Resultate von Konsensus-Konferenzen, an denen natürlich auch Kliniker verschiedener onkologischer Spezialitäten teilgenommen haben. Der Wert der PET wurde insbesondere bei Bronchialkarzinomen und kolorektalen Tumoren, jedoch auch bei malignem Melanom, HNO-Tumoren und Mammakarzinom bestätigt. Darüber hinaus bietet sich die PET auch bei einer Vielzahl anderer Tumoren für Diagnostik und Therapiekontrolle an. Insbesondere beim Re-Staging, bei Rezidiv-Verdacht, im Rahmen der Verlaufskontrolle und zum Nachweis vitalen Restgewebes kommt der PET heute große klinische Bedeutung zu. Dies wird unter anderem auch dadurch dokumentiert, daß Medicare, eine große Krankenversicherungsgesellschaft, in den USA die PET-Abklärung von Lungenrundherden in den Leistungskatalog vorbehaltlos aufgenommen hat.

Mit zunehmender klinischer Verbreitung der Onko-PET erscheint es angezeigt, insbesondere zuweisende Kollegen mit diesem Verfahren vertraut zu machen. Ziel des vorliegenden Buches ist es deshalb, die PET in ihren Grundlagen und ihrer klinischen Wertigkeit einem breiten Leserkreis nahe zu bringen.

Bonn, Sommer 1998

J. Ruhlmann
P. Oehr
H.-J. Biersack

Inhaltsverzeichnis

Teil I Grundlagen

1 Physikalische Grundlagen 3

1.1 Meßtechnik der PET 3
H. Newiger

1.1.1 Physik der Positronen 3
1.1.2 Messung der Positronenstrahlung ... 4
1.1.3 Vorteile der PET 4
1.1.4 Erzeugung der Positronenstrahler ... 5
1.1.5 Detektoren für PET 6
1.1.6 Quantitative Bildgebung mit PET ... 7
1.1.7 Weiterentwicklung der PET-Technologie und Rekonstruktionsverfahren . 8

1.2 Doppelkopf-Koinzidenzkamera 9
S. Ziegler

1.2.1 Vergleich der Doppelkopf-Koinzidenzkamera mit anderen Techniken 10
1.2.2 Meßtechnische Probleme 11

1.3 Qualitätskontrolle 14
B. Vollet

1.3.1 Konstanzprüfung des PET-Scanners bzw. der Gammakamera mit integrierter Koinzidenzerfassung 15
1.3.2 Qualitätssicherung der Transmissionsmessung 20
1.3.3 Konstanzprüfung für In-vitro-Meßgeräte/Aktivimeter 20
1.3.4 Qualitätssicherung der Befunddokumentation 20

2 Radiopharmazie, Toxizität und Strahlendosis 23
J. Ruhlmann und P. Oehr

2.1 Einleitung 23
2.2 Synthese von 2-[^{18}F]-FDG 24
2.3 Reinheit der 2-[^{18}F]-FDG Lösung 24
2.4 Dosierung von 2-[^{18}F]-FDG 25
2.5 Strahlenexposition 26
2.6 Biochemische Toxizität 28
2.7 Schlußfolgerungen 28

3 Stoffwechsel und Transport von Glucose und FDG 31
P. Oehr

3.1 Biologische Funktionen des Kohlenhydratstoffwechsels 31
3.1.1 Bedarf und Zufuhr von Kohlenhydraten 31
3.1.2 Regulationsmechanismen 31
3.1.3 Faktoren der Glucosehomöostase ... 32
3.2 Stoffwechsel von Glucose, 2-DG, 2-FDG und 3-FDG 33
3.2.1 Glucose 33
3.2.2 Stoffwechsel von 2-DG, 2-FDG und 3-FDG 34
3.3 FDG-Aufnahme 34
3.3.1 Glucose-Transportsysteme 34
3.3.2 Glucosetransporter bei Krebserkrankungen 37
3.3.3 Kinetik des Glucosetransportes 38
3.3.4 Quantifizierung von PET-Messungen . 39

Teil II Klinische Anwendungen

4	Patientenvorbereitung	49
	B. Kozak	
4.1	Meßtechnik der PET	49
5	Klinische Indikationen	55
5.1	Malignes Melanom	55
	D. Rinne und R.P. Baum	
5.1.1	Epidemiologie und Prognose	55
5.1.2	Histologie und Stadieneinteilung	55
5.1.3	Prognose	55
5.1.4	Therapie des malignen Melanoms ...	56
5.1.5	Staging und Follow-up	56
5.1.6	Indikationen	57
5.1.7	Zusammenfassung	59
5.2	Kopf-Hals-Tumoren	64
	C. Laubensbacher, R.J. Kau, C. Alexiou, W. Arnold und M. Schwaiger	
5.2.1	Einleitung	64
5.2.2	Stellenwert der PET	66
5.2.3	Durchführung und Auswertung der PET	73
5.2.4	Zusammenfassung	75
5.3	Schilddrüsenkarzinome	77
	F. Grünwald	
5.3.1	Klinische Grundlagen	77
5.3.2	Therapie	78
5.3.3	Einsatz der FDG-PET	80
5.3.4	Indikationen	86
5.3.5	Ergebnisse und Interpretation	86
5.3.6	Grenzen der Interpretation	88
5.4	Lungenrundherde und nichtkleinzelliges Bronchialkarzinom	89
	R.P. Baum, N. Presselt und R. Bonnet	
5.4.1	Epidemiologie und Ätiologie des Lungenkarzinoms	89
5.4.2	Prognose/Histologie und Stadieneinteilung	90
5.4.3	Diagnostik des Lungenkarzinoms ...	90
5.4.4	Therapie des nichtkleinzelligen Bronchialkarzinoms	91
5.4.5	Positronenemissionstomographie	93
5.4.6	Klinische Indikationen zur Positronenemissionstomographie	94
5.4.7	Positronenemissionstomographie: Limitationen und Pitfalls	102
5.5	Mammakarzinom	106
	P. Willkomm, H. Palmedo, M. Bangard, J. Ruhlmann, F. Grünwald und R. An	
5.5.1	Untersuchungsablauf	106
5.5.2	Beurteilung	107
5.5.3	Eigene Ergebnisse	108
5.5.4	Publikationen	111
5.5.5	Zusammenfassung	114
5.6	Pankreaskarzinom	116
	C.G. Diederichs	
5.6.1	Klinische Grundlagen	116
5.6.2	Gegenwärtige Therapie	117
5.6.3	PET	118
5.6.4	Andere diagnostische Verfahren	121
5.6.5	Indikationen	123
5.7	Kolorektales Karzinom	124
	J. Ruhlmann und P. Oehr	
5.7.1	Inzidenz, Ätiologie und Risikofaktoren	124
5.7.2	Diagnostik	125
5.7.3	Prognose, Stadien und Ausbreitung ..	126
5.7.4	Therapie	126
5.7.5	Positronenemissionstomographie	127
5.8	Ovarialkarzinom	132
	M. Zimny, U. Cremerius und U. Büll	
5.8.1	Epidemiologie	132
5.8.2	Pathophysiologie und Tumorausbreitung	133
5.8.3	Histologie	133
5.8.4	Tumorstadien	133
5.8.5	Therapie	133
5.8.6	Diagnostik	134
5.8.7	Positronenemissionstomographie	134
5.8.8	Ergebnisse	136

5.9	Hodentumoren 138	6	Onkologisches Screening	
	U. Cremerius, M. Zimny und U. Büll		mit Ganzkörper-FDG 159	
			S. Yasuda, M. Ide, A. Shohtsu	
5.9.1	Klinische Grundlagen		und P. Oehr	
	und gegenwärtige Therapie 138	6.1	Hintergrund 159
5.9.2	Durchführung der PET 140	6.2	Krebssuche mit Ganzkörper-
5.9.3	Ergebnisse der PET 141		FDG-Positronenemissionstomographie 159
5.9.4	Indikationen 143	6.2.1	Personen und Methoden 159
		6.2.2	Ergebnisse 161
5.10	Morbus Hodgkin	6.2.3	Krebssuche 163
	und Non-Hodgkin-Lymphome 145	6.3	Schlußfolgerungen 167
	C. Menzel			
5.10.1	Morbus Hodgkin 145	7	Kostenrelevanz	
5.10.2	Maligne Lymphome – Non-Hodgkin-		und Einsparpotentiale 169
	Lymphome 146		P.E. Valk	
5.11	Varia 152	7.1	Diagnose und Staging des nicht-
	H.-J. Biersack, P. Willkomm, R. An		kleinzelligen Bronchialkarzinoms 169
	und J. Ruhlmann	7.2	Staging bei Rezidiv
5.11.1	Hirntumoren 152		eines kolorektalen Karzinoms 170
5.11.2	Muskuloskeletale Tumoren 153	7.3	Staging des metastasierten malignen
5.11.3	Prostatakarzinom 154		Melanoms 171
5.11.4	Blasenkarzinom 154			
5.11.5	Nierentumoren 154		Sachverzeichnis 175
5.11.6	Ösophaguskarzinom 154			
5.11.7	Magenkarzinom 154			
5.11.8	Leberkarzinom 156			

Autorenverzeichnis

Alexiou, C.
Nuklearmedizinische Klinik und Poliklinik
Klinikum rechts der Isar TU München
Ismaninger Str. 22, D-81675 München

An, R.
Klinik und Poliklinik für Nuklearmedizin
der Universität Bonn
Sigmund-Freud-Str. 25, D-53127 Bonn

Arnold, W.
Nuklearmedizinische Klinik und Poliklinik
Klinikum rechts der Isar TU München
Ismaninger Str. 22, D-81675 München

Bangard, M.
Klinik und Poliklinik für Nuklearmedizin
der Universität Bonn
Sigmund-Freud-Str. 25, D-53127 Bonn

Baum, R.
PET-Zentrum
Zentralklinik Bad Berka GmbH
D-99437 Bad Berka

Biersack, H.-J.
Klinik und Poliklinik für Nuklearmedizin
der Universität Bonn
Sigmund-Freud-Str. 25, D-53127 Bonn

Bonnet, R.
PET-Zentrum
Zentralklinik Bad Berka GmbH
D-99437 Bad Berka

Büll, U.
Klinik für Nuklearmedizin
RWTH Aachen
Pauwelsstr. 30, D-52074 Aachen

Cremerius, U.
Klinik für Nuklearmedizin
RWTH Aachen
Pauwelsstr. 30, D-52074 Aachen

Diederichs, Chr. G.
Abteilung Nuklearmedizin
Klinikum der Universität Ulm
D-89070 Ulm

Grünwald, F.
Klinik und Poliklinik für Nuklearmedizin
der Universität Bonn
Sigmund-Freud-Str. 25, D-53127 Bonn

Ide, M.
HIMEDIC Imaging Center at Lake Yamanaka
Yanagihara 562–12,
Hirano, Yamanashi, 401-0502, Japan

Kau, R. J.
Nuklearmedizinische Klinik und Poliklinik
Klinikum rechts der Isar TU München
Ismaninger Str. 22, D-81675 München

Kozak, B.
Nuklearmedizinisch-radiologische
Gemeinschaftspraxis
Münsterstr. 20, D-53111 Bonn

Laubenbacher, Chr.
Nuklearmedizinische Klinik und Poliklinik
Klinikum rechts der Isar TU München
Ismaninger Str. 22, D-81675 München

Menzel, Chr.
Klinik und Poliklinik für Nuklearmedizin
der Universität Bonn
Sigmund-Freud-Str. 25, D-53127 Bonn

Newiger, H.
Siemens AG
Medizintechnik, Nuklearmedizin
Henkestr. 127, D-91052 Erlangen

Oehr, P.
Nuklearmedizinisch-radiologische
Gemeinschaftspraxis
Münsterstr. 20, D-53111 Bonn

Palmedo, H.
Klinik und Poliklinik für Nuklearmedizin
der Universität Bonn
Sigmund-Freud-Str. 25, D-53127 Bonn

Presselt, N.
PET-Zentrum
Zentralklinik Bad Berka GmbH
D-99437 Bad Berka

Reske, S. N.
Abteilung Nuklearmedizin
Klinikum der Universität Ulm
Robert-Koch-Str. 8, D-89070 Ulm

Rinne, D.
PET-Zentrum
Zentralklinik Bad Berka GmbH
D-99437 Bad Berka

Ruhlmann, J.
Nuklearmedizinisch-radiologische
Gemeinschaftspraxis
Münsterstr. 20, D-53111 Bonn

Shohtsu, A.
HIMEDIC Imaging Center at Lake Yamanaka
Yanagihara 562–12,
Hirano, Yamanashi, 401-0502, Japan

Schwaiger, M,
Nuklearmedizinische Klinik und Poliklinik
Klinikum rechts der Isar TU München
Ismaninger Str. 22, D-81675 München

Valk, P. E.
Northern California PET Imaging Center
Sacramento, California, USA

Vollet, B.
Klinik und Poliklinik für Nuklearmedizin
Westfälische Wilhelms-Universität
Albert-Schweizer-Str. 33, D-48129 Münster

Willkomm, P.
Klinik und Poliklinik für Nuklearmedizin
der Universität Bonn
Sigmund-Freud-Str. 25, D-53127 Bonn

Yasuda, S.
HIMEDIC Imaging Center at Lake Yamanaka
Yanagihara 562-12
Hirano, Yamanashi, 401–0502, Japan

Ziegler, S.
Nuklearmedizinische Klinik und Poliklinik
Klinikum rechts der Isar TU München
Ismaninger Str. 22, D-81675 München

Zimny, M.
Klinik für Nuklearmedizin
RWTH Aachen
Pauwelsstr. 30, D-52074 Aachen

TEIL I

Grundlagen

Teil 1

Grundlagen

KAPITEL 1

Physikalische Grundlagen

H. Newiger, P. Oehr, J. Ruhlmann, B. Vollet und S. Ziegler

1.1 Meßtechnik der PET

H. Newiger

Kurz nachdem im Jahre 1927 die Existenz der Positronen durch P.A.M. Dirac vorhergesagt wurde, gelang es C. Anderson, sie 1932 nachzuweisen. Schon bald wurde über ihren Einsatz in der Medizin nachgedacht, da die besonderen Eigenschaften der Positronen für die Diagnostik erkannt wurden.

1.1.1 Physik der Positronen

Die Positronen sind die Antiteilchen der Elektronen. Sie besitzen damit die gleichen physikalischen Eigenschaften. Der einzige Unterschied ist die elektrische Ladung, die bei den Positronen positiv ist. Positronen entstehen beim Zerfall von Nukliden, die im Vergleich zur Anzahl der Neutronen im Kern eine große Anzahl von Protonen enthalten. Dies trifft z. B. für das Kohlenstoff-Isotop ^{11}C zu. Da in diesem Fall der Atomkern instabil ist, zerfällt er unter Aussendung eines Positrons und eines Neutrinos zum Bor-Isotop ^{11}B (Abb. 1.1.1). Während das Neutrino ohne Wechselwirkung mit der umgebenden Materie entweicht, wird das Positron durch Streuprozesse an den Atomhüllen der umgebenden Materie, z. B. im Gewebe des Patienten, abgebremst. In dem Moment, wo es zur Ruhe gekommen ist, fängt es sich ein Elektron ein und bildet mit diesem für den Bruchteil einer Sekunde ein Positronium. Danach wandeln sich die Massen des Positrons und des Elektrons im Annihilation genannten Prozeß in 2 Gammaquanten (Vernichtungsstrahlung) um, die in genau entgegengesetzter Richtung auseinanderfliegen (Abb. 1.1.2). Da die gesamte Masse von Elektron und Positron umgewandelt wird, beträgt die Energie der beiden Gammaquanten jeweils 511 keV.

Abb. 1.1.1. Schematische Darstellung des Positronenzerfalls

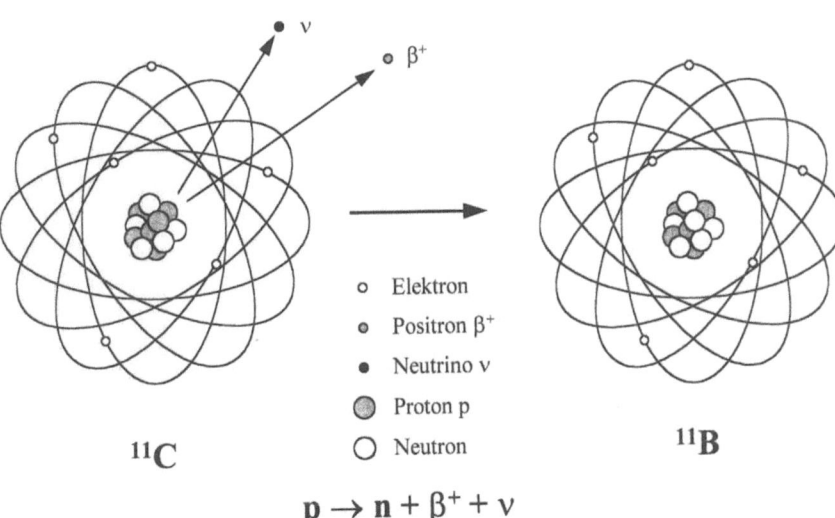

o Elektron
◉ Positron β$^+$
• Neutrino ν
◯ Proton p
○ Neutron

^{11}C ^{11}B

$$p \rightarrow n + \beta^+ + \nu$$

Abb. 1.1.2.
Koinzidenzmessung der beiden bei der Annihilation entstehenden Gammaquanten

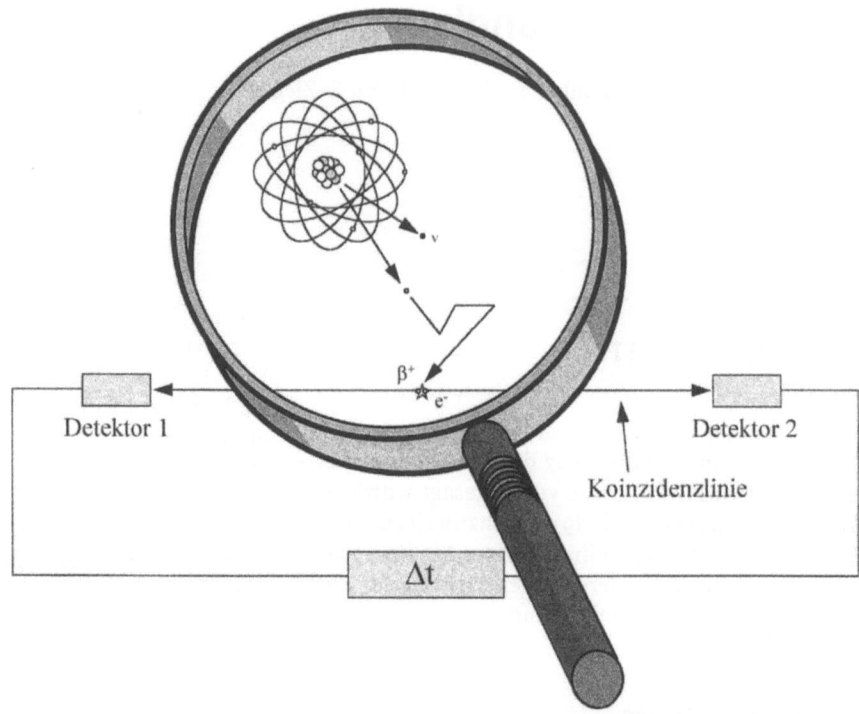

1.1.2
Messung der Positronenstrahlung

Werden die beiden Gammaquanten von 2 gegenüberliegenden Detektoren nachgewiesen (Koinzidenz: s. Abb. 1.1.2), so läßt sich der Ort der Annihilation auf einen Punkt auf der Verbindungslinie (Koinzidenzlinie) zwischen beiden Detektoren festlegen (elektronische Kollimierung). Da nur dann beide Detektoren genau zur gleichen Zeit ein Ereignis detektieren, wenn die Annihilation genau in der Mitte zwischen den beiden Detektoren stattfand, legt das verwendete Koinzidenzfenster fest, wie groß der Zeitunterschied zwischen der Ankunft der beiden Quanten sein darf. Üblicherweise werden alle Ereignisse registriert, die innerhalb von 12 ns detektiert werden.

1.1.3
Vorteile der PET

Durch diese elektronische Kollimierung werden in der PET im Gegensatz zur Gammakamera keine Kollimatoren benötigt. Dadurch ist die Empfindlichkeit der PET deutlich höher (Faktor 10 bis 100). Zudem ist die Empfindlichkeit unabhängig von der gewünschten Auflösung. Diese wiederum hängt nur von der Größe der individuellen Detektoren ab. Somit lassen sich die Empfindlichkeit und die Auflösung bei der PET unabhängig voneinander optimieren.

Ein weiterer Vorteil der PET sind die vorhandenen Positronenstrahler (Tabelle 1.1.1). Mit Kohlenstoff (^{11}C), Stickstoff (^{13}N), Sauerstoff (^{15}O) und Fluor (^{18}F) lassen sich die meisten Biomoleküle markieren, ohne daß sich ihre biochemischen Eigenschaften verändern. Zudem ist häufig der Metabolismus dieser Tracer bekannt, so daß z. B. für das ^{18}F-FDG (Fluorodesoxyglukose) aus der reinen Aktivitätsverteilung der Glukosestoffwechsel berechnet werden kann (Modelling, Patlak-Plot). Da für eine solche Berechnung die Input-Funktion benötigt wird, die mit Hilfe von Blutproben gewonnen wird, beschränkt man sich bei klinischen Studien häufig auf eine Quantifizierung mit dem Standard Uptake Value (SUV). Hierzu wird die in einem Pixel gemessene Aktivität auf die injizierte Aktivität und das Patientengewicht normiert.

Tabelle 1.1.1. Charakteristika der gebräuchlichen Positronenstrahler

Positronemitter	Halbwertszeit [min]	Produkt	Maximale Energie des Positrons [MeV]	Maximale lineare Reichweite [mm]	Mittlere lineare Reichweite [mm]
^{11}C	20,4	^{11}B	0,96	5,0	0,3
^{13}N	9,9	^{13}C	1,19	5,4	1,4
^{15}O	2,1	^{15}N	1,72	8,2	1,5
^{18}F	110	^{18}O	0,64	2,4	0,2
^{68}Ga	68	^{68}Zn	1,89	9,1	1,9
^{82}Rb	1,3	^{82}Kr	3,35	15,6	2,6

Heutige Tomographen erreichen mit einer Auflösung von 4–6 mm schon fast die maximale Auflösung, die physikalisch möglich ist. Diese läßt sich deshalb nicht unter einen gewissen Wert verbessern, da die Positronen eine endliche Strecke zwischen dem Emissions- und dem Annihilationsort zurücklegen (mittlere Reichweite s. Tabelle 1.1.1). Zusätzlich bewirken Restimpulse des Elektron/Positron-Paares, daß die beiden Quanten nicht exakt in genau entgegengesetzter Richtung auseinanderfliegen. Beide Effekte bewirken, daß physikalisch für Ganzkörpertomographen eine Grenzauflösung von 2–3 mm gilt.

1.1.4
Erzeugung der Positronenstrahler

Wie aus Tabelle 1.1.1 zu sehen ist, besitzen die Positronenstrahler alle eine relativ kurze Halbwertszeit. Mit 110 min läßt sich nur das ^{18}F über gewisse Entfernungen transportieren. Hier hat sich gezeigt, daß Transportzeiten, die etwa eine Halbwertszeit des Nuklids überschreiten, eine klinische Nutzung des Tracers ohne vorhandenes Zyklotron nicht sinnvoll erscheinen lassen. Dies bedeutet, daß z. B. ^{18}F-FDG über eine Entfernung von bis zu etwa 200 km transportiert werden kann. Die anderen Positronenstrahler wie ^{11}C, ^{13}N oder ^{15}O müssen sinnvollerweise vor Ort produziert werden. Dies geschieht mit einem für

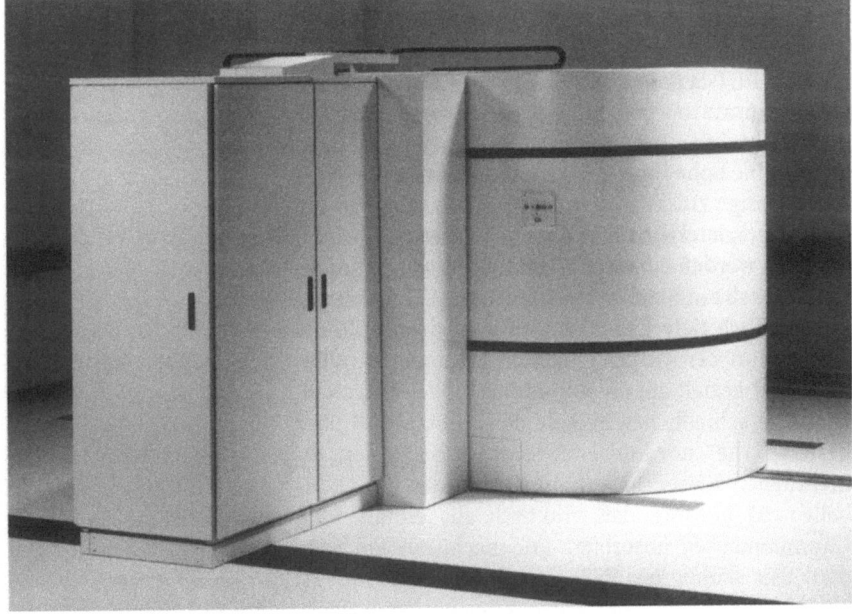

Abb. 1.1.3.
Das Kompaktzyklotron RDS 111 von der Fa. CTI, Knoxville, USA

Abb. 1.1.4.
Der ECAT EXACT-Scanner der Fa. Siemens, Erlangen

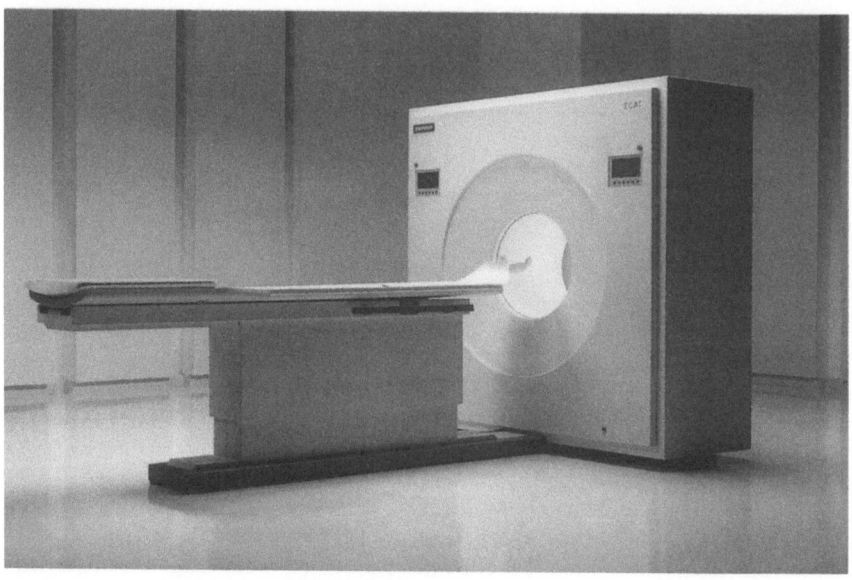

den Einsatz in der klinischen Routine optimierten Zyklotron wie z.B. dem CTI RDS 111 (Abb. 1.1.3), das alle oben genannten Positronenstrahler in genügender Menge herstellt. Automatische Syntheseeinheiten produzieren die gängigen Tracer wie z. B. das ^{18}F-FDG aus den Positronenstrahlern.

1.1.5
Detektoren für PET

Heutige PET-Scanner (Abb. 1.1.4) sind für den klinischen Einsatz optimiert. Dies gilt insbesondere für die Detektoren. Diese sollen neben einer guten Auflösung eine hohe Empfindlichkeit und ein kostengünstiges Design zulassen. Den Durchbruch schafften die BGO-Blockdetektoren (Abb. 1.1.5). In diesen Blockdetektoren werden einzelne Wismutgermanat-Szintillationskristalle in Blöcken zusammengefaßt. Durch unterschiedlich tiefe Einkerbungen wird das durch die Absorption der 511-keV-Quanten erzeugte Szintillationslicht gezielt auf die 4 Photomultiplier aufgeteilt. Die unterschiedlichen Signale der 4 Photomultiplier gestatten die Zuordnung der Szintillation zu dem individuellen Kristall. Die hohe Dichte des BGO (Tabelle 1.1.2) bewirkt, daß praktisch alle einfallenden Gammaquanten absorbiert und nachgewiesen werden. Das früher bei PET auch eingesetzte NaI(Tl) als Szintillator schneidet wegen seiner geringen Nach-

weiswahrscheinlichkeit deutlich schlechter als das BGO ab. Dagegen verspricht das erst kürzlich für PET optimierte LSO (Lutetiumoxyorthosilikat) eine entscheidende Verbesserung der PET-Technologie bezüglich Sensitivität, Auflösung und Zählratenverhalten. Erste Laborergebnisse rechtfertigen die hohen Erwartungen an dieses neue Detektormaterial.

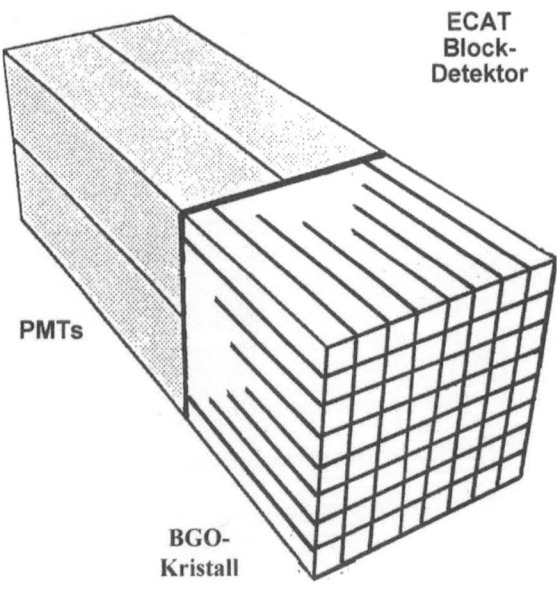

Abb. 1.1.5. Aufbau der Blockdetektoren

Tabelle 1.1.2. Eigenschaften der wichtigsten Szintillatoren für PET

Parameter	NaI(Tl)	YSO	BGO	LSO
Dichte [g/cm³]	3,67	4,54	7,13	7,4
Mittlere freie Weglänge[a] [cm]	2,88	2,58	1,05	1,16
Brechungsindex	1,85	1,8	2,15	1,82
Hygroskopisch?	Ja	Nein	Nein	Nein
Handhabbarkeit?	Nein	Ja	Ja	Ja
Abklingzeit [ns]	230	70	300	40
Lichtausbeute[a] [NaI(Tl)=100]	100	118	15	75
Energieauflösung (%)[a]	7,8	< 7	10,1	< 10

[a] Bei 511 keV.

Ordnet man die oben beschriebenen Blockdetektoren ringförmig an und fügt mehrere solcher Ringe zusammen (Abb. 1.1.6), so lassen sich ganze Volumina simultan erfassen. So liegt die axiale Meßbreite der heutigen Scanner bei etwa 15–16 cm. Werden größere axiale Abtastungen des Patienten gewünscht, wird der Patient schrittweise durch den Tomographen gefahren, bis das gesamte Volumen abgetastet wurde.

1.1.6
Quantitative Bildgebung mit PET

Die quantitativen Aussagen, die mit PET möglich sind, erfordern die Berücksichtigung einer Reihe von Parametern, die die Aussagequalität von PET-Studien beeinflussen. Neben eines Abgleichs der einzelnen Detektoren, der üblicherweise mit Hilfe einer Normalisierung erfolgt, müssen einige Faktoren berücksichtigt werden, die nachstehend aufgeführt sind.

Zufällige Koinzidenzen

Die Koinzidenzlogik der PET-Scanner beschränkt sich auf den Nachweis zweier Gammaquanten innerhalb des Koinzidenzzeitfensters. Ob nun diese 2 Gammaquanten von derselben Annihilation stammen oder ob zufälligerweise 2 Annihilationen „zur gleichen Zeit" stattfanden, läßt sich nicht direkt bestimmen. Deshalb ist ein gewisser Anteil der gemessenen Koinzidenzen auf so eine zufällige Koinzidenz zurückzuführen. Da diese zufälligen Koinzidenzen zu einer Verschlechterung der Bildqualität führen, müssen sie korrigiert werden. Bei genauer Kenntnis der Zählrate jedes einzelnen Detektors und des exakten Koinzidenzzeitfensters jeweils zweier in Koinzidenz befindlichen Detektorpaare, ließe sich der Anteil der zufälligen Koinzidenzen berechnen. Dies ist aber wegen der dazu erforderlichen Genauigkeit und der großen Anzahl der Parameter nicht praktikabel. Statt dessen kann die Anzahl der zufälligen Koinzidenzen für jede Koinzidenzlinie mit Hilfe eines zweiten, zeitlich versetzten Koinzidenzzeitfensters direkt gemessen werden und in Echtzeit korrigiert werden. Diese Art der Korrektur wurde von der Fa. CTI patentiert und wird heute üblicherweise eingesetzt.

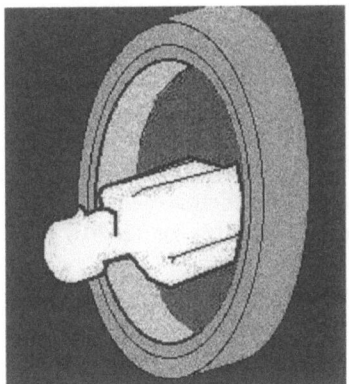

Abb. 1.1.6. Mehrere Detektorringe erlauben die simultane Datenerfassung eines ganzen Körpervolumens

Totzeiteffekte

Jeder Detektor hat in Abhängigkeit von der Impulsrate mehr oder weniger hohe Totzeiteffekte. Diese können bei PET in gewissen Grenzen korrigiert werden, da das Totzeitverhalten der echten Koinzidenzen und der zufälligen Koinzidenzen ein etwas unterschiedliches Verhalten zeigt (das Zählratenmaximum der zufälligen Koinzidenzen tritt erst bei höheren Zählraten als bei den echten Koinzidenzen auf). Berücksichtigt man zudem die individuelle Zählrate der einzelnen Detektoren, so lassen sich Totzeiteffekte bis zu hohen Zählraten korrigieren.

Schwächungskorrektur

Ein Teil der Gammastrahlung wird bereits im Patienten absorbiert. Für eine quantitative Bestimmung der lokalen Aktivität ist es daher wichtig, den Effekt der Absorption im Patienten genau zu kennen. Da für die Nachweiswahrscheinlichkeit einer Koinzidenz immer die gesamte Strecke der Koinzidenzlinie im Patienten maßgebend ist, kann mit Hilfe einer externen Quelle die Gesamtabsorption entlang dieser Strecke bestimmt werden. In der Rekonstruktion wird die Absorption dann einfach mit einem Korrekturfaktor berücksichtigt. Im Gegensatz zur SPECT-Technik ist bei PET also eine geschlossene Lösung möglich. Realisiert wird die Bestimmung des lokalen Schwächungskoeffizienten durch eine Transmissionsmessung. Bei dieser rotieren bis zu drei axial ausgerichtete Stabquellen um den Patienten. Da die Stärke der Stabquellen bekannt ist, kann der Korrekturfaktor direkt aus der Transmissionsmessung berechnet werden. Als Transmissionsquellen werden üblicherweise ^{68}Ge-Stäbe verwendet. ^{68}Ge mit einer Halbwertszeit von 270,82 Tagen ist die „Mutter" des Positronenstrahlers ^{68}Ga.

Neuerdings findet auch das Nuklid ^{137}Cs Verwendung. ^{137}Cs ist zwar kein Positronenstrahler, emittiert beim Zerfall aber eine Gammastrahlung von 662 keV. Ausgehend von einer ^{137}Cs-Punktquelle können die Absorptionskoeffizienten direkt entlang der Linie zwischen der Position der Punktquelle und des Ortes des Detektors, der die Gammastrahlung mißt, berechnet werden. Dieses Prinzip wird z.B. beim Siemens ECAT ART eingesetzt.

Korrektur der Streustrahlung

Ein Teil der Gammaquanten wird im Patienten gestreut, so daß der Annihilationsort nicht mehr auf der Verbindungslinie zwischen den beiden Detektoren liegt. Dies führt zu einer Verschlechterung der Kontrastauflösung und muß daher korrigiert werden. Durch die Einführung von Septen kann der Einfluß der Streustrahlung in der 2D-Messung reduziert werden (Abb. 1.1.7). Mathematische Modelle (Entfaltung mit der Streufunktion) helfen insbesondere bei neurologischen Studien, den Streustrahlungseffekt weiter zu reduzieren. Wird aber wie bei den 3D-Messungen auf Septen verzichtet, werden die Anforderungen an die Streustrahlenkorrektur höher. Abhilfe schafft hier z.B. die Monte-Carlo-Methode von Watson (Grangeat u. Amans 1996).

1.1.7 Weiterentwicklung der PET-Technologie und Rekonstruktionsverfahren

Nachdem in der Vergangenheit 2D-Messungen eingesetzt wurden, bieten moderne Tomographen zusätzlich auch die 3D-Technik (s. Abb. 1.1.7). In der 3D-Technik werden alle möglichen Koinzidenzen, die zwischen zwei individuellen Detektoren möglich sind, auch wirklich erfaßt. Dadurch verbietet sich zwar der Einsatz von Septen, die Empfindlichkeit des Tomographen steigert sich aber um den Faktor 3 bis 5. Da in der 3D-Technik aber nicht jede Meßschicht unabhängig von den anderen rekonstruiert werden kann (die Koinzidenzlinien laufen teilweise quer durch die Schichten), werden ausgefeilte Rekonstruktionsverfahren eingesetzt. Statt der einfachen und schnellen gefilterten Rückprojektion kommen Rekonstruktionsverfahren wie PROMIS und FORE zum Einsatz. Diese wurden erst durch die Entwicklung schneller Rekonstruktionselektronik für den Einsatz in der klinischen Routine praktikabel, da 3D-Datensätze wie beim Siemens ECAT EXACT HR+ pro Bettposition bis zu 140 MB groß sein können.

Um den Patientendurchsatz zu steigern und die Bildqualität zu verbessern, werden z.Z. verstärkt iterative Verfahren zur Bildrekonstruktion eingesetzt. Die Verbindung des schnellen Rekonstruktionsverfahrens FORE mit dem iterativen Verfahren OS/EM gestattet die Rekonstruktion hochwertiger Schnitte

Abb. 1.1.7.
Vergleich von 2D- und 3D-Messung

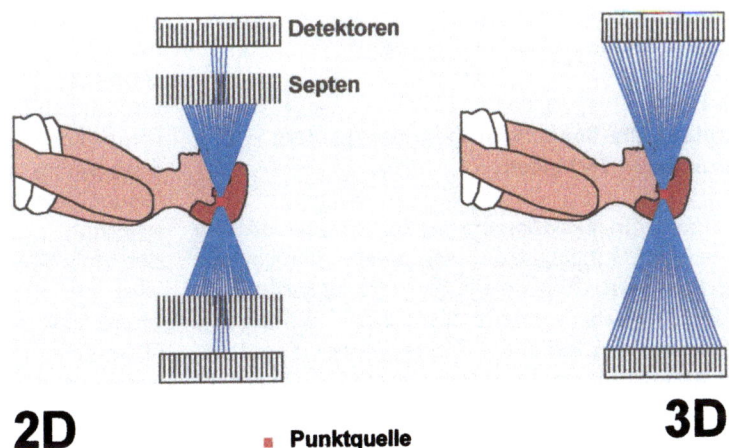

der Aktivitätsverteilung. Die Qualität der Transmissionsdaten kann durch eine Segmentierung der Daten zusätzlich verbessert werden.

Diese Weiterentwicklungen werden z. Z. mit der ECAT-Familie (Siemens ECAT ART, ECAT EXACT, ECAT EXACT HR+) in die klinische Routine eingeführt. Sie unterstützen die Akzeptanz und die Verbreitung der PET als anerkanntes Verfahren der Nuklearmedizin.

Neben der Weiterentwicklung auf dem Gebiet der Software zur optimalen Ausnutzung der Daten und der Anpassung an die klinische Routine, verspricht insbesondere die LSO-Detektortechnologie eine neue Dimension der PET-Technik. Die besonderen Eigenschaften dieses Szintillators versprechen eine weitere Verbesserung und Optimierung der PET-Abbildungseigenschaften. Daneben eignen sie sich hervorragend zum Entwurf von Detektoren, die eine Kombination von SPECT und PET erlauben, ohne auf die Einschränkungen einer reinen NaI(Tl)-Koinzidenzlösung Rücksicht nehmen zu müssen.

Literatur

Grangeat P, Amans J-L (eds) (1996) 3D image reconstruction in radiation and nuclear medicine. Kluwer, Amsterdam, pp 255–268

1.2 Doppelkopf-Koinzidenzkamera

S. Ziegler

Die klinische Akzeptanz der PET, basierend auf der Abbildung von Fluorodesoxyglukose-Anreicherungen, hat dazu geführt, daß kostengünstige Kamerasysteme für den Positronennachweis entwickelt wurden. Die Idee, 2 unter 180° angeordnete Gammakameras ohne Kollimatoren unter Ausnutzung der elektronischen Kollimation der Vernichtungsquanten für die tomographische Abbildung von Positronenstrahlern zu benutzen, wurde schon von H. Anger (1963) vorgeschlagen. Das Prinzip, das zunächst auf Fokalebenen-Tomographie konzentriert war, wurde in den 70er und 80er Jahren wieder aufgegriffen (Krauss et al. 1970; Kenny 1971; Muehllehner 1975) und weiter ausgebaut (Paans et al. 1985). Die Systeme wiesen zwar eine bessere Ortsauflösung auf als Hochenergiekollimatoren, waren aber in ihrer Empfindlichkeit und ihrem Zählratenverhalten eingeschränkt, was eine breite klinische Anwendung verhinderte. Die Entwicklung digitaler Kameraköpfe mit schneller Elektronik und parallel dazu die Verbesserung der elektronischen Datenverarbeitung haben dazu beigetragen, daß in den letzten Jahren die ersten klinischen Doppelkopf-Koinzidenzkameras auf den Markt gekommen sind, die sowohl für die konventionelle SPECT als auch für die Tomographie von Positronenstrahlern eingesetzt werden können. In dieser Übersicht werden Prinzip, spezielle meßtechnische Probleme und erste Ergebnisse vergleichender Studien zusammengefaßt.

1.2.1
Vergleich der Doppelkopf-Koinzidenzkamera mit anderen Techniken

In einer Koinzidenzkamera werden im Gegensatz zu dedizierten Ringpositronentomographen nicht alle zur Rekonstruktion notwendigen Koinzidenzlinien simultan erfaßt, sondern durch eine Drehung der Köpfe um den Patienten aufgenommen. Diese Art der Akquisition ist derjenigen der SPECT vergleichbar. Die Kamera wird jedoch ohne Kollimatoren betrieben, und alle Ereignisse, die innerhalb eines kurzen Zeitfensters (15 ns) in beiden Detektoren nachgewiesen werden, werden einem Koinzidenzereignis zugeordnet. Die exakte Lage der Koinzidenzlinie wird durch die Koordinaten des Gammastrahlennachweisortes auf den Kameraköpfen berechnet. Pro Winkelstellung der Köpfe werden somit Koinzidenzereignisse unterschiedlicher Richtungen aufgenommen (Abb. 1.2.1), im Gegensatz zu einem Parallelloch-Kollimator, der nur senkrecht zum Kamerakopf auftreffende Quanten registriert.

Als Szintillationsmaterial wird in konventionellen Gammakameras thalliumdotiertes Natriumiodid [NaI(Tl)] verwendet, da dieses Material eine sehr hohe Lichtausbeute und somit eine sehr gute Energie- und Ortsauflösung aufweist. Die Detektoren der meisten Ringtomographen bestehen aus Wismutgermanat (BGO), weil dieses Material eine höhere Empfindlichkeit bei hohen Energien hat. Da eine Doppelkopf-Koinzidenzkamera sowohl im Koinzidenz-Modus als auch im konventionellen SPECT-Modus betrieben werden soll, müssen in der Konstruktion Kompromisse eingegangen werden, da sich manche Anforderungen widersprechen. So wird für SPECT ein dünner Szintillationskristall (meist 0,95 cm) gefordert, um eine möglichst gute Ortsauflösung zu erzielen. Da die Wechselwirkungswahrscheinlichkeit von 140-keV-Gammaquanten in NaI(Tl) sehr hoch ist, bedeutet dies keine Einschränkung bezüglich der Nachweiswahrschlichkeit. Sollen aber hochenergetische Vernichtungsquanten effizient registriert werden, so muß mit dickeren Kristallen gearbeitet werden. In einem 6,4 mm dicken NaI(Tl)-Kristall deponieren nur 7% der Gammaquanten mit 511 keV ihre volle Energie im Kristall, bei doppelter Kristalldicke sind es 17% (Anger u. Davis 1964). Digitale Korrekturverfahren werden in den modernen Kameras angewendet, um trotz erhöhter Kristalldicke keine Einbußen in der Auflösung für den Nachweis niederenergetischer Quanten in Kauf zu nehmen. In einem 1,3 cm dicken NaI(Tl)-Kristall kommt es neben der vollen Energiedeposition von Vernichtungsquanten (Ereignisse 1 und 2 in Abb. 1.2.2) etwa genauso häufig vor, daß nicht die

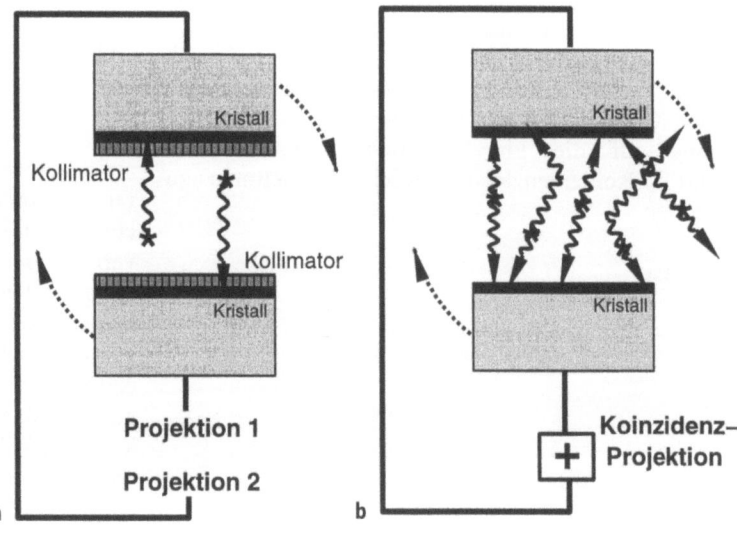

Abb. 1.2.1a,b.
Doppelkopf-Koinzidenzkamera. **a** SPECT. Bei der Einzelphotonen-Tomographie wird durch den Kollimator die Einfallsrichtung des Gammaquants definiert. **b** Koinzidenzkamera. Im Koinzidenzmodus ohne Kollimator wird die 180°-Emission der Vernichtungsquanten ausgenutzt

gesamte Energie deponiert wird (Photopeak): Das Gammaquant nimmt nur an einem Streuprozeß teil und tritt aus dem Kristall aus (Ereignis 3 in Abb. 1.2.2). Im Energiespektrum der Kamera liegen solche Ereignisse im niedrigen Bereich (bis 340 keV). Zur Erhöhung der Zahl der registrierten Ereignisse ist es daher möglicherweise sinnvoll, zusätzlich zum Photopeak-Fenster noch in einem zweiten Fenster bei niedrigerer Energie zu messen. Die genaue Lage und Breite der Fenster bestimmt allerdings auch, wieviele der im Patienten gestreuten Quanten (Ereignis 4 in Abb. 1.2.2) in die Akquisition eingehen. Diese haben ihre ursprüngliche Richtung verloren und tragen im Schnittbild zu einem erhöhten Untergrund bei. Zur Veranschaulichung sind einige ausgewählte Ereignisse in Abb. 1.2.2 skizziert.

Der Anteil gestreuter zu ungestreuten Gammaquanten in den Meßfenstern hängt von der Art und Ausdehnung des Streumediums ab und ist charakteristisch für das verwendete Kristallmaterial. Obwohl frühe Untersuchungen darauf hinweisen, daß das Signal-zu-Untergrund-Verhältnis mit zwei entsprechend gewählten Energiefenstern günstiger ausfällt (Thompson u. Picard 1993), ist die Frage bei den z. Z. angebotenen Koinzidenzkameras, speziell für Aufnahmen im Ganzkörperbereich, noch nicht allgemein geklärt. Absorbermaterialien für niederenergetische Quanten können zusätzlich den Anteil gestreuter Koinzidenzen reduzieren (Muehllehner et al. 1974).

1.2.2
Meßtechnische Probleme

Da mit großflächigen Kameraköpfen gearbeitet wird, werden auch Ereignisse nachgewiesen, die ihren Ursprung außerhalb des eigentlichen Gesichtsfeldes der Kamera haben und die Einzelzählrate in den Köpfen erhöhen (s. Abb. 1.2.1). Auf die gleiche Weise sind die Detektoren empfindlich für Quanten, welche im Patienten gestreut werden und den Kristall erreichen. Hohe Einzelzählraten tragen zum Untergrund der zufälligen Koinzidenzen bei und hängen wegen der offenen Bauweise von der Verteilung außerhalb des Gesichtsfeldes ab, eine Tatsache, die Korrekturverfahren erschwert oder unmöglich macht. Der Anteil der Koinzidenzereignisse liegt, je nach Kristalldicke, bei etwa 1–2% aller Ereignisse. Die Einzelzählraten in einem Kamerakopf bei Koinzidenzbetrieb können bis zu 1 Mio/s betragen. Im Vergleich zu Zählraten von weniger als 100 kHz, wie sie üblicherweise bei SPECT-Aufnahmen auftreten, stellt dies hohe Anforderungen an das Zählratenverhalten der Kamera. Um die Problematik eines zwar weniger empfindlichen, aber dennoch mit hohen Zählraten belasteten Systems zu lösen, wurden die Möglichkeiten moderner Gammakameras genutzt. Einerseits kann rechnergesteuert z. B. die Integrationszeit für Koinzidenz- oder Einzelphotonennachweis (Muehllehner et al. 1983) gewählt werden, andererseits können durch Wahl von Untergruppen der Photomultiplier lokale Ortsinformation und mittels Gruppierung von Ausleseelektronik eine Steigerung der Zählratenkapazität gewonnen werden (Mankoff et al. 1990; Geagan et al. 1994). Un-

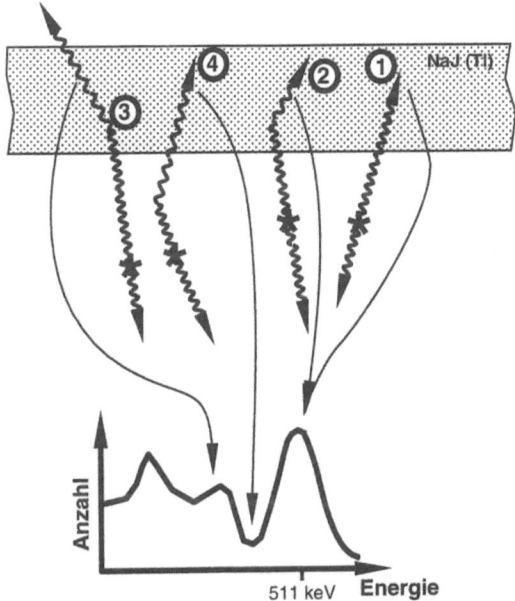

Abb. 1.2.2. Schematisches Energiespektrum, gemessen in einem dünnen NaI-Kristall. Die Pfeile deuten an, in welchen Bereich des Spektrums das Ereignis mit größter Wahrscheinlichkeit einsortiert wird. *1* Das Vernichtungsquant deponiert beim Photoeffekt im Kristall seine gesamte Energie im Szintillator. *2* Das Vernichtungsquant wird zunächst im Kristall gestreut, dann aber tiefer im Kristall komplett absorbiert. Wiederum wurde die gesamte Energie im Kristall deponiert. *3* Das Vernichtungsquant wird im Kristall gestreut, verliert einen Teil seiner Energie und verläßt den Kristall. Die Pulshöhe liegt im niederenergetischen „Compton-Kontinuum". *4* Das Vernichtungsquant wird außerhalb des Kristalls, im Patienten gestreut, verliert einen Teil seiner Energie, ändert seine Flugrichtung und wird im Kristall absorbiert. Die Pulshöhe liegt unterhalb von 511 keV

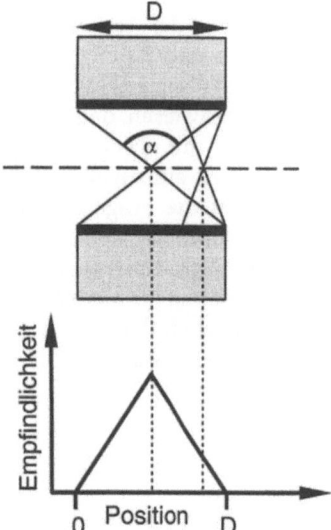

Abb. 1.2.3. In einem 3D-System ist die Empfindlichkeit stark von der Position innerhalb des Gesichtsfeldes abhängig. Die Abhängigkeit wird durch den Öffnungswinkel α gegeben. (*D* Dicke)

terschiedliche Kameraanbieter verfolgen auf diesem Gebiet unterschiedliche Lösungen.

Von der Art des Nachweissystems ist in Koinzidenzkameras eine dreidimensionale Datenakquisition mit kontinuierlicher Abtastung gegeben. Stationäre, großflächige NaI(Tl)-Detektoren werden auch in hexagonaler Anordnung bei einem an der University of Pennsylvania entwickelten Tomographen verwendet (Muehllehner u. Karp 1986; Karp et al. 1990). Eine starke Positionsabhängigkeit der Empfindlichkeit des Systems sowohl in axialer als auch transaxialer Richtung innerhalb des Gesichtsfeldes folgt

aus der Größe des Öffnungswinkels, der für die Koinzidenzmessung zugelassen wird. Das Empfindlichkeitsprofil ist pyramiden- oder trapezförmig (Abb. 1.2.3) (Clack et al. 1984). Die Rekonstruktion in transaxiale Schnittbilder erfolgt entweder mit speziellen 3D-Algorithmen oder nach Umsortierung der Daten (Defrise et al. 1994, 1997) mit Verfahren der zweidimensionalen Tomographie wie gefilterter Rückprojektion oder iterativer Methoden (Hudson u. Larkin 1994).

In Tabelle 1.2.1 sind die wichtigsten technischen Eigenschaften einer Doppelkopf-Koinzidenzkamera (ADAC Laboratories, Vertex MCD) denen eines klinischen Ringtomographen (Siemens ECAT EXACT47) gegenübergestellt. Die unterschiedliche Empfindlichkeit der Systeme ist das auffälligste Merkmal. Unterschiedliche Streuanteile und Beiträge zufälliger Koinzidenzen können trotz vergleichbarer Ortsauflösung der Systeme das Kontrastverhalten deutlich verändern. Als Beispiel sind in Abb. 1.2.4 Schnittbilder eines Phantoms dargestellt, das die Situation bei der Tumordiagnostik simuliert. Das Phantom wurde mit ^{18}F und Wasser gefüllt, so daß die Aktivitätskonzentration in den Kugeln 3mal bzw. 6mal so hoch war wie im Untergrund. Die absolute Menge ^{18}F und der Zeitpunkt der Messung nach Befüllen des Phantoms wurden so gewählt, daß die Zählraten in den beiden Geräten etwa denjenigen klinischer Untersuchungen entsprachen. Die minimale Aufnahmezeit betrug für die 2D-Aufnahme mit dem Ringtomographen 5 min und bei der Koinzidenzkamera 20 min. Die Datenverarbeitung wurde entsprechend der klinischen Protokolle in 2D (Ringtomograph) oder nach Umsortieren der 3D-Daten (Koinzidenzkamera) durchgeführt. Im

Tabelle 1.2.1. Charakteristische Größen eines Ringtomographen (Siemens/CTI ECAT EXACT47) und einer Koinzidenzkamera (ADAC Vertex MCD)

	EXACT47 2D[a]	EXACT47 3D[b]	MCD[c]
Axiales Gesichtsfeld [cm]	16,2	16,2	38
Ortsauflösung im Zentrum:			
transaxial FWHM [mm]	5,8	5,8	5,0
axial FWHM [mm]	5,0	5,0	5,3
Empfindlichkeit (s^{-1}/Bq/ml)[d]	5,8	40,5	3,2
Streuanteil [%][d]	17	48	32

[a] Mit Wolfram-Septen im Gesichtsfeld, Energieschwelle: 250 keV (Wienhard et al. 1992).
[b] Ohne Wolfram-Septen im Gesichtsfeld, Energieschwelle: 250 keV (Wienhard et al. 1992).
[c] Akquisition in 2 Energiefenstern (511 keV, 310 keV) mit jeweils 30% Breite, Abstand der Detektoren: 62 cm.
[d] Gemessen für einen homogen mit ^{18}F gefüllten Zylinder (Durchmesser 20 cm).

1.2 Doppelkopf-Koinzidenzkamera

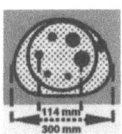

Körperphantom
Kugeldurchmesser: 11, 13, 17, 21, 28, 37 mm
Aktivitätskonzentration Kugel : Untergrund

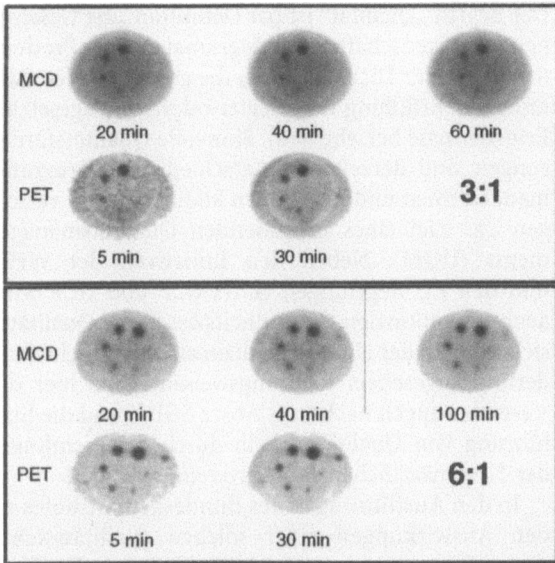

Abb. 1.2.4. Messung mit einem Ganzkörperphantom zur Simulation der Verhältnisse bei der Tumordetektion für 2 unterschiedliche Verhältnisse der Aktivitätskonzentrationen. Die oberen Zeilen beinhalten Daten der Koinzidenzkamera (MCD), die unteren sind Beispiele von Messungen des gleichen Phantoms in einem Ringtomographen (PET). Eine einzelne Kugel (Durchmesser 15 mm) wurde extern in größerem Radius angebracht

Fall des Konzentrationsverhältnisses 3:1 war die Kugel mit 13 mm Durchmesser bei der PET-Aufnahme schwach zu erkennen, im Bild der Koinzidenzkamera war der Kontrast auch bei längerer Meßdauer geringer. Die kleinste Kugel (11 mm Durchmesser) kam beim Verhältnis 6:1 im PET-Bild zur Darstellung, während sie in der Abbildung mit der Koinzidenzkamera auch bei langer Meßdauer nicht erkennbar war. Die externe Kugel wurde im Gegensatz zur Abbildung der Koinzidenzkamera im PET-Bild deutlich abgegrenzt. Ein wahrscheinlicher Grund hierfür ist die durch den Sortieralgorithmus zum Rand des Gesichtsfelds abnehmende Auflösung in axialer Richtung.

Wegen der geringeren Empfindlichkeit und der somit verlängerten Meßdauer beschränkt sich die Anwendung von Koinzidenzkameras auf den Nachweis ^{18}F-markierter Substanzen. Die ersten klinischen Ergebnisse zeigen, daß das Verfahren bei der Primärdiagnostik von Tumoren in der Lunge oder im Kopf-Hals-Bereich vielversprechend ist. Wegen der z. Z. noch fehlenden Schwächungskorrektur sind Untersuchungen des Herzmuskels ausgeschlossen und Aufnahmen im Mediastinum und Abdomen nur eingeschränkt möglich (Shreve et al. 1997).

Die weitere Entwicklung wird sich auf 2 Gebieten besonders bemerkbar machen:

- zum einen in der Verbesserung der Natriumiodid-Koinzidenzkameras, primär im Bereich der Datenverarbeitung,
- zum anderen in dem Einsatz neuer Detektortechnologie.

So ist zu erwarten, daß die Implementierung von Rekonstruktions- und Sortieralgorithmen, wie sie bei der 3D-PET getestet wurden, zur weiteren Verbesserung der Bildgüte beitragen. Korrekturen oder eine Reduktion der gestreuten und zufälligen Koinzidenzen, evtl. durch optimierte Lage und Breite der Energiefenster, kann das Kontrastverhalten verbessern.

Völlig neue Detektormaterialien, kombiniert in einem „Sandwich" zweier Kristallagen, von denen jede einzelne besonders gut für den Nachweis niederenergetischer oder hochenergetischer Gammaquanten geeignet ist, könnten Hybridsysteme die Vorzüge kombinieren (Dahlbom et al. 1997).

Eine Messung der Transmissionsdaten für die Schwächungskorrektur wie sie üblicherweise in Ringtomographen durchgeführt wird, ist wegen der limitierten Zählratenkapazität nicht im Koinzidenzmodus möglich. Der Einsatz einer ^{137}Cs-Quelle (Energie: 662 keV) und die Akquisition im Einzelphotonenmodus in Transmission, wie sie für einen Tomographen mit 6 NaI(Tl)-Kristallen verwirklicht wurde (Karp et al. 1995), ist allerdings sehr vielversprechend.

Die Übertragung von klinischen Indikationen für Untersuchungen mit Ringtomographen auf die Koinzidenzkamera kann frühestens nach Abschluß der ersten klinischen Studien erfolgen. Die z. Z. stattfindende rapide Weiterentwicklung der Koinzidenzkameras macht eine kontinuierliche Evaluierung klinischer Anwendbarkeit notwendig.

Literatur

Anger H (1963) Gamma-ray and positron scintillation camera. Nucleonics 21: 10–56

Anger H, Davis D (1964) Gamma-ray detection efficiency and image resolution in sodium iodide. Rev Sci Instr 35: 693–697

Clack R, zDW T, Jeavons A (1984) Increased sensitivity and field of view for a rotating positron camera. Phys Med Biol 29: 1421–1431

Dahlbom M, MacDonald L, Eriksson L, Paulus M, Andreaco M, Casey M, Moyers C (1997) Performance of a YSO/LSO detector block for use in a PET/SPECT system. IEEE Trans Nucl Sci 44: 1114–1119

Defrise M, Geissbuhler A, Townsend D (1994) A performance study of 3D reconstruction algorithms for positron emission tomography. Phys Med Biol 39: 305–320

Defrise M, Kinahan P, Townsend D, Michel C, Sibomana M, Newport D (1997) Exact and approximate rebinning algorithms for 3-D PET data. IEEE Trans Med Imag 16: 145–158

Geagan M, Chase B, Muehllehner G (1994) Correction of distortions in a discontinous image. Nucl Instr and Meth A353: 379–383

Hudson H, Larkin R (1994) Accelerated image reconstruction using ordered subsets of projection data. IEEE Trans Med Imag 13: 601–609

Karp J, Muehllehner G, Mankoff D et al. (1990) Continuous-slice PENN-PET: a positron tomograph with volume imaging capability. J Nucl Med 31: 617–627

Karp JS, Muehllehner G, Qu H, Yan X (1995) Singles transmission in volume-imaging PET with a 137 Cs source. Phys Med Biol 40: 929–944

Kenny P (1971) Spatial resolution and count rate capacity of a positron camera: some experimental and theoretical considerations. Int J appl Radiat Isotopes 22: 21–28

Krauss O, Lorenz W, Luig H, Ostertag H, Schmidlin P (1970) Imaging properties of the positron camera. Nucl Med 9: 103–119

Mankoff D, Muehllehner G, Miles G (1990) A local coincidence triggering system for PET tomographs composed of large-area positron-sensitive detectors. IEEE Trans Nucl Sci 37: 730–736

Muehllehner G (1975) Positron camera with extended counting rate capability. J Nucl Med 16: 653–657

Muehllehner G, Jaszczak R, Beck R (1974) The reduction of coincidence loss in radionuclide imaging cameras through the use of composite filters. Phys Med Biol 19: 504–510

Muehllehner G, Colsher J, Lewitt R (1983) A hexagonal bar positron camera: problems and solutions. IEEE Trans Nucl Sci 30: 652–660

Muehllehner G, Karp J (1986) A positron camera using position-sensitive detectors: PENN-PET. J Nucl Med 27: 90–98

Paans A, Vaalburg W, Woldring M (1985) A rotating double-headed positron camera. J Nucl Med 26: 1466–1471

Shreve P, Steventon R, Deters E, Gross M, Wahl R (1997) FDG imaging of neoplasms using dual head SPECT camera operated in coincidence mode. Eur J Nucl Med, p 860

Thompson C, Picard Y (1993) Two new strategies to increase the signal to noise ratio in positron volume imaging. IEEE Trans Nucl Sci 40: 956–961

Wienhard K, Eriksson L, Grootoonk S, Casey M, Pietrzyk U, Heiss W-D (1992) Performance evaluation of the positron scanner ECAT EXACT. J Comput Assist Tomogr 16: 804–813

1.3 Qualitätskontrolle

B. Vollet

Der Begriff „Qualität" ist per Definition „die Gesamtheit von Eigenschaften und Merkmalen eines Produktes oder einer Dienstleistung, die sich auf deren Eignung zur Erfüllung festgelegter oder vorausgesetzter Erfordernisse bezieht" [10]. Sinnvolle Qualitätsforderungen sind derzeit in unterschiedlichen Programmen, Normen und Richtlinien kodifiziert und verfolgen das Ziel eines umfassenden Qualitätsmanagements (UQM). Neben den Initiativen der WHO und den EU-Regelungen GMP, GLP und GCP wird auch im nationalen Gesundheitswesen die Qualitätssicherung in der Nuklearmedizin als wesentliche Forderung angesehen. Richtungsweisend sind hier die Vereinbarungen nach § 135 Abs. 2 SGB V und die Einführung von Qualitätszirkeln durch die Richtlinien der Kassenärztlichen Bundesvereinigung [30].

In den Ausführungen des Bundesgerichtshofes zu den Auswirkungen einer solchen Qualitätssicherungspflicht steht in erster Linie die Behandlungssicherheit des Patienten im Vordergrund [33]. Eine optimale Patientenversorgung muß auch in Bezug zur Wirtschaftlichkeit betrachtet werden. Der rasche Fortschritt in der medizinischen Technik und die Gewinnung neuerer wissenschaftlicher Erkenntnisse bringen es mit sich, daß es zwangsläufig zu Qualitätsunterschieden in der Behandlung von Patienten kommen kann. Entscheidend entgegenwirken kann dabei die Durchführung von standardisierten Qualitätskontrollen (QK) in der klinischen Routine. Der zusätzliche Personalbedarf und der finanzielle Aufwand müssen minimiert und die Praktikabilität in den Vordergrund gestellt werden. Die WHO stellt hierzu fest, daß es ausreichen müsse, mit einem oder wenigen einfachen Tests das gesamte nuklearmedizinische Meßsytem zu überprüfen, da es unmöglich sei, eine Vielzahl individueller Größen täglich oder wöchentlich zu überprüfen [29]. Jeder Betreiber eines Positronenemissionstomographen (PET-Scanner) oder einer Gamma-Kamera mit integrierter Koinzidenzerfassung sollte sich daraus verpflichtet fühlen, mit dem jeweiligen Hersteller automatisierte QK-Verfahren zu implementieren, um bei klinischem Arbeitsbeginn ein funktionsfähiges, geprüftes Meßsystem nutzen zu können.

Nach § 42 Abs. 5 StrlSch V ist eine regelmäßige betriebsinterne Qualitätssicherung inklusive einer 10jährigen Ergebnisaufzeichnungspflicht vorgeschrieben. Die Richtlinie Strahlenschutz in der Medizin (RST-M) leitet hieraus ihre konkreten Forderungen zur Durchführung von Zustands- und Konstanzprüfungen bei den Untersuchungsgeräten ab. Explizit werden für die Nuklearmedizin z. Z. nur die Prüfungen und Überwachungsintervalle der Gammakamera, In-vivo- und In-vitro-Meßplätze und Aktivimeter festgelegt [18]. In der Formulierung der Prüfmethoden wird eindeutig auf die DIN-Normen verwiesen, die grundsätzlich empfehlenden Charakter haben [5–9, 11, 12].

Für die Zustandsprüfung (vgl. Abnahmeprüfung, Acceptance-Test) der PET existiert aktuell ein DIN-IEC-Normentwurf [11]. Eine DIN-Norm für die Konstanzprüfung befindet sich sowohl auf europäischer wie nationaler Ebene (zukünftig DIN 6855-4) noch in der Entwicklungsphase.

Weiterhin werden auch von dem Arbeitsausschuß „Klinisches Qualitätsmanagement" und der Arbeitsgemeinschaft „Naturwissenschaft und Technik" der Deutschen Gesellschaft für Nuklearmedizin Anstrengungen unternommen, den Betreiber durch Empfehlungen zu unterstützen [20–22, 24, 34]. Sehr detaillierte, praxisorientierte Anleitungen zur QK beinhalten die Procedure Guidelines der Society of Nuclear Medicine, wobei die entsprechende Guideline for PET Imaging z. Z. noch nicht zur Verfügung steht [15, 26, 32]. Die empfohlenen und implementierten Konstanzprüfungen der Hersteller von PET-Systemen dürfen keinesfalls ignoriert werden [23, 27, 28].

Untersuchungsgeräte zur Erfassung von qualitativen, semi- und quantitativen PET-Daten sind neben dem bildgebenden System (Emission, Transmission) das In-vitro-Meßgerät, das Aktivimeter und die Bilddokumentationseinheit. Um den Zustand eines Untersuchungsgerätes zu kontrollieren bzw. zu prüfen, müssen vorher selbstverständlich Referenzdaten als Bezugspunkt erfaßt werden. Für nuklearmedizinische Meßsysteme wird dazu bei Inbetriebnahme bzw. speziellen Reparaturen durch Betreiber und Gerätehersteller eine Abnahmeprüfung durchgeführt, auf die dieser Artikel nicht näher eingehen kann. Da sich die Verfahren der Konstanzprüfung jedoch auf die ermittelten Referenzdaten beziehen, werden entsprechende Begriffe näher erläutert.

Als Grundvoraussetzung gilt, daß der Acceptance-Test nach DIN durchgeführt worden sein muß.

In der zukünftigen DIN 6855-4 wird die QK als Konstanzprüfung deklariert und fordert auch eine gleichbleibende Qualität des Meßsystems. Neben der Festlegung von einfach durchzuführenden Prüfverfahren werden sinnvolle regelmäßige Zeitintervalle definiert. Der Betreiber soll somit verpflichtet werden, diese in seinen täglichen Routinebetrieb zu integrieren. Gleichzeitig wird damit unterstellt, daß – solange keine Veränderungen zu den Referenzdaten festgestellt werden – ein ordnungsgemäßer Betrieb des PET-Systems gewährleistet ist.

Diese Annahme basiert einerseits auf einer langjährigen Erfahrung in der klinischen Anwendung solcher Meßsysteme und zweitens auf der Unmöglichkeit, während einer Patientenuntersuchung gleichzeitig die QK durchführen zu können. Eine hundertprozentige Sicherheit für den einwandfreien Betrieb kann jedoch nie gegeben sein. Deshalb sollte der Anwender in jedem Fall die Patientendaten auch unter dem Aspekt der QK zu Rate ziehen (Artefakte etc.) [14].

Wie bereits erwähnt, werden entsprechende Regelungen und Empfehlungen für die QK bei der PET z. Z. entwickelt und erarbeitet. Um dem Anwender dennoch hier einen Leitfaden zur Verfügung zu stellen, werden zum einen herstellerspezifische Prozeduren vorgestellt und andererseits versucht, die Inhalte der RST-M (Abschnitt 6) und die DIN-Normen für Gammakamerasysteme synonym auf die PET zu übertragen.

1.3.1
Konstanzprüfung des PET-Scanners bzw. der Gammakamera mit integrierter Koinzidenzerfassung

Die Entwicklung, Herstellung und Endprüfung von Medizinprodukten wird durch ein vollständiges Qualitätssicherungssystem nach DIN ISO 9001 sehr streng überwacht. Somit erwirbt der Betreiber ein sehr hochwertiges und technisch einwandfreies Gerät.

Warum muß trotzdem eine regelmäßige QK durchgeführt werden?

Allgemein betrachtet unterliegt jede Produktion von Bauteilen einer Fertigungstoleranz, die während der Betriebsdauer durch Verschleiß, Alterung etc.

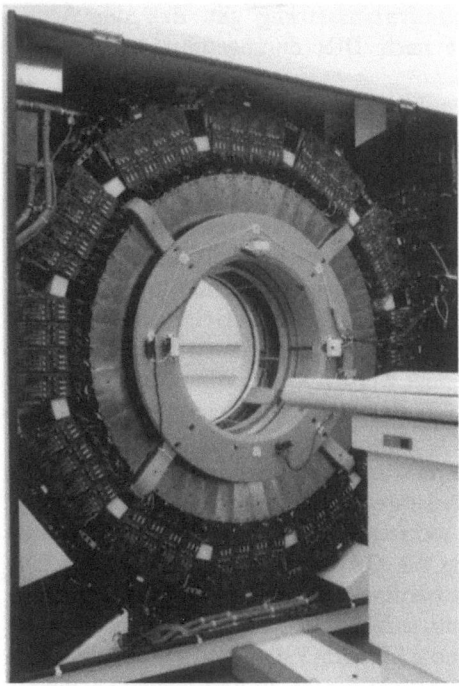

Abb. 1.3.1. Bei geöffneter Scanner-Gantry (ECAT EXACT 47, Siemens-CTI PET Systems) zeigt sich die extreme Packungsdichte, die höchste Anforderungen an die Temperaturstabilisierung stellt. Hinter dem sichtbaren 1. Detektorring befinden sich noch 2 weitere Ringe mit entsprechenden elektronischen Platinen

Tabelle 1.3.1

Effekte	Auswirkungen bzw. Änderungen
Alterung hochspannungsbetriebener PMTs	Änderung des Verstärkungsverhaltens
Rißbildung der Kopplung Kristall-PMT	Verschlechterung der Ausbeute und Kalibrierfaktoren
Temperaturabhängigkeit	Änderung der Detektoreffizienz [25]
Kontaktprobleme durch Korrosion, chem. Reaktion	Zum Teil intermittierende Fehlfunktionen
Drift im Langzeitverhalten (3–5 a)	Komplette Neu-Justage der HV [16]
Abrieb mechanisch beweglicher Teile	Fehljustierung der Septen, Bettsteuerung und Transmissionsquellen
Generelle Wärmebelastung	Defekte an elektronischen Platinen
Updates / Revision der Hardware	Einfluß auch auf nicht geänderte Baugruppen
Softwareupdates	Bugs werden behoben, dafür entstehen evtl. andere Fehler

nicht mehr erfüllt sein kann. Bei dem technisch so komplexen Produkt „PET-System" (Abb. 1.3.1) sind u. a. die Effekte zu berücksichtigen, die in Tabelle 1.3.1 zusammengestellt sind.

Die Bestimmung nachfolgender Parameter muß im Standard-Betriebmodus erfolgen, d. h. es dürfen keine gezielten Veränderungen der Scannereinstellungen vorgenommen werden.

Untergrundzählrate

Empfohlenes Intervall: arbeitstäglich.

Das in die Scanner-Gantry integrierte Display zeigt eine Gesamtzählrate [Impulse/s], die der natürlichen statistischen Schwankung unterliegt. Dieser Meßwert, abhängig vom geographischen Standort, der räumlichen Abschirmung und konstruktiven Merkmalen, liefert Informationen über eine eventuelle Kontamination und u. U. über eine generelle Störung der Scannerelektronik oder der Kühlung.

Ergänzende Hinweise bietet eine konstante Überwachung der Raumtemperatur (ggf. Temperatur der Wasserkühlung), der Feuchtigkeit und der Detektortemperatur.

Energiefenster

Empfohlenes Intervall: bei Normalisierung, speziellen Reparaturen.

Im Gegensatz zu den differierenden Peak-Energien konventioneller Radionuklide diskriminiert ein PET-Scanner Ereignisse aus der Vernichtungsstrahlung (511 keV) der Positronenreaktion. Dieses Energiefenster wird bei der Normalisierung/Kalibrierung überprüft und digital fest eingestellt. Gleiches gilt für weitere zusätzliche Energiefenster, wie z. B. für eventuelle Scatter-Korrekturen (2D, 3D) etc. Eine arbeitstägliche Überprüfung erscheint hier deshalb wenig sinnvoll.

Homogenität

Empfohlenes Intervall: arbeitstäglich.

Dieser Kontrolle kommt eine zentrale Bedeutung zu, da sie den kritischsten Indikator für Konstanzänderungen darstellt [17, 25, 35].

Selbst die Herstellerempfehlungen raten hier zu einer täglichen Überprüfung mittels eines Blank-Scans (2D-Akquisition mit Transmissionsquellen, 3D-Akquisition mit Ge-68-Uniformitätsphantom), um der Komplexität eines PET-Scanners Rechnung zu tragen (Abb. 1.3.2). In der Regel erfolgt diese Akquisition automatisiert vor Beginn des Arbeitsbetriebes und sollte die notwendige statistische Genauigkeit durch Messung von mindestens 20.000 Impulsen pro Koinzidenzfächer erfüllen.

Zur Feststellung der Konstanz werden die Effizienzen mit einem direkt nach der Normalisierung akquirierten Blank-Scan (Referenz) verglichen.

Dabei werden

- die Differenzen jedes Detektorblocks (entspricht einer Reparatureinheit) zum Mittelwert aller Blöcke errechnet und Abweichungen z. B. $>\pm 10\%$ dokumentiert;
- die mittlere Varianz auf der Basis eines Chi-Quadrat-Tests zwischen aktuellem Blank-Scan und dem Referenz-Blank-Scan ermittelt und Abweichungen z. B. >3 Standardabweichungen als signifikant dokumentiert (Abb. 1.3.3).

Diese Berechnungen machen jedoch die visuelle Inspektion der Sinogramme des Blank-Scans (Abb. 1.3.4) nicht überflüssig, da ein Ausfall (Fehlfunktion) einzelner Koinzidenzlinien in der gemittelten statistischen Analyse nicht auffällt.

Mit Hilfe dieser detaillierten Angaben kann der Anwender zum einen die Einsatzbereitschaft sofort feststellen und im Falle größerer Abweichungen eine sehr effiziente Fehlereingrenzung vornehmen (z. B. nur eine Justage des Energie-Diskriminators für das spezielle Detektormodul, nur eine Justage der Verstärkung oder gar den Tausch eines Detektormoduls). Nach speziellen Reparaturen muß jedoch die Normalisierung mit einem erheblichen Zeitaufwand wiederholt werden.

Ausbeute

Empfohlenes Intervall: bei Normalisierung, speziellen Reparaturen.

Sinngemäß wäre bei PET-Scannern die Überprüfung der Gesamtausbeute bzw. Kalibrierfaktoren [nCi/ml/cps/pix] zu betrachten. In der Regel wird diese Messung mit dem bereits erwähnten Uniformitätsphantom mit bekanntem Volumen und Aktivitätskonzentration durchgeführt.

In der 2D-Prozedur wird je ein Kalibrierfaktor pro Schicht berechnet. Abweichungen zu den Refe-

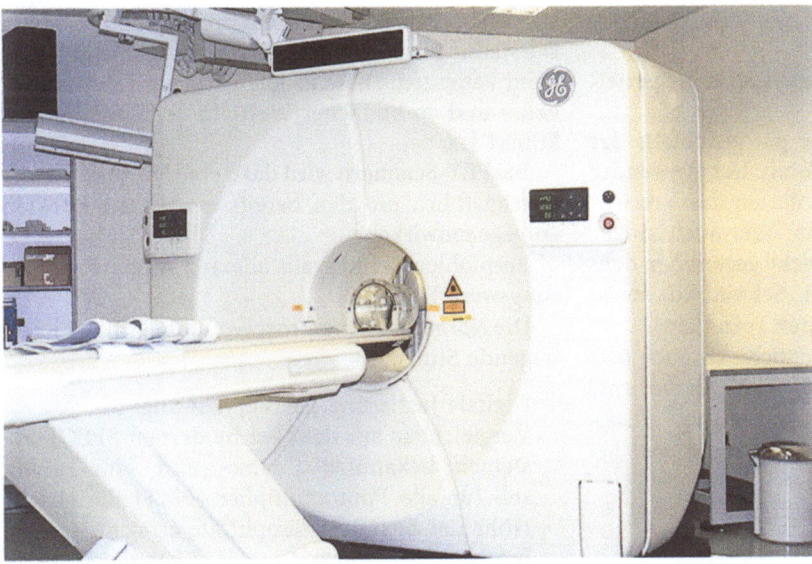

Abb. 1.3.2. PET-Scanner (ADVANCE, GE Medical Systems Inc.) mit Uniformitätsphantom, vorbereitet für eine Homogenitätskontrolle im 3D-Modus

Abb. 1.3.3.
Daily-Check-Ergebnisse über einen Zeitraum von 1 Monat. Die beiden dargestellten statistischen Parameter weisen eine gute Konstanz auf. Nach Renormalisierung (grüner Punkt) ist die Homogenität auf ein Optimum abgeglichen (Referenzwert)

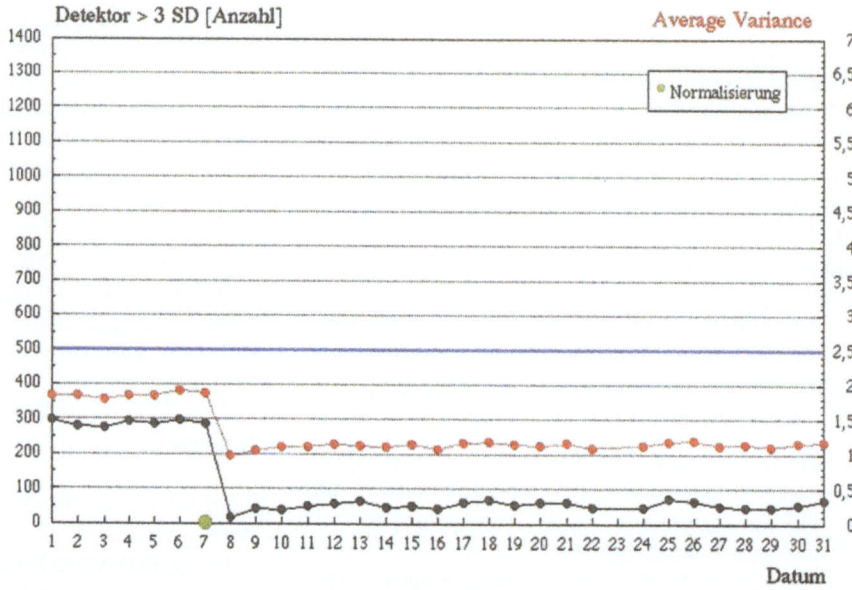

renzwerten weisen auf Verschlechterungen von Detektoreffizienzen oder fehlerhafte Justierungen der Septen etc. hin. Aus statistischen Gründen muß eine relativ lange Meßzeit in Kauf genommen werden, die jedoch außerhalb der Arbeitszeit stattfinden kann.

Abbildungsmaßstab

Empfohlenes Intervall: bei Normalisierung, speziellen Reparaturen.

Für tomographische Systeme gilt gleichfalls der nach DIN definierte Rastermaßstab. Der Anwender beurteilt mit diesen Qualitätskriterien das Verhältnis des Abstandes zweier Punkt- oder auch zweier paralleler Linienquellen im Objekt gegenüber dem „rekonstruierten" Abstand im Schnittbild sowie den matrixabhängigen Quotienten [pixel/cm].

Zu fordern ist sowohl eine zeitliche als auch örtliche Konstanz innerhalb des aktiven Meßvolumens. Von den Geräteherstellern werden geeignete Phantome zur Überprüfung der Ortsauflösung und Linearität angeboten.

Systeminhomogenität (Korrekturfaktoren)

Empfohlenes Intervall: bei Normalisierung, speziellen Reparaturen.

Im Rahmen der Qualitätssicherung wird in der RST-M neben den erwähnten Konstanzprüfungen auch die Ermittlung von Korrekturfaktoren vorgeschrieben. Ziel ist die artefaktfreie quantifizierbare Darstellung von tomographischen Schichtbildern beim Patienten. Diese Problematik wird in ausführlicher und vorbildlicher Weise in der Literatur diskutiert [14, 25].

Bei PET-Scannern wird dazu eine Normalisierung durchgeführt, um den bereits erwähnten Effekten entgegenzuwirken.

Empfohlenes Intervall: alle 1–2 Monate (Erfahrungswerte).

Die *Normalisierungsprozedur* umfaßt in der Regel folgende Stufen:

– Digitale Justierung der Verstärkung:
 Vergleichbar mit dem bei modernen SPECT-Systemen bekannten Coarse- und Fine-Tuning soll für alle Photomultiplier (PMT) die gleiche Höhe der Spannungsamplitude erreicht werden, um identische Energiesignale „über alle Detektoren" zu erzeugen. Die Hersteller stellen dazu einen automatisierten Softwareablauf zur Verfü-

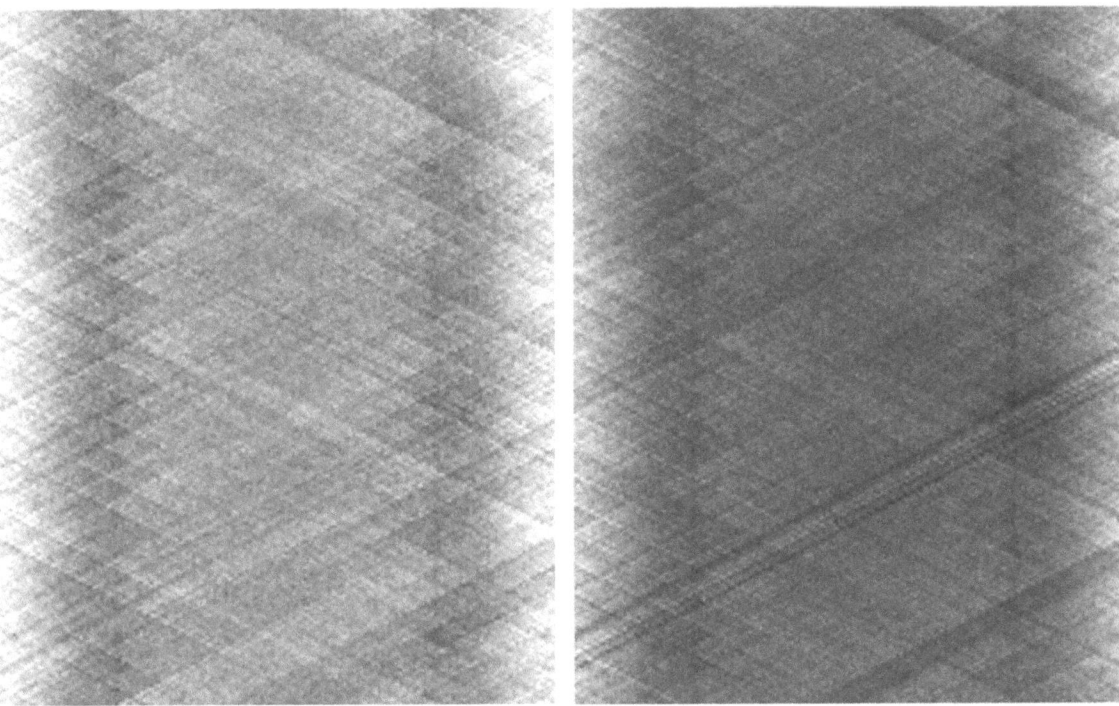

Abb. 1.3.4. Sinogramm-Darstellung einer zentralen Schicht (*links*) und einer Randschicht (*rechts*) eines Blank-Scans im 2D-Modus. Obwohl die statistische Analyse der Homogenität keine Auffälligkeit zeigt, ist der Ausfall einzelner Koinzidenzlinien visuell feststellbar

gung, der einen Zeitbedarf zwischen 30 min und 2 h erfordert.
- Datenakquisition mit dem Homogenitätsphantom:
  Diese Aufnahme muß für den 2D- und 3D-Mode mit sehr hoher statistischer Genauigkeit durchgeführt werden und erreicht somit Akquisitionszeiten >6 h, die über Nacht automatisiert ablaufen können.
- Bestimmung der Korrekturfaktoren:
  Herstellerspezifisch wird eine zusätzliche Datenakquisition mit Transmissionsquellen ausgeführt und mit den Daten der vorangegangenen beiden Stufen werden dann Korrekturmatrizen berechnet. Jede zukünftige Patientenaufnahme wird vor der Bildrekonstruktion damit korrigiert.
- Berechnung der Kalibrierfaktoren:
  Wie bereits bei dem Parameter Ausbeute beschrieben wird für jede Schicht (differiert für 2D- bzw. 3D-Mode) ein Faktor errechnet, so daß die Patienten-Bilddaten in der Einheit [Bq/ml] dargestellt werden können.

Rotationszentrum (Korrekturfaktoren)

Die modernen Vollring-Scanner werden im statischen Betrieb (kein Wobble) genutzt und haben ab Werk eine feste Justage der Detektorausrichtung erhalten. Für alle rotierenden, im Radius veränderbaren Koinzidenzmeßsysteme gelten die Regelungen synonym zu den SPECT-Kameras.

Weitere wichtige Stabilitätskriterien sind neben der Ermittlung des tomographischen Kontrastes [17] die Überwachung der Koinzidenz-Zeitfenster und der Korrekturverfahren für die „echte Koinzidenzrate". Ausreichende herstellerspezifische Informationen zu den beiden zuletzt genannten Parametern waren für eine QK-Empfehlung nicht verfügbar; vermutlich hält man sich aus patentschutzrechtlichen Gründen z. Z. noch bedeckt.

Weiterhin zeigen verschiedene Arbeitsgruppen, daß eine Qualitätssicherung der Rekonstruktionsverfahren zunehmend an Bedeutung gewinnt [1, 13].

1.3.2
Qualitätssicherung der Transmissionsmessung

Im engeren Sinne könnte man die zur Absorptionskorrektur durchgeführte Transmissionsaufnahme als „Untersuchung mit umschlossenen radioaktiven Stofen" verstehen. In der Richtlinie RST-M müßte hier zukünftig eine klare Abgrenzung definiert werden.

Die Hersteller von PET-Systemen sind gleichfalls gefordert, QK Routinen für ihre integrierten Quellen zu schaffen. Natürlich ist auch hier die technische Entwicklung im steten Wandel, so daß sowohl die z. Z. installierten Transmissionseinheiten mit der Messung im Koinzidenzmodus als auch die zukünftige wesentlich effizientere Transmissionsoption (z. B. Cs-137 Quellen) mit der Messung im Single-Modus berücksichtigt werden müssen.

1.3.3
Konstanzprüfung für In-vitro-Meßgeräte/ Aktivimeter

Für eine semiquantitative Patientendaten-Auswertung sind in der Regel In-vitro-Bestimmungen (Blut, Urin etc.) und eine Messung der injizierten Aktivität notwendig. Diese Zusatzinformationen lassen die Berechnung des Standard Uptake Value (SUV) oder ähnlicher Parameter zu [19, 31].

Geeignete Meßgeräte müssen mit einer ausreichenden Abschirmung der Meßkammer und einem genügend empfindlichen Kristall (entscheidend Materialdicke), sei es NaI(Tl) oder BGO, ausgestattet sein. Neben den üblichen Prüfungen nach DIN 6855 Teil 2 sei die Bestimmung des Bohrloch-Kalibrierfaktors erwähnt. Vom Hersteller der Uniformitätsphantome wird dazu ein Röhrchen (passend für das Meßgerät und mit der gleichen Aktivitätskonzentration befüllt) mitgeliefert, so daß einer einfachen Kalibrierung nichts im Wege steht. Eine Ausbeuteprüfung sollte täglich erfolgen.

1.3.4
Qualitätssicherung der Befunddokumentation

Der individuelle Ausbildungsstand und die klinische Erfahrung des befundenden Arztes sind bei der Medienwahl (Film, Papier, Monitor) von entscheidender Bedeutung. Grundsätzlich müssen solche Systeme kalibrierfähig sein, um die Vergleichbarkeit hinsichtlich der Linearität und der Kontrastverhältnisse für verschiedene Medien zu gewährleisten [2, 36]. Die Verwendung von monochromatischen (Graustufen bzw. Farben) oder Falschfarben-Darstellungen muß an die jeweiligen biochemischen und/oder physiologischen Verhältnisse der PET-Daten angepaßt werden. Zur Qualitätssicherung ist neben den reinen Bilddaten die Angabe von Parametern zur Akquisition, Rekonstruktion, Reangulation, Schichtsummation etc. unverzichtbar. Die Arbeitsgemeinschaft Standardisierung der DGN wird in naher Zukunft entsprechende Empfehlungen veröffentlichen [3, 4, 22].

Schlußfolgerung

Abschließend ist festzustellen, daß die Qualitätskontrolle für eine optimale nuklearmedizinische Diagnostik einen entscheidenden Parameter darstellt. Die Standardisierung der QK-Verfahren soll dabei auf den Anwender unterstützend und nicht restriktiv wirken. Weitere Voraussetzungen für die Vergleichbarkeit von Patientenuntersuchungen wären auch verbindliche Protokolle für die Akquisition und Rekonstruktion, die bei anderen bildgebenden Verfahren (CT, MRT etc.) bereits weitgehend abgestimmt sind.

Im Zuge der Realisierung eines UQM sind die regelmäßige Weiterbildung von MTAs und Ärzten sowie ein enger Kontakt zur Industrie unverzichtbar.

Literatur

1. Bailey D (1997) A comparison of reconstructions from the UK PET Centers. UK PET Special Interest Group (http://www-pet. umds. ac. uk/UKPET/) In: CTI PET Systems Inc; ECAT Technical Users Meeting, Dresden
2. Bildbeispiele zur standardisierten nuklearmedizinischen Bilddokumentation. Ergebnisse der Arbeitsgemeinschaft Standardisierung der Deutschen Gesellschaft für Nuklearmedizin. Nuklearmedizin 1997, 34, Technische Mitteilungen in Heft 7: 53-54
3. DIN 6848-1 Kennzeichnung von Darstellungen in der medizinischen Diagnostik. Beuth, Berlin 1992
4. DIN 6848-2 Kennzeichnung von Darstellungen in der medizinischen Diagnostik; Nuklearmedizinische Untersuchungen von Körperproben. Beuth, Berlin 1994
5 DIN 6855-1 Qualitätsprüfung nuklearmedizinischer Meßsysteme; In-vivo- und in vitro-Meßplätze. Beuth, Berlin 1992
6. DIN 6855-2 Qualitätsprüfung nuklearmedizinischer Meßsysteme; Meßbedingungen für die Einzelphotonen-Emissions-Tomographie mit Hilfe rotierender Meßköpfe einer Gamma-Kamera. Beuth, Berlin 1993

7. DIN 6855-11 Qualitätsprüfung nuklearmedizinischer Meßsysteme – Teil 11: Konstanzprüfung von Aktivimetern. Beuth, Berlin 1997
8. DIN 6878-1 Digitale Archivierung von Bildern in der medizinischen Radiologie – Teil 1: Allgemeine Anforderungen an die digitale Archivierung von Bildern. Beuth, Berlin 1998
9. DIN 55350-11 Begriffe zu Qualitätsmanagement und Statistik – Teil 11: Begriffe des Qualitätsmanagements. Beuth, Berlin 1995
10. DIN EN ISO 8402 und Beiblatt 1 Qualitätsmanagement – Begriffe. Beuth, Berlin 1995
11. DIN IEC 62 C/119/CDV (Norm-Entwurf) Merkmale und Prüfbedingungen für bildgebende Systeme in der Nuklearmedizin – Teil 1: Positronen-Emissions-Tomographie. Beuth, Berlin 1995
12. DIN IEC 62 C/120/CDV (Norm-Entwurf) Merkmale und Prüfbedingungen für bildgebende Systeme in der Nuklearmedizin – Teil 2: Einzelphotonen-Emissions-Tomographie. Beuth, Berlin 1996
13. Doll J, Zaers J, Trojan H, Bellemann ME, Adam LE, Haberkorn U, Brix G (1998) Optimierung der Bildqualität von PET-Aufnahmen durch 3D-Datenakquisition und iterative Bildrekonstruktion. Nuklearmedizin 37: 62-67
14. Forstrom LA, Dunn WL, O'Conner MK, Decklever TD, Hardyman TJ, Howarth DM (1996) Technical pitfalls in image acquisition, processing, and display. Semin Nucl Med 26: 278-294
15. Geworski L, Reiners C (1995) Qualitätskontrolle nuklearmedizinischer Meßsysteme. Schattauer, Stuttgart
16. Hoffmann J (1997) Extending detector life. In: CTI PET Systems Inc; ECAT Technical Users Meeting, Dresden 1997
17. Jordan K, Knoop B, Harke H (1994) Qualitätssicherung nuklearmedizinischer Meßsysteme: Was sagen die neuen Vorschriften? Nuklearmedizin 33: 49-60
18. Kemmer W, Johnke G (1992) Neufassung der Richtlinie Strahlenschutz in der Medizin, 2. Aufl. Hoffmann, Berlin
19. Keyes JW Jr (1995) SUV: Standard uptake or silly useless value? J Nucl Med 36: 1836-1839
20. Konsensus – Onko-PET. 2. Empfehlung des Arbeitsausschusses Positronen-Emissions-Tomographie der Deutschen Gesellschaft für Nuklearmedizin. Nuklearmedizin 1997, 34, DGN-Nachrichten in Heft 8: 45-46
21. Maßnahmen zur Qualitätssicherung der Meßgeräte und Radiopharmaka gemäß Richtlinie Strahlenschutz. Mitteilung des Arbeitsausschusses Leistungserfassung der Deutschen Gesellschaft für Nuklearmedizin. Nuklearmedizin 1993, 32: 273-274
22. Mester J, Bohuslavizki KH, Clausen M, Henze E (1997) Empfehlungen zur Standardisierung nuklearmedizinischer Bilddokumentationen. Nuklearmediziner 20: 197-199
23. Molecular coincidence detection quality assurance. Technical information from ADAC Laboratories GmbH, 1998
24. Müller-Schauenburg W, Bares R, Burchert W, Lietzenmayer R, Dohmen BM (1997) Prozeduren in der klinischen Nuklearmedizin – Wie ist eine Konvergenz der Methodenvielfalt über die nächsten Jahre erreichbar? Nuklearmediziner 20: 147-152
25. O'Conner MK (1996) Instrument- and computer-related problems and artifacts in nuclear medicine. Semin Nucl Med 26: 256-277
26. Parker JA, Yester MV, Daube-Witherspoon ME, Todd-Pokropek AE, Royal HJ (1996) Procedure guideline for general imaging: 1.0. J Nucl Med 37: 2087-2092
27. Performing the daily check pocedure for PET sanners. Technical information from CTI PET Systems Inc, 1998
28. Performing the daily check procedure for PET scanners. Technical information from GE Medical Systems Inc, 1998
29. Roedler HD (1993) Qualitätskontrolle nuklearmedizinischer Meßgeräte. Z Med Phys 3: 110-115
30. Ruprecht TM (1997) Gewährleistung und systematische Weiterentwicklung der Qualität im Gesundheitswesen. Entschließung der Länderkonferenz für das Gesundheitswesen am 21.11.1996 in Cottbus. QualiMed 5: 41-48
31. Sandell A, Ohlsson T, Erlandsson K, Strand SE (1998) An alternative method to normalize clinical FDG studies. J Nucl Med 39: 552-555
32. Schelbert HR, Hoh CK, Royal HD et al. (1997) Procedure guideline for tumor imaging using F-18 FDG. (http://www.snm.org/guide.html) SNM
33. Schneider A (1997) Qualitätsmanagement im Gesundheitswesen per Gesetz. QualiMed 5: 3-7
34. Schober O, Brandau W, Henze E et al. (1994) Nuklearmedizinische In-vivo-Untersuchungen. 2. Empfehlung des Arbeitsausschusses Klinische Qualitätskontrolle der Deutschen Gesellschaft für Nuklearmedizin. Schattauer, Stuttgart
35. Townsend DW (1996) Quality Control of PET Scanners. Eight Annual International PET Conference; Lake Buena Vista, Florida
36. Vollet B, Petrusch P, Sciuk J, Brandau W, Schober O (1994) Optimierung der Farb- und Grauwert-Dokumentation in der medizinischen Bildgebung mit digitaler Laser-Technologie. Zentralbl Radiol 150: 277

KAPITEL 2

Radiopharmazie, Toxizität und Strahlendosis

J. Ruhlmann und P. Oehr

2.1 Einleitung

2-[^{18}F]-2-desoxy-D-glukose (2-[^{18}F]-FDG) ist die am häufigsten eingesetzte Substanz unter den PET-Radiopharmaka in Europa mit mehr als 200 Applikationen pro Woche (Meyer et al. 1995). Die in der Literatur beschriebenen Untersuchungen wurden mit unterschiedlichen 2-[^{18}F]-FDG-Präparaten durchgeführt, die sich nur unwesentlich voneinander unterscheiden. Für die Bewertung der klinischen Daten sind diese Unterschiede unerheblich.

Weltweit wurden in der Zeit von 1978–1998 mehr als 1.000 wissenschaftliche Arbeiten über 2-[^{18}F]-FDG publiziert. Applizierte Dosen, Aufnahmeparameter und Auswertungsprotokolle wurden meist empirisch ermittelt und unter pragmatischen Gesichtspunkten optimiert. Während 2-[^{18}F]-FDG anfangs zur Diagnostik von Veränderungen des Hirns oder Herzens eingesetzt wurde, verschiebt sich der Schwerpunkt der Untersuchungen immer mehr in den Bereich der Onkologie. Dieser Trend ist noch nicht abgeschlossen, und er zeigt sich auch im Patientengut des PET-Zentrums Bonn (Abb. 2.1).

Bei 2-[^{18}F]-FDG handelt es sich um ein radioaktives Arzneimittel. Bei seiner Anwendung und Lagerung sind die Schutzvorschriften der Strahlenschutzverordnung einzuhalten, ebenso sind die Richtlinien Strahlenschutz in der Medizin zu beachten. Die spezifische Dosisleistungskonstante für die 511-keV-Gammaquanten des F-18 liegt bei 155 µSv m^{-2} h^{-1} GBq^{-1}. Die Halbwertsdicke in Blei beträgt 4.1 mm.

Bei der Anwendung des Arzneimittels ist zu berücksichtigen, daß 2-[^{18}F]-FDG mit einer Halbwertszeit von 110 min zerfällt. Das Applikationsvolumen richtet sich daher nach der Zeitspanne, die zwischen der Erstkalibrierung und dem Applikationszeitpunkt liegt. Es muß deshalb mit entsprechenden Zerfallskorrekturfaktoren berechnet und vor Injektion mit einem Dosiskalibrator gemessen werden.

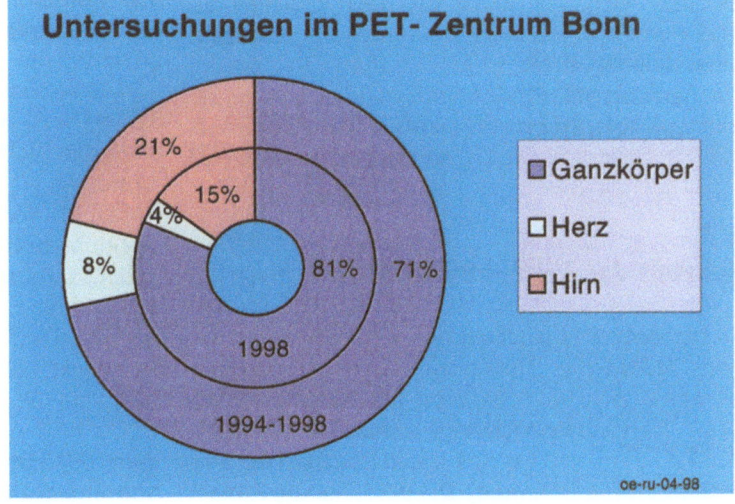

Abb. 2.1. Veränderungen der Untersuchungsschwerpunkte im PET Zentrum Bonn von 1994–1998 (n=3407)

2.2
Synthese von 2-[^{18}F]-FDG

Kommerziell ist 2-[^{18}F]-FDG in Europa bei verschiedenen Zentren erhältlich. Die einzelnen Zentren unterscheiden sich teilweise in ihren Herstellungsverfahren, und es liegen nur begrenzte Informationen vor (Wienhard et al. 1989; Ido et al. 1977; Hamacher et al. 1986). Eine Beschreibung aller Verfahren ist in dem vorliegenden Beitrag somit nicht möglich. Allgemeine Richtlinien sind in der Literatur angegeben (Meyer et al. 1993; Meyer et al. 1995; The United States Pharmacopoeia 1995; European Pharmacopoeia 1966). Es wird daher allgemein auf die Ergebnisse internationaler Studien Bezug genommen und im speziellen das Produkt aus dem Forschungszentrum Karlsruhe beschrieben.

Biochemisch betrachtet ist 2-[^{18}F]-FDG ein nichtphysiologisches Analogon der Glukose. Zur *In-vivo*-Lokalisierung der applizierten 2-[^{18}F]-FDG wird die Vernichtungsstrahlung des Positrons (2 Gammaquanten von je 511 keV) des ^{18}F-Radioisotops herangezogen. Die Markierung mit ^{18}F-Fluorid wird durch nukleophile Substitution an 1, 3, 4, 6-Tetra-O-acetyl-2-trifluormethylsulfonyl-mannopyranose unter Verwendung eines Katalysators in Acetonitril durchgeführt (Hamacher et al. 1986). Zur Abspaltung der Acetylschutzgruppen werden das Lösungsmittel entfernt und der Rückstand mit 1N Salzsäure hydrolysiert. Die Reinigung des Produktes erfolgt säulenchromatographisch über ein Ionenretardierungsharz. Die Primärlösung, die aus der Synthese erhalten wird, hat einen pH-Wert zwischen 4,5 und 6 und keinen Zusatz von Ionen. Durch Zugabe einer definierten Menge an gepufferter Kochsalzlösung und anschließende Sterilfiltration wird eine annähernd isotonische 2-[^{18}F]-FDG -Lösung mit einem pH-Wert von 7 für PET-Untersuchungen erhalten.

2.3
Reinheit der 2-[^{18}F]-FDG Lösung

Sterile, farblose bis schwach gelbliche, nicht brennbare radioaktive Flüssigkeit, die 2-[^{18}F]-Fluor-2-desoxy-D-glukose in wäßriger Lösung enthält. Das beim Herstellungsverfahren anfallende Volumen beträgt 14,5 ml und hat eine spezifische Aktivität zwischen 1 und 10 GBq/µmol. Die davon an die Abnehmer verteilten spezifizierten Füllvolumen liegen im Bereich zwischen 0,05 und 10 ml.

Da 2-[^{18}F]-FDG nach verschiedenen Methoden synthetisiert werden kann, gibt es bei den diversen Herstellern unterschiedliche Verunreinigungen. Aus diesem Grunde müssen die einzelnen Hersteller auch die Reinheit ihres Produktes dokumentieren. Für die Weitergabe der hergestellten 2-[^{18}F]-FDG Lösungen müssen bestimmte Grenzwerte eingehalten werden. Man unterscheidet zwischen radiochemischer, isomerischer, radionuklidischer, chemischer und biologischer Reinheit. Allgemeine Richtlinien sind in der Literatur angegeben (Meyer et al. 1993; Meyer et al. 1995; The United States Pharmacopoeia 1995; European Pharmacopoeia 1966). Als Beispiel sei das Produkt des FZK Karlsruhe genannt: Quelle: FZK Nr. SP04.01 gültig ab 1.10.96; radiochemische Reinheit: >95% der meßbaren Radioaktivität liegen als 2-[^{18}F]-Fluor-2-desoxy-D-glukose vor; Radionuklidreinheit: >99,99%; Verunreinigungen: Kryptofix 222<100 µg/ml; Acetonitril <50 ppm; Diethylether <500 ppm; Äthanol <300 ppm; bakterielle Endotoxine <17.5 EU/ml. Tonizität: 300–400 mosmol/kg.

Die Bestimmung der Identität und der radiochemischen Reinheit der 2-[^{18}F]-FDG-FZK erfolgt nach Dünnschichtchromatographie (DC) mit Hilfe eines Dünnschichtscanners. Die Grenzprüfung auf Kryptofix (aus dem Syntheseprozeß) erfolgt ebenfalls per DC und Anfärben der DC-Platte mit Joddampf. Die Prüfung auf bakterielle Endotoxine (Pyrogene) erfolgt nach der Vorschrift im Deutschen Arzneibuch durch den Limulus-Test. Die Radionuklidreinheit bestimmt man mittels Gamma-Spektroskopie.

Die Überprüfung der Halbwertszeit erfolgt durch Messung des Zerfalls einer Probe.

Die Bestimmung der Gesamtionenstärke (Osmolalität) wird in einem kryoskopischen Osmometer nach dem Verfahren der Schmelzpunkterniedrigung bestimmt.

Der pH-Wert wird mittels Universalindikatorstäbchen überprüft. Die Bestimmung des Lösungsmittelgehalts (Lösungsmittel aus der Synthese und der Anlagenreinigung) wird gaschromatographisch durchgeführt. Die Bestimmung der Aktivitätskonzentration einer Charge erfolgt während der Herstellung, nachdem die Primärlösung sterilfiltriert wurde.

Die Prüfung auf Sterilität kann nicht vor der Freigabe des Produktes erfolgen. Diese Prüfung wird von einem externen Prüflabor nach der Direktbeschickungsmethode durchgeführt, die im Deutschen Arzneibuch beschrieben ist. Neben der stichprobenweisen Überprüfung der Routineproduktion auf Sterilität ist in regelmäßigen Intervallen auch eine Überprüfung der Abfüllanlage durch einen sog. „Dummy-Fill" notwendig. Hierbei wird anstelle der Glasvials mit der Bulklösung eine autoklavierte Pufferlösung in Portionen zu 1 ml abgefüllt und diese der Prüfung auf Sterilität unterzogen.

Toxizität der Ausgangsprodukte: Das ^{18}F-Fluorid wird mit Hilfe des Kryptanden 1,10 Diaza-7,7,13,16,21,24- Hexaoxabicyclo [8.8.8]- Hexacosan (Kryptofix 2.2.2.) in eine für die Markierungssynthese reaktive Form gebracht und von Wasserspuren befreit. Für diesen Kryptanden wurde an der Ratte eine LD50 von 35 mg/kg (i.v.) ermittelt (Baudot P. et al. 1977). In einer anderen Literaturstelle wird berichtet, daß Ratten bei einer Dosis bis zu 188 mg/kg lediglich erhöhte Werte für die Leberenzyme GOT und GPT aufwiesen (Baumann et al. 1984). Es wird empfohlen, eine Obergrenze von 0.22 mg/ml, mit einem Limit bei maximal 10 ml, für 2-[^{18}F]-FDG Präparationen festzusetzen (Meyer et al. 1995). Für die Herstellung einer Charge 2-[^{18}F]-FDG im Forschungszentrum Karlsruhe (FZK) werden 26 mg eingesetzt und säulenchromatographisch mit den übrigen Hydrolyse-Nebenprodukten weitgehend entfernt. Der Restgehalt ist mit <100 µg/ml Fertigprodukt spezifiziert.

Die Markierung erfolgt an einem geschützten Precursor, der 1,3,4,6-Tetra-O-acetyl-2-O-trifluormethan-sulfonyl-ß-D-manno-pyranose (TATM, Triflat) in Acetonitril. Reste des organischen Lösungsmittels können in das Endprodukt gelangen. Acetonitril wird als toxikologisch kritisch eingestuft (LD50 oral bei der Ratte: 3.800 mg/kg). Die „European Pharmacopoeia" erläßt Richtlinien, die eine Grenze für Acetonitril bei 50 ppm in pharmazeutischen Substanzen bei einer täglichen maximalen Einnahme von 1,28 mg/Tag festsetzen (Meyer et al. 1995). Für Drogen und pharmazeutische Substanzen, die nicht chronisch verabreicht werden, kann dieses Limit verdreifacht werden. Der Restgehalt in 2-[^{18}F]-FDG (FZK) ist entsprechend dieser Richtlinie mit <50 ppm spezifiziert. Eine toxische Wirkung des Diagnostikums wegen des Restgehaltes an Acetonitril kann damit ausgeschlossen werden.

Es schließt sich eine chromatographische Zwischenreinigung an, bei der die bei der Umsetzung anfallenden Nebenprodukte sowie nicht reaktives ^{18}F-Fluorid abgetrennt werden. Das vorgereinigte Zwischenprodukt wird von organischen Lösungsmitteln befreit (abgedampft) und in wäßriger Salzsäure zum Endprodukt 2-[^{18}F]-FDG hydrolysiert. Die vollständige Hydrolyse dieser Substanz, die für nukleophile Synthesen mit ^{18}F-Fluorid eingesetzt wird, führt zu D-Glukose. Bei partieller Hydrolyse erhält man ein Gemisch von teil-acetylierten Glukose-Isomeren, die als radiochemische Verunreinigung in einem Bereich von 0,2–2% auftreten können. Da bei dieser Synthese 20 mg Ausgangsmaterial eingesetzt werden, kommen diese Nebenprodukte nur in ng- bis µg-Mengen vor. Man kann davon ausgehen, daß derartige Mengen toxikologisch nicht signifikant sind. 2-[^{18}F]-FDG (FZK) wird chromatographisch aufgereinigt, sterilfiltriert und zu einer gepufferten isotonischen Lösung eingestellt, die für die direkte Anwendung geeignet ist. Toxische Dosen von Diäthyläther und Äthanol liegen in Bereichen von mg/kg bis g/kg. Die Restgehalte in 2-[^{18}F]-FDG (FZK) liegen mit Konzentrationen von <500 ppm für Diäthyläther bzw. <300 ppm für Äthanol weit unter der Schwelle, die toxikologisch relevant werden könnten.

2.4 Dosierung von 2-[^{18}F]-FDG

Die Dosierung von 2-[^{18}F]-FDG in den verschiedenen PET-Zentren schwankt zwischen 185 und 740 MBq, wobei die Mehrzahl der Zentren 185–370 MBq einsetzt. Der Zusammenhang zwischen applizierter Dosis und akkumulierter Konzentration im Zielorgan und umgebendem Gewebe (Hintergrund) und der daraus resultierenden Bildqualität (z. B. Detektierbarkeit kleiner Läsionen) ist abhängig vom Untersuchungssystem und muß individuell geklärt werden.

Anreicherungsphase: Üblicherweise werden die Emissionsaufnahmen 30–60 min nach Injektion begonnen, unter der Voraussetzung, daß die Gewebeaufnahme von 2-[^{18}F]-FDG ein Aktivitätsplateau erreicht hat und noch ausreichend Aktivität für eine adäquate Zählstatistik vorhanden ist.

Applizierte Aktivität: Die übliche, bei Patienten applizierte Aktivität beträgt 185–370 MBq als i.v.-Injektion bei allen Indikationen. Kindern werden kleinere Dosen bis 96 MBq verabreicht. Das Zeitintervall zwischen 2 Injektionen sollte mindestens so lang sein, daß die Radioaktivität (physikalischer Zerfall) abgeklungen und die Substanz (biologische Ausschwemmung) eliminiert ist. Nebenwirkungen, die in kausalem Zusammenhang mit einer oder mehreren 2-[^{18}F]-FDG-Injektionen stehen, sind nicht bekannt. Mit Emissionsaufnahmen sollte frühestens 40 min nach der Injektion begonnen werden. Ein späterer Untersuchungsbeginn ist möglich. Das Abfüllvolumen beträgt im allgemeinen 10 ml mit einer Schwankung der Gesamtaktivität je nach Synthese von 5.075–50.750 MBq und einer maximalen spezifischen Aktivität von 1–100 GBq/µmol. Die Daten (Tabelle 2.1) dienen als Basis für die Ermittlung der konkreten Mengen/Applikation.

Wechselwirkungen mit anderen Substanzen: Substanzen oder therapeutische Maßnahmen, die zu einer Reduzierung der Zellvitalität führen, beeinflussen indirekt den Glucosemetabolismus. Hier sind generell Chemotherapeutika und externe Bestrahlung zu nennen. Die Beobachtung, daß eine Abnahme der Glucoseutilisation/2-[^{18}F]-FDG-Akkumulation unter oder nach Chemotherapie oder Bestrahlung mit einer Tumorregression verbunden ist – im Gegensatz zu unveränderter oder vermehrter Glucoseutilisation bei Tumorprogression –, bildet die Basis für die 2-[^{18}F]-FDG-Therapievoraussage und kann zum Therapiemonitoring eingesetzt werden. Chemotherapeutika können (wohl in Abhängigkeit von der Tumorvitalität) zu einer Verminderung der zellulären 2-[^{18}F]-FDG-Aufnahme führen. Die Strahlentherapie kann je nach Dosis eine Zu- oder Abnahme der Glucoseakkumulation bewirken (Oehr 1998). Cortison hemmt die Glucoseutilisation in Lymphomen und kann so zu falsch-negativen Befunden führen. Ein ausreichend langes Cortisonfreies Intervall (etwa 4 Wochen) vor einer 2-[^{18}F]-FDG-PET-Untersuchung wird empfohlen.

2.5 Strahlenexposition

^{18}F zerfällt durch Positronenemission (97%) und Elektroneneinfang (3%) mit einer Halbwertszeit von 110 min zu ^{18}O. Dabei werden primär 0,9 MeV Positronen emittiert. Bei der in einer PET-Kamera detektierten Strahlung handelt es sich jedoch nicht um direkte Positronenstrahlung. Erst wenn sich ein Positron mit einem negativ geladenen Elektron vereinigt und die beiden Teilchen unter Konversion ihrer Massen in Energie (2·511 keV) verschmelzen, kommt es zur Abstrahlung von 2 Gammaquanten oder Photonen von je 511 keV im Winkel von nahezu 180°.

Die Dosimetrie für 2-[^{18}F]-FDG wurde von verschiedenen Autoren abgeschätzt. Die effektive Äquivalentdosis (Ganzkörper) liegt bei 21–27 µSv/MBq (Meyer et al. 1995). Bei einer Dosierung von 370 MBq errechnet sich somit eine Gesamtdosis von 7,8–10 mSv. Andere Publikation geben Schätzwerte zwischen 4 und 10 mSv an. Die Schwankungsbreite der natürlichen Strahlenexposition der Bundesrepublik Deutschland liegt bei 1–6 mSv, der Mittelwert beträgt 2,4 mSv.

Die abgeschätzten Strahlenbelastungen in einem Erwachsenen (70 kg) nach Injektion von 185 MBq

Tabelle 2.1. Konkrete Mengen 2-[^{18}F]-FDG/Applikation am Patienten. Die 1. Spalte beschreibt den Fall der maximalen spezifischen Aktivität bei der geringsten chemischen Konzentration, die 2. Spalte den möglichen Fall bei der minimalen spezifischen Aktivität bei mittlerer chemischer Konzentration. Die 3. Spalte zeigt die Höchstdosis an chemischer Konzentration. Die 4. Spalte beschreibt den Fall, daß die Aktivität so weit abgeklungen ist, daß 10 ml injiziert werden müssen, um eine Einzeldosis von 370 MBq zu erreichen, wobei es zu der höchstmöglichen chemischen Konzentration von 652 µg pro Patient kommen kann

	Maximale spezifische Aktivität	Minimale spezifische Aktivität	Limit Aktivität	Maximale Menge [10 ml]
Aktivität (MBq/Charge in 14,5 ml)	50.750	5.075		360
Spezifische Aktivität MBq (µmol)	10.000	1.000	1.000	100
Gespritzt/Patient (MBq)	180	360	450	360
µmol/Patient	0,018	0,36	0,45	3,6
µg/Patient (1 µmol FDG=181,14 µg)	3,26	65,21	81,51	652,00
µg/kg Patient (Patient=70 kg)	0,046	0,93	1,16	9,30

oder 370 MBq 2-[^{18}F]-FDG sind in Tabelle 2.2 aufgelistet. Die Schätzungen wurden unter Verwendung von Patientendaten und Angaben der MIRD-Kommission über 2-[^{18}F]-FDG berechnet. Nach diesen Angaben ist die Blasenwand als kritisches Organ mit einer Äquivalentdosis von 120–170 µSv/MBq (80–100 mrem/mCi) anzusehen (Dowd et. al. 1991; Mejia et al. 1991; Meyer et al. 1995).

Das Risiko eines nichtstochastischen Strahlenschadens (z. B. erste klinisch faßbare Bestrahlungseffekte) ist auch nach Mehrfachinjektion oder versehentlicher Applikation des gesamten Inhalts der Mehrfachentnahmeflasche, unter Berücksichtigung einer Schwellendosis von 250 mSv nach akuter Ganzkörperbestrahlung, nicht gegeben.

Das Risiko, an einem strahleninduzierten Spätmalignom (Leukämie und Karzinom) zu sterben, wird derzeit bei einer Strahlenexposition von 10 mSv (1 rem) auf etwa 5–6 zu 10.000 geschätzt. Hierbei ist die mittlere Latenzzeit zu berücksichtigen, die z. B. bei Karzinomen 20–25 Jahre beträgt. Bei Patienten mit einem Malignom ist die Lebenserwartung deutlich begrenzt und die diagnostische Information wesentlich für eine Behandlung, die entweder die Lebensqualität verbessert und/oder die Lebenserwartung erhöht. Das Strahlenrisiko ist unter diesem Gesichtspunkt zu vernachlässigen.

Bei Patienten mit einer koronaren Herzkrankheit und einem bekannten Herzinfarkt oder einer Myokardschädigung ist die Lebenserwartung deutlich eingeschränkt. Auch hier sind die diagnostischen Informationen wesentlich für eine Behandlung, die entweder die Lebensqualität verbessert und/oder die Lebenserwartung erhöht. Das Strahlenrisiko ist somit im Vergleich zum Nutzen als minimal einzuschätzen.

Bei neurologischen Fragestellungen muß differenziert werden:

1. Prächirurgische Epilepsie-Abklärung: Hier kommen häufig junge bis mittelalte Patienten mit einer langen Lebenserwartung zur Untersuchung. Die chirurgische Elektrodenimplantation und die chirurgische Fokusentfernung ist ein nicht risikoarmer Eingriff und nur gerechtfertigt, wenn eine deutliche Reduktion der Anfallshäufigkeit oder Anfallsfreiheit zu erwarten ist. Unter der Voraussetzung, daß 2-[^{18}F]-FDG-PET die Sicherheit erhöht, den epileptogenen Fokus richtig zu identifizieren, ist das potentiell erhöhte Krebsrisiko (in der Regel wird nur eine 2-[^{18}F]-FDG-PET Untersuchung durchgeführt) durch eine höhere Lebensqualität und eine Reduktion der Langzeitnebenwirkungen als Folge einer Dauermedikation zu rechtfertigen.
2. Demenzabklärung: Zur Untersuchung kommen meist mittelalte bis alte Patienten mit einer normalen Lebenserwartung. Die mögliche Verbesserung bzw. Erhaltung der Lebensqualität durch das Einleiten geeigneter therapeutischer Maßnahmen rechtfertigt ein potentiell erhöhtes Krebsrisiko.

Das genetische Risiko nach Exposition von 10 mSv wird auf 1–2 zu 100.000 für dominante und 5–10 zu 100.000 für rezessive Mutationen geschätzt.

Tabelle 2.2. Geschätzte Strahlendosis bei intravenöser Applikation von 2-[^{18}F]-FDG in einem 70 kg schweren Patienten

Organ	mGy/185 MBq	rad/5 mCi
Blasenwand	31,45	3,15
Blase[a]	11,00	1,10
Blase[b]	22,00	2,20
Herz	12,03	1,20
Hirn	4,81	0,48
Nieren	3,88	0,39
Uterus	3,70	0,37
Ovarien	2,78	0,28
Hoden	2,78	0,28
Nebennieren	2,59	0,26
Dünndarm	2,40	0,24
Magenwand	2,22	0,22
Leber	2,22	0,22
Pankreas	2,22	0,22
Milz	2,22	0,22
Brust	2,04	0,20
Lungen	2,04	0,20
Rotes Knochenmark	2,04	0,20
Andere Gewebe	2,04	0,20
Knochenoberfläche	1,85	0,18
Schilddrüse	1,79	0,18

[a] Blasenentleerung 1 h nach Applikation
[b] 2 h nach Applikation

2.6
Biochemische Toxizität

Bei intravenöser Injektion (etwa 30 s Bolusinjektion) von 2-[^{18}F]-FDG in Menschen ergibt sich folgendes: nicht metabolisiertes 2-[^{18}F]-FDG wird durch glomeruläre Filtration ohne vollständige Rückresorption in den Harn ausgeschieden. Bei normaler Nierenfunktion werden nach 60 min etwa 16%, nach 135 min etwa 50% der applizierten Glukose mit dem Harn ausgeschieden (Gallagher et al. 1977, 1978; Woosley 1970). Die zelluläre Aufnahme von 2-[^{18}F]-FDG erfolgt über gewebsspezifische Transportsysteme, die teilweise Insulin-abhängig sind. Intrazellulär reagiert 2-[^{18}F]-FDG mit dem Enzym Hexokinase und wird zu [^{18}F]-FDG-6-Phosphat phosphoryliert (5, 6). Für 2-[^{18}F]-FDG ist wegen der geringen applizierten Konzentration im Nanomol-Bereich (s. Tabelle 2.1) davon auszugehen, daß der normale Metabolismus von Glukose nicht gestört wird, da die Glukose-Plasmakonzentration bei 1–4 mmol/l liegt. Weil die danach folgende Dephosphorylierung durch intrazelluläre Phosphatasen langsam erfolgt, wird [^{18}F]-FDG-6-Phosphat in den Geweben über mehrere Stunden retiniert.

In tierexperimentellen Studien von Reivich et al. 1979 zeigten sich bei intravenöser Verabreichung einer vielfachen Dosis FDG an Mäusen (3 Injektionen à 14,3 mg/kg) und an Hunden (3 Injektionen à 0,72 mg/kg) keinerlei mikroskopisch oder makroskopisch nachweisbare Effekte in Blut, Urin oder Zerebrospinalflüssigkeit bzw. in Geweben wie Hirn, Herz, Milz, Leber, Nieren, Lungen, Ovarien oder Darm. Es gab keine Zeichen von Toxizität innerhalb einer Zeitspanne von 3 Wochen. Bei Patienten (s. Tabelle 2.1) werden in der Regel rund 0,05–1 µg/kg FDG appliziert, im Extremfall 9,3 µg/kg. Somit liegt die FDG-Dosis normalerweise 1000fach unterhalb der bei Tieren als unbedenklich erschienenen Konzentration. Entsprechende Ergebnisse berichteten Som et al. 1980, die Mäusen ein 1000faches der üblichen FDG-Konzentration injizierten. Sie konnten innerhalb von 3 Wochen nach Injektion weder akute noch chronische Toxizität nachweisen. Beim Menschen bleibt selbst die maximal mögliche Dosis von 10 ml fast 100fach unter dieser Grenze. Substanzbezogene, toxische Nebenwirkungen können für diese geringen Mengen ausgeschlossen werden und sind daher auch nicht in der Literatur beschrieben worden.

Bei der im Rahmen der diagnostisch verabreichten 2-[^{18}F]-FDG-Dosis sind daher keine pharmakologischen Wirkungen oder substanzbedingte Nebenwirkungen zu erwarten. Überdosierungen wurden international bisher nicht beobachtet.

2.7
Schlußfolgerungen

2-[^{18}F]-FDG in den empfohlenen diagnostischen Dosen nach systemischer Applikation ist eine nebenwirkungsfreie Substanz. Die geschätzte effektive Äquivalentdosis mit etwa 10 mSv bei einer applizierten Dosis von 185–370 MBq liegt im Bereich einer mittleren Strahlenbelastung im Vergleich mit anderen nuklearmedizinischen und radiologischen Methoden. Akute Strahlenschäden sind nicht zu erwarten, und die Möglichkeit chronischer Strahlenschäden ist als minimal zu werten.

Literatur

Baudot P, Jaque M, Robin M (1977) Effect of a diazo-polyoxamacroobicyclic complexing agent on the urinary elimination of lead in lead-poisened rats. Toxicol Appl Pharmacol 41: 113–115

Baumann M, Schäfer E, Grein H (1984) Short term studies with the cryptating agent hexaoxa-diaza-bicyclo-hexacosane in rats. Arch Toxicol 55 [Suppl 7]: 427–429

Dowd MT, Chin-Tu C, Wendel MJ, Faulhaber PJ, Cooper MD (1991) Radiation dose to the bladder wall from 2-(^{18}F) fluoro-2-desoxy-D-glucose in adult humans. J Nucl Med 32: 707–712

European Pharmacopoeia (1996) Radiopharmaceutical preparations, pp 1424–1433

Gallagher BM, Ansari A, Atkins H et al. (1977) Radiopharmaceuticals XXVII. 18F-labeled 2-desoxy-2-fluoro-D-glucose as a radiopharmaceutical for measuring regional myocardial glucose metabolism in vivo: tissue distribution and imaging studies in animals. J Nucl Med 18: 990–996

Gallagher BM, Fowler JS, Gutterson NI, MacGregor RR, Wan CN, Wolf AP (1978). Metabolic trapping as a principle of radiopharmaceutical design: some factors responsible for the biodistribution of 2-Deoxy-2-[^{18}F]fluoro-D-glucose. J Nucl Med 19: 1154–1161

Hamacher K, Coenen HH, Stöcklin G (1986) Efficient stereospecific synthesis of no-carrier-added 2-[^{18}F] fluoro-2-deoxy-D-glucose using aminopolyether supported nucleophilic substitution. J Nucl Med 27: 235–238

Mejia AA, Nakamura T, Mastoshi I, Hatazawa J, Masaki M, Shoichi W (1991) Estimation of absorbed doses in humans due to intravenous administration of fluorine-^{18}F-fluorodeoxyglucose in PET studies. J Nucl Med 32: 699–706

Meyer G-J, Coenen HH, Waters SL et al. (1993) Quality assurance and quality control of short-lived radiopharmaceutikals for PET. In: Stöcklin and Pike (eds) Radiopharmaceuticals for PET. Kluwer, Amsterdam, pp 91–150

Meyer GJ, Waters SL, Coenen H H., Luxen A, Maziere B, Langström B (1995) PET radiopharmaceuticals in Europe: current use and data relevant for the formulation of summaries of product characteristics (SPCs). Eur J Nucl Med 22/12: 1420–1432

Oehr P, Ruhlmann J, Rink H (1989) 18F-FDG Transport: Abhängigkeit von Glucosekonzentration und Strahlendosis. Nuklearmedizin 37: A68

Reivich M, Kuhl D, Wolf A et al. (1979). The [^{18}F] fluorodeoxyglucose method for the measurement of local cerebral glucose utilization in man. Circ Res 44: 127–137

Som P, Atkins HL, Bandoypadhyay D, Fowler JS et al. (1980) A fluorinated glucose analog, 2-fluoro-2-deoxy-D-glucose (F-18): nontoxic tracer for rapid tumor detection. J Nucl Med 21: 670–675

United States Pharmacopeia, USP (1995) Fludeoxyglucose F18 Injections. USP 23: 674

Woosley RL, Kim YS, Huang KC (1970) Renal tubular transport of 2-deoxy-D-glucose in dogs and rats. J Pharmacol Exp Ther 173: 13–20

KAPITEL 3

Stoffwechsel und Transport von Glucose und FDG

P. Oehr

Die Kinetik des Radiopharmakons 2 [^{18}F]-2-Fluor-2-desoxy-D-glucose (2-[^{18}F18]-FDG, einem Glucosederivat, wird durch die Verteilung in der Blutbahn, die Gewebsverteilung und den Metabolismus bestimmt.

Grundsätzlich wird nur die Verteilung des Radionuklids ^{18}F18 des ursprünglich eingesetzten Radiopharmakons 2-[^{18}F18]-FDG meßtechnisch erfaßt. Durch Stoffwechselprozesse im Körper kann es in eine andere chemische Form mit anderem biologischen Verhalten umgewandelt werden. Voraussetzung für die Entwicklung eines biokinetischen Modells ist daher die Kenntnis möglicher chemischer Reaktionen des Radiopharmakons – auch unter pathologischen Verhältnissen. Im folgenden werden die für die Tracerkinetik wesentlichen physiologischen Determinanten im einzelnen dargestellt und Möglichkeiten ihrer Erfassung besprochen.

3.1
Biologische Funktionen des Kohlenhydratstoffwechsels

3.1.1
Bedarf und Zufuhr von Kohlenhydraten

Der Organismus des erwachsenen Menschen hat einen Mindestbedarf von 180 g Glucose pro Tag. Diese Glucosemenge ist erforderlich, um diejenigen Zellen und Organe mit Energie zu versorgen, die absolut auf Glucose angewiesen sind: das Nervensystem (144 g Glucose pro 24 h) und die Erythrozyten (36 g Glucose pro 24 h). Die tägliche Zufuhr sollte höher als bei 180 g glucoseliefernden Kohlenhydraten liegen, um auch die anderen Organe, die einen Mindestbedarf an Glucose haben, zu versorgen.

Nach Resorption aller Kohlenhydratbausteine aus dem Darm muß der Glycogenvorrat, später die Glucogenese, für die Bereitstellung von Glucose eingeschaltet werden.

Die Monosaccharide Glucose, Fructose und Galactose sind die wesentlichen Bausteine unserer Kohlenhydraternährung. Diese sollte in Hinblick auf die Glucose nicht durch die direkte Zufuhr der Monosaccharide realisiert werden, sondern vielmehr durch Zufuhr und Spaltung von Polysacchariden erfolgen. Neben den genannten Hexosen sind für den menschlichen Organismus die Pentosen (Xylose, Ribose, Arabinose bzw. Xylit) quantitativ von untergeordneter Bedeutung, da sie in der Regel nur in geringen Mengen in der Nahrung vorkommen. Bei Diabetikern können die Zuckerersatzstoffe Fructose, Sorbit und Xylit allerdings von erheblicher Bedeutung sein, da sie insulinunabhängig verwertet werden und daher in der Ernährung Verwendung finden. Das wichtigste Monosaccharid im Blut ist Glucose. Der Glucosepool des Menschen beträgt etwa 0,11 mol und ist in einem Volumen von etwa 28 l verteilt. Dies entspricht einer postprandialen durchschnittlichen Konzentration von 5 mmol Glucose pro Liter (90 mg/dl). Aus diesem Glucosepool wird die Glucose mit Hilfe von speziellen Carrier-Typen (Glut 1–5) in Form der erleichterten Diffusion in die Zellen aufgenommen.

3.1.2
Regulationsmechanismen

Der Glucoseabbau erfolgt über den Stoffwechselweg der Glykolyse (Abb. 3.1). Dieser Abbauweg ist in allen Organen und Zellsystemen vorhanden. Auch der Abbau von Fructose, Mannose, Sorbit und Xylit mündet in die Glycolyse. Ausgehend von der Glycolyse kann je nach Bedarf der Pentosephosphatzyklus, die Glycogensynthese oder die Bildung von Heteroglykanen erfolgen.

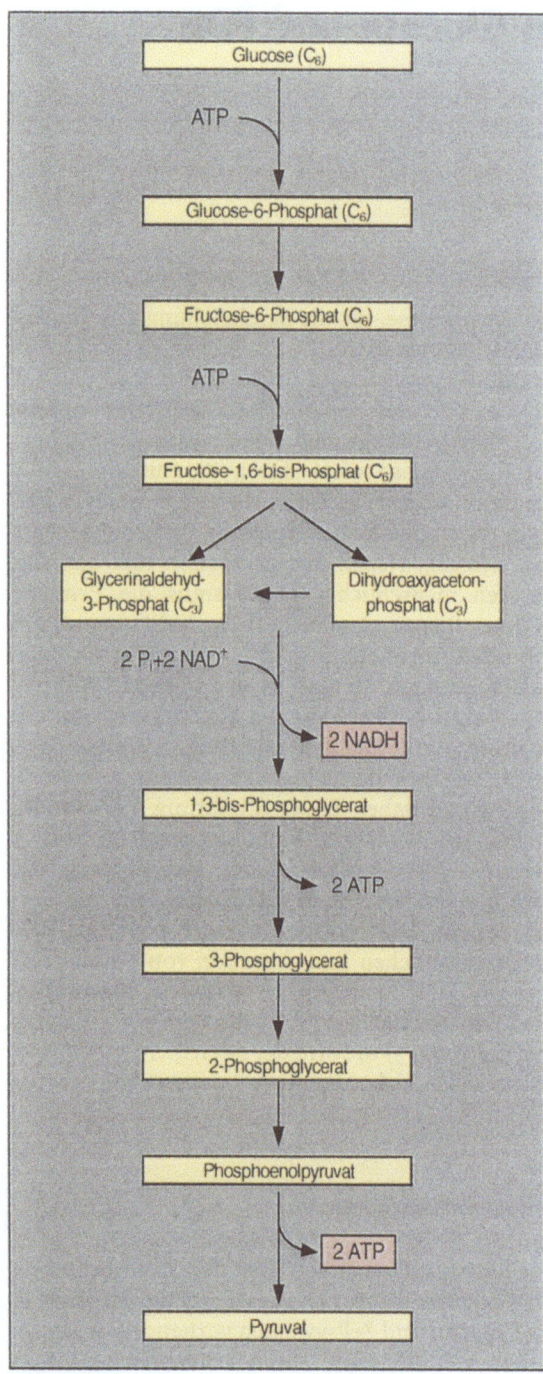

Abb. 3.1. Stoffwechsel von Glucose

Der Anteil der Glykogensynthese und des Pentosephosphatzyklus in den unterschiedlichen Zellarten ist verschieden. Glykogen (s. Abb. 3.1) wird im wesentlichen nur in der Leber und in der Muskulatur gebildet. Der Durchsatz durch den Pentosephosphatzyklus variiert sehr stark (laktierende Mamma 60%, Leber 40%, Muskulatur 5%). Die wesentliche Bedeutung des Pentosephosphatzyklus ist die Bereitstellung von NADPH für verschiedene Stoffwechselwege (reduziertes Glutathion, Fettsäuresynthese etc.) sowie von Pentosen für die Synthese von Nucleotiden und Nucleinsäuren. Der Glykogengehalt in der Leber beträgt durchschnittlich 5–8%, in der untrainierten Muskulatur in der Regel unter 1%. Nur das Glykogen der Leber steht für die Blutzuckerregulation zur Verfügung, das Glykogen der Muskulatur kann nur den Eigenbedarf des Organs an Glucose decken.

Die Gluconeogenese verläuft nur in der Leber und Niere. Für die Synthese von 1 mol Glucose aus 2 mol Pyruvat sind 6 mol ATP und 2 mol NADH erforderlich. Der Stoffwechselweg der Gluconeogenese stellt eine Umkehr der Glycolyse dar, ausgenommen die Enzyme Hexokinase, Phosphofruktokinase und Pyruvatkinase, die durch „gluconeogenetische Enzyme" umgangen werden. Die Substratbereitstellung für die Gluconeogenese sowie die Steuerung der Aktivität der gluconeogenetischen Enzyme steht unter hormonellem Einfluß.

3.1.3
Faktoren der Glucosehomöostase

Zur Aufrechterhaltung einer Homöostase ist ein fein abgestimmtes System von Hormonen, Enzymen und Substratflüssen erforderlich. Die Bestimmung der Glucosekonzentration im peripheren Blut erfaßt dabei lediglich die Konzentration im extrazellulären Glucosepool und erlaubt keine direkte Aussage über die Geschwindigkeit des intrazellulären Abbaus bzw. der Gluconeogenese. Die Flußrate der Glucose bzw. die Glucoseumsatzrate läßt sich unter definierten Bedingungen über die Clamptechnik näherungsweise erfassen. Genauere Analysen erhält man durch radioaktiv oder stabil markierte Glucosemoleküle (Tracertechnik).

Eine Erhöhung der Glucosekonzentration im Nüchternzustand über 130 mg/dl wird als Hyperglykämie bezeichnet und gehört zum Leitsymptom des Diabetes mellitus. Ein Absinken der Glucosekonzentration unter 50 mg/dl in Kombination mit klinischen Symptomen wird als Hypoglykämie bezeichnet. Stärkere Hypoglykämien führen zur Beeinträchtigung der körperlichen und geistigen Leistungsfähigkeit und später zur Bewußtlosigkeit.

Unter Nüchternbedingungen wird die Euglykämie dadurch aufrechterhalten, daß der Verbrauch von 2–2,4 mg Glucose/kg/min (132–170 mg/kg/h) durch eine gleichhohe Produktionsrate von Glucose in der Leber (Glycogenolyse, Gluconeogenese) ausgeglichen wird. Länger dauernde Hungerzustände führen zu einer Steigerung der Gluconeogenese in der Leber und zu einer Einschränkung des Glucoseverbrauchs in der Peripherie. Bei chronischen Hungerzuständen kann ein Teil des Glucoseverbrauchs im Gehirn durch Ketonkörper kompensiert werden. Die bei länger dauernden Hungerzuständen, bei Typ-II-Diabetes und im Postaggressionszustand zu beobachtende Einschränkung der Glucoseutilisation und verminderte Ansprechbarkeit auf Insulin wird als Insulinresistenz bezeichnet. Die Insulinresistenz kann auf einer verminderten Insulinsensitivität bzw. einer verminderten Stoffwechselantwort (unresponsiveness) beruhen. Steigerung der Glucogenese und Glucogenolyse bei vermindertem Verbrauch in Muskulatur und Fettgewebe führt zum Anstieg des extrazellulären Glucosepools und damit zur Hyperglykämie. Umgekehrt kann bei Hyperinsulinismus (Insulinom) der periphere Verbrauch so stark erhöht werden, daß bei gleichzeitiger Hemmung der Gluconeogenese hypoglykämische Stoffwechselzustände mit Bewußtlosigkeit auftreten.

Bei der Regulation der Glucosehomöostase spielt Insulin die Schlüsselrolle. Durch seine hemmende Wirkung auf die Gluconeogenese in der Leber und Steigerung der Glucoseaufnahme in Skelett- und Herzmuskel sowie in Fettgewebe können gefährliche Verminderungen der aktuellen Glucosekonzentration im Blut resultieren. Umgekehrt bewirkt ein Mangel dieses Hormons und damit ein Überwiegen der katabolen Hormone (Adrenalin, Cortisol, Glukagon) eine Erhöhung der hepatischen Glucosefreisetzung und eine Senkung der peripheren Glucoseaufnahme in Muskel und Fett. Im Postaggressionszustand und bei Typ-II-Diabetes kommt es zu einem Ungleichgewicht zwischen hepatischer Glucoseproduktion und peripherem Verbrauch, so daß hyperglykämische Stoffwechselzustände auftreten können. Der Kohlenhydratstoffwechsel in der Niere hat nur eine untergeordnete Bedeutung für die Glucosehomöostase. Die Gluconeogenese des proximalen Tubulus wird durch insulinunabhängige Glucoseaufnahme anderer Abschnitte des Nephrons wieder kompensiert. Lediglich bei der Lactatacidose und bei einer Dekompensation der Gluconeogenese in der Leber kommt der renalen Glucoseproduktion eine Bedeutung zu.

Für die Elimination der Glucose aus dem Kreislauf kommt der Niere eine wichtige Funktion bei hyperglykämischen Stoffwechselzuständen zu. Normalerweise werden 0,05% der glomerulär filtrierten Glucosemenge ausgeschieden. Wird die Rückresorptionskapazität der Tubuli überschritten (Nierenschwelle), wird eine Glucosurie beobachtet. Die Glucosebestimmung im Harn ist eine wichtige Untersuchung zur Überwachung einer Hyperglykämie.

3.2 Stoffwechsel von Glucose, 2-DG, 2-FDG und 3-FDG

3.2.1 Glucose

Den Stoffwechselweg, der Glucose in Pyruvat umwandelt, bezeichnet man als Glykolyse. In aeroben Organismen ist die Glykolyse eine Vorstufe des Citratzyklus und der Atmungskette, in denen der größte Teil der freien Energie der Glucose freigesetzt wird. Die zehn Reaktionen der Glykolyse finden im Cytosol statt (s. Abb. 3.1). Im ersten Abschnitt wird Glucose durch eine Phosporylierung, eine Isomerisierung und eine zweite Phosphorylierung in Fructose-1,6-bisphosphat überführt. Zwei Moleküle ATP werden in diesen Reaktionen pro Glucosemolekül verbraucht, bevor in den anschließenden Schritten die Nettosynthese von ATP beginnt. Im zweiten Abschnitt wird Fructose-1,6-bisphosphat durch die Aldolase in Dihydroxyacetonphosphat und Glycerinaldehyd-3-phosphat gespalten, die leicht ineinander überführbar sind. Glycerinaldehyd-3-phosphat wird dann oxidiert und phosphoryliert, wobei 1,3-Bisphosphoglycerat entsteht, ein Acylphosphat mit hohem Phosphorylgruppen-Übertragungspotential. Unter ATP-Erzeugung wird anschließend 3-Phospho-glycerat gebildet. Durch Umlagerung der 3-Phosphorylgruppe und Wasserabspaltung entsteht im letzten Abschnitt der Glykolyse Phosphoenolpyruvat, ein zweites Zwischenprodukt mit hohem Phosphorylgruppenübertragungspotential. Bei der Umwandlung des Phosphoenolpyruvats in Pyruvat entsteht ein weiteres ATP. Somit werden durch die Bildung zweier Pyruvatmoleküle aus einem Glucosemolekül insgesamt 2 Moleküle ATP gewonnen. Der Elektronenakzeptor bei der Oxidation des Glycerinaldehyd-3-phosphats ist NAD$^+$, das zum Fortgang der Glykolyse regeneriert werden muß.

Die Glykolyse hat 2 Aufgaben: Sie baut Glucose zum Zweck der ATP-Erzeugung ab, und sie liefert Bausteine für die Synthese von Zellbestandteilen. Die Geschwindigkeit der Umwandlung von Glucose in Pyruvat wird so kontrolliert, daß diesen beiden Hauptbedürfnissen der Zelle Rechnung getragen wird. Die Glykolysereaktionen sind unter physiologischen Bedingungen reversibel, mit Ausnahme derjenigen, die durch die Hexokinase, die Phosphofructokinase und die Pyruvat-Kinase katalysiert werden. Die Phosphofructokinase, das wichtigste Kontrollelement der Glykolyse, wird von hohen ATP- und Citratspiegeln gehemmt und von AMP und Fructose-2,6-bisphosphat aktiviert. In der Leber signalisiert dieses Bisphosphat, daß reichlich Glucose vorhanden ist. Die Phosphofructokinase ist also aktiv, wenn entweder Energie oder Bausteine benötigt werden. Die Hexokinase wird von Glucose-6-phosphat gehemmt, das sich anhäuft, wenn die Phosphofructokinase inaktiv ist. Die Pyruvat-Kinase, der andere Kontrollpunkt, wird von ATP und Alanin allosterisch gehemmt und von Fructose-1,6-bisphosphat aktiviert. Die Pyruvat-Kinase besitzt also ihre maximale Aktivität, wenn die Energieladung niedrig ist und sich Glykolysezwischenprodukte anhäufen. Die Pyruvat-Kinase wird wie das Tandemenzym, das den Fructose-2,6-bisphosphat-Spiegel kontrolliert, durch reversible Phosphorylierung reguliert. Ein niedriger Glucosespiegel im Blut begünstigt die Phosphorylierung der Leber-Pyruvat-Kinase, was deren Aktivität vermindert und so den Glucoseverbrauch in der Leber herabsetzt.

3.2.2
Stoffwechsel von 2-DG, 2-FDG und 3-FDG

Wie aus Abb. 3.2 ersichtlich, nimmt die Verstoffwechslung der hier beschriebenen Glucosederivate 2-Desoxy-D-glucose (2-DG), 2-Fluor-desoxy-D-glucose (2-FDG) und 3-Fluor-desoxy-D-glucose (3-FDG) in der Reihenfolge der Benennung ab. Wenn die Zucker von der Zelle aufgenommen werden, kommt es mit Ausnahme von 3-FDG zu einer Phosphorylierung der Moleküle. Dabei wird ein Phosphatmolekül mit der alkoholischen Gruppe an das 6. Kohlenstoffatom eines Glucose- oder 2-FDG-Moleküls versetzt. Hierzu wird das in den Zellen enthaltene Enzym Hexokinase benötigt. In diesem Falle konkurrieren also Glucose, 2-DG und 2-FDG um die Bindungsstelle des Enzyms. Während Glucose-6-phosphat und 2-DG-6-phosphat weiter verstoffwechselt werden, findet für 2-FDG in geringem Umfang eine Rückreaktion über das Enzym Glucose-6-phosphatase statt (s. Abb. 3.3). Als solches kann es wieder aus der Zelle heraustransportiert werden. PET-Untersuchungen finden innerhalb 1–2 h nach Injektion des Tracers statt. Innerhalb dieses Zeitraums kann man die Rückreaktion noch vernachlässigen. 3-FDG wird nicht phosphoryliert (s. Abb. 3.2). Es unterliegt somit nicht dem Trapping-Mechanismus und wird schneller wieder aus den Zellen ausgeschleust. Aufgrund der unterschiedlichen Stoffwechseleigenschaften ergeben sich somit für Glucose, 2-DG, 2-FDG und 3-FDG ganz unterschiedliche Kinetiken für die Akkumulation in der Zelle (s. unten).

3.3
FGD-Aufnahme

3.3.1
Glucose-Transportsysteme

Eine Gruppe von Transportproteinen ermöglicht es der Glucose, in tierische Zellen zu gelangen oder sie zu verlassen. Es wurden 2 Hauptmechanismen für den Glucoseeintritt in Tumorzellen beschrieben (Tabelle 3.1):

I. Die Natrium/Glucosetransporter (SGLT1 und SGLT2), die Glucose gegen einen Konzentrationsgradienten transportieren:

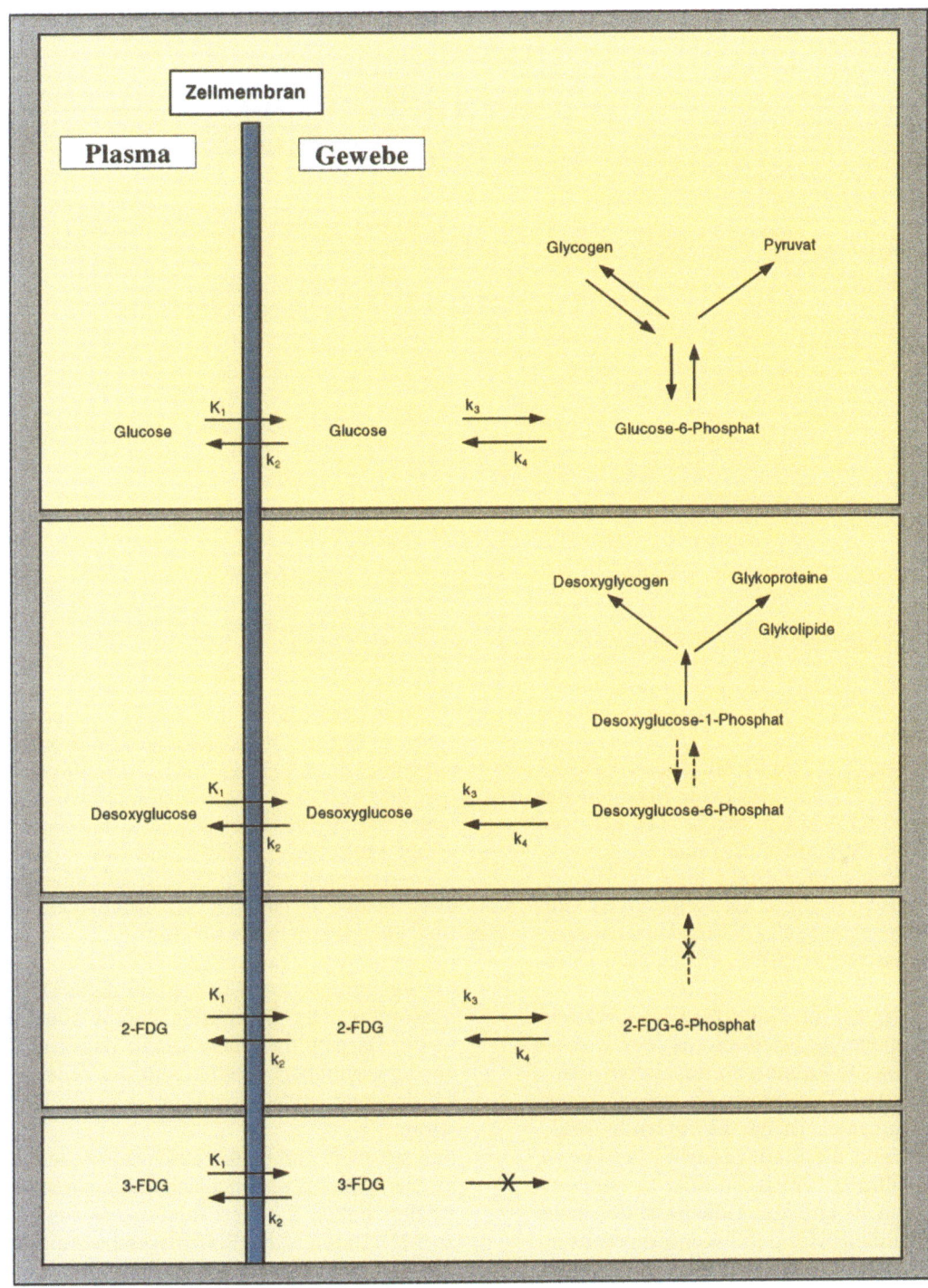

Abb. 3.2. Stoffwechsel von Glucose, 2-DG, 2-FDG und 3-FDG

Tabelle 3.1. Glucose-Transportsysteme

Transportersystem	Vorkommen	Zahl der Aminosäuren	Chromosomenort	Kinetik	Insulinsensitiv
I. Na+-Glucose-Co-Transport oder -Symport				**Transport gegen Konzentrations-Gradienten**	
SGLT 1 Na$^+$/Glucose-Co-Transporter	Dünndarm Proximaler Nierentubulus	664	22		
SGLT 2 Na$^+$/Glucose-Co-Transporter	Distaler Nierentubulus				
II. Erleichterte Diffusion				Passiver Transfer entlang eines Gradienten	
	Erythrozyten	492	1	K_m 5–30 mM	–
Glut-1	Gehirn, Niere, Colon, foetales Gewebe, Plazenta			Asymmetrisch K_m in << K_m aus	–
Glut-2	*Leber*, ß-Zellen, Niere, Dünndarm	524	3	Km Leber 60 mM Symmetrisch	–
Glut-3	*Foetaler Muskel*, Gehirn, Plazenta, Niere (Fibroblasten, glatte Muskulatur)	496	12	K_m 10 mM	–
Glut-4	Herzmuskel, Skelettmuskel, Fettzellen	509	17	K_m 2 – 5 mM	+ (20–30)
Glut-5	Dünndarm	501	1	Hohe Affinität für Fruktose	–

Der SGLT1 wird im Bürstensaum des Dünndarmgewebes und im proximalen Nierentubulus exprimiert, während SGLT2 normalerweise distal im Nierentubulus zu finden ist. Beide Natrium/Glucose-Transporter werden bereits bei geringen molaren Konzentrationen exprimiert.

II. Die Glucosetransporter, Glut-1 bis 5 und Glut-7, die einen Durchtritt durch die Membran für Glucose zulassen, entlang einem Konzentrationsgradienten (passiver Transfer, erleichterte Diffusion):

Die Mitglieder der mit Glut-1 bis Glut-5 bezeichneten Proteinfamilie bestehen aus jeweils einer einzigen, etwa 500 Aminosäurereste langen Polypeptidkette. Das Vorhandensein von 12 Transmembransegmenten ist das verbindende Strukturmotiv. Wenn die Bindungsstelle für Glucose von einem Zucker besetzt ist, zeigt sie wechselweise zur Innen- und zur Außenseite der Zelle; diese Umstülpung wird durch Konformationsänderung innerhalb des Transportproteins erreicht, nicht durch Rotation des gesamten Proteins.

Jedes Mitglied dieser Proteinfamilie hat besondere Aufgaben:

1. Glut-1 und Glut-3, die in nahezu allen Säugerzellen zu finden sind, stellen die Grundversorgung mit Glucose sicher. Ihr K_m-Wert für Glucose liegt bei etwa 1 mM, weiter unter dem normalen Serumglucosespiegel, der sich zwischen 4 und 8 mM bewegt. Glut-1 und Glut-3 transportieren somit ständig Glucose mit einer im wesentlichen konstanten Geschwindigkeit.
2. Im Dünndarm befindet sich Glut-5, das zusammen mit dem Natrium/Glucose-Transporter die Resorption von Glucose aus dem Darm durchführt. Der Symporter pumpt Glucose in die Darmepithelzellen, Glut-5 dagegen ist auf der gegenüberliegenden Seite der Zellen lokalisiert und entläßt dort Glucose in den Blutstrom.
3. Das in Leber- und pankreatischen ß-Zellen lokalisierte Glut-2 zeichnet sich durch einen besonders hohen K_m-Wert für Glucose aus (15–20 mM). Damit ist die Eintrittsgeschwindigkeit von Glucose in diese Gewebe proportional zum Blutglucosespiegel. Die Bauchspeicheldrüse ist so in der Lage, den Glucosespiegel zu messen und die Geschwindigkeit der Insulinsekretion

entsprechend anzupassen. Der hohe K_m-Wert von Glut-2 stellt auch sicher, daß Glucose nur in Zeiten des Überflusses in die Leberzellen gelangt. Ist dagegen der Blutglucosespiegel niedrig, gelangt Glucose bevorzugt in das Gehirn und andere Gewebe, deren Glucosetransportproteine einen niedrigeren K_m-Wert aufweisen als die der Leber.

4. Glut-4 hat einem K_m-Wert von 5 mM und vermittelt den Eintritt von Glucose in Muskel- und Fettzellen. Insulin, das den Sättigungszustand signalisiert, führt zu einer rapiden Vermehrung der Zahl von Glut-4-Transportern in der Plasmamembran. Insulin begünstigt die Aufnahme von Glucose in Muskeln und Fettgewebe.

Diese Familie von Transportproteinen zeigt, wie Isoformen eines einzigen Proteins nachhaltig den Stoffwechselcharakter von Zellen prägen und zu ihrer Vielfalt und funktionellen Spezialisierung beitragen können. Aufgrund ihrer unterschiedlichen K_m-Werte und der differentiellen Regulation dieser Familie von Transportproteinen beeinflussen sie den Stoffwechselcharakter von Zellen in verschiedenen Organen.

Die Glucoseverarbeitung in Säugetieren ist komplex, weil viele Enzyme involviert sind. In vielen menschlichen Geweben mit physiologischen Blutkonzentrationen ist der Transport durch die Zellmembran der limitierende Faktor (Baldwin et al. 1994), wenn die Insulinkonzentration in Geweben gering ist, sowie in Bereichen mit hochaffinen Transportern (kleines K_m). Wenn Personen lange gefastet haben und Insulin durch eine Injektion oder als Ergebnis von Nahrungszunahme von den Pankreaszellen freigesetzt wird, nehmen in den insulinreaktiven Herz- und Skelettmuskeln die Glut-4-Konzentrationen in der Zellmembran auf das 5- bis 40fache über normale Konzentrationen zu. Das hängt mit der Transfluktuation des Transporters zur Membran mittels Vesikeln zusammen und führt zu einem entsprechend erhöhten Glucosetransport (James 1994). Unter solchen Umständen sieht man bei der Gabe von FDG einen erhöhten Einbau in Herz- und Skelettmuskeln. Deshalb werden myokardiale PET-Studien mit FDG dann gemacht, wenn viel Nahrung aufgenommen oder Insulin gegeben wurde.

3.3.2
Glucosetransporter bei Krebserkrankungen

Erhöhte Raten für Glucosemetabolismus bei Krebszellen sind seit vielen Jahren beobachtet worden, und man erkannte auch die Bedeutung für den Nachweis des erhöhten Metabolismus durch FDG (Warburg 1931; Som et al. 1980; Larson et al. 1981; Wahl et al. 1991). Viele enzymatische Veränderungen sind für Krebserkrankungen bei Menschen beschrieben worden, eingeschlossen erhöhte Glucosetransportraten, erhöhte Raten von Glucosephosphorylierung und allgemein sehr geringe Raten von Glucose-6-Phosphat-Dephosphorylierung (Weber et al. 1961; Monakhov et al. 1978; Hatanaka et al. 1970; Flier et al. 1987; Fukunaga et al. 1993; Graham et al. 1989). Entsprechend gibt es Publikationen, die auf den unterschiedlich veränderten Stoffwechsel der Zelle eingehen (Flier et al. 1987; Fukunaga et al. 1993; Graham et al. 1989).

Man muß dabei aber bemerken, daß FDG, wenn es als Indikator für Glucosemetabolismus herangezogen wird, nicht in der gleichen Art wie Glucose von den Zellen behandelt werden kann, weil die Affinität der Membrantransporter, Hexokinase- und Phosphataseenzyme für FDG und Glucose variieren können (Graham et al. 1989; Bell et al. 1993). Außerdem ist FDG ein schlechtes Substrat für Phosphoglucoisomerase und andere glykolytische Enzyme.

Große Aufmerksamkeit widmet man bei Krebserkrankungen jetzt der Überexpression von Glucosetransportern des Typs erleichterte Diffusion (Hatanaka et al. 1970; Fukunaga et al. 1993; Bell et al. 1993; Lodish 1986–87; McGowan et al. 1995; Elsas u. Longo 1992). Einige Forscher haben die Überexpression als eine ganz allgemeine Veränderung in onkogen transformierten Zellen in vitro und in vivo in menschlichen Krebserkrankungen gesehen. Eine vielfache Zunahme der Transporter konnte nach Transformationen von Zellen mit Onkogenen nachgewiesen werden (Lodish 1986–87; McGowan et al. 1995; Elsas u. Longo 1992; Devaskar u. Mueckler 1992; James 1994; Mueckler 1994; Ismail-Beigi 1993; Baldwin et al. 1994). Derartige Beobachtungen über exzessive Expression von Glucosetransportern wurden über Messenger-RNA-Analyse gemacht, durch direkte immunhistochemische Färbung für Glucosetransporter und über direkte Messung des Glucosetransportes in transformierten Zellen im

Vergleich zu nicht transformierten Elternzellen (Lodish 1986–87; McGowan et al. 1995; Elsas u. Longo 1992; Devaskar u. Mueckler 1992; James 1994; Mueckler 1994; Ismail-Beigi 1993; Baldwin et al. 1994; Brown u. Wahl 1993; Nishioka et al. 1992; Yamamoto et al. 1990; Su et al. 1990; Mellanen et al. 1994; Mertens u. Terriere 1993; Hediger u. Rhoads 1994). Bei transformierten Zellen ist der Glucoseinflux viel höher als bei normalen Zellen. Die Membran transformierter Zellen enthält einen Glucosetransporter mit höherer Affinität für Glucose (d. h. mit niedrigem K_m-Wert), der normalerweise nur in Gehirnzellen und Erythrozyten vorkommt. Die schnelle und hochaffine Glucoseaufnahme durch den Glucosetransporter korreliert mit der hohen glukolytischen Aktivität von Tumorzellen. Kürzlich wurde eine typische Überexpression des Glut-1-Glucosetransporters in Geweben von menschlichen primären Mammakarzinomen gegenüber normalem Mammagewebe nachgewiesen (Brown u. Wahl 1993). Eine Überexpression von Glut-1 fanden Reske et al. 1997 auch beim Pankreaskarzinom. Die Überexpressionen der hochaffinen Transporter bei Krebserkrankungen, Glut-1 und 3, sind in verschiedensten Krebsarten typisch, und die Literatur darüber nimmt schnell zu (Brown u. Wahl 1993; Nishioka et al. 1992; Yamamoto et al. 1990; Su et al. 1990; Mellanen 1994). Es ist auch naheliegend, radiopharmazeutische Substanzen zu entwickeln, die überexprimierte Glucosetransporter nachweisen können (Mertens u. Terriere 1993).

Über den Zusammenhang von SGLT-Transportsystemen und Krebserkrankungen gibt es wenig Literatur. SGLT1 wurde in Kolonkrebsgeweben nachgewiesen. Es besteht jedoch die Meinung, daß dies keine große Rolle für den tumorspezifischen Glucosetransport spielt (Hediger u. Rhoads 1994).

3.3.3
Kinetik des Glucosetransports

Die einfachsten Substrate für Transportmessungen sind diejenigen, die unmittelbar nach Eintritt in die Zelle in phosphorylierte Verbindungen umgewandelt werden. Die Zellmembran ist für phosphorylierte Zwischenprodukte impermeabel, und das Substrat bleibt so innerhalb der Zelle gefangen (Trapping-Mechanismus, s. Abb. 3.3). D-Glucose, 2-DG und 2-FDG fallen in diese Kategorie, indem sie durch Hexokinase und ATP phosphoryliert werden (Hatanaka et al. 1970; Renner 1972; Gallagher et al. 1978; Minn et al. 1991). Allerdings werden sie über weitere Stoffwechselschritte um- oder abgebaut und können danach die Zelle auf anderen Wegen verlassen. Somit endet der Weg des Glucoseabbaus nicht mit dem dritten Kompartment.

2-FDG zeigt in der Niere in-vivo eine im Vergleich zu Glucose relativ geringe Rückresorbtion und wird daher fast unverändert in den Urin abgegeben. So kommt es in-vivo zur Anreicherung von 2-FDG bei gleichzeitiger Clearance der nicht phosphorylierten 2-FDG. Für das bildgebende Verfahren der PET bedeutet dies einen guten Kontrast (Gallagher et al. 1978). Aufgrund des Trapping-Mechanismus kann die Zelle das aufgenommene Substrat in phosphorylierter Form in einer wesentlich größeren Konzentration anreichern, als es im umgebenden Milieu vorliegt. Dies ermöglicht, über einen gewissen Zeitraum innerhalb einer konstanten Transportrate die Akkumulation zu messen und so die anfänglichen Transportraten zu bestimmen. Die anfängliche Inkorporation des Substrates durch die Zellen folgt einer normalen Michaelis-Menten Kinetik (s. unten). Bei Transportmessungen über einen längeren Zeitraum kann man feststellen, daß die Inkorporationsrate stark abnimmt und sogar rückgängig wird. Hierfür gibt es mehrere Gründe: z. B. ist der 2-DG-Transport in die Zelle schneller als die Phosphorylierung, und ein Teil des nicht phosphorylierten Substrates wird wieder heraustransportiert, fließt wieder aus der Zelle. Ein zweiter Grund kann sein, daß der Metabolismus von 2-DG nicht neues ATP für die Phosphorylierungsreaktion zur Verfügung stellt (entsprechend Abb. 3.1). Für den Transport von 2-FDG allein ist letzteres zu erwarten, da das Substrat später nicht mehr verstoffwechselt zu werden scheint (Gallagher et al. 1987; Minn et al. 1991). Während hohe Glucosekonzentrationen den 2-FDG Transport in Zellkulturen hemmen, können geringe Glucosekonzentrationen stimulieren. Letzteres deutet auf die Notwendigkeit einer Energiequelle hin (Oehr et al. 1998 in Vorbereitung). Messungen des Substrattransportes aus der Zelle können mit Substanzen gemessen werden, die von den Zellen nicht metabolisiert werden. Der Substrattransport aus der Zelle ist ebenso wie der Transport in die Zelle ein Prozeß, der einer Sättigung unterliegt. 3-O-methyl-D-glucose, die über den gleichen

Carrier wie Glucose transportiert wird, die aber weder phosphoryliert noch metabolisiert wird, hat für den Transport in die Zelle und aus der Zelle annähernd die gleichen K_m- und V_{max}-Werte (Renner et al. 1972). Entsprechendes dürfte für 3-FDG gelten (s. Abb. 3.2). Die K_m-Werte für die verschiedenen im Menschen nachgewiesenen Transportsysteme sind in Tabelle 5.1 eingetragen. Bei der erleichterten Diffusion gibt es erhebliche Unterschiede von 2 bis 60 mM. Abgesehen von dieser Schwankungsbreite kann die Zahl der Carrier/Zelle variieren, und eine Zelle kann mit einem oder mehreren Carriern ausgestattet sein (s. Tabelle 5.1), was eine eindeutige Zuordnung von Kinetiken zu einem oder mehreren Transportsystemen erschwert. Hier kann man nur über gezielte Inhibitionsexperimente mit carrierspezifischen Antikörpern oder anderen chemischen Inhibitoren wie Cytochalasin und Phloretin (erleichterte Diffusion) oder Phloridzin und Ouabain (Na^+/Glucose Symport) einwandfreie Kinetiken bestimmen (Tetaud et al. 1997; Bissonnette et al. 1996). Weiterhin hat sich gezeigt, daß Tumorzellen in Zellkulturen nach Bestrahlung mit einer Dosis von 10 Gy innerhalb einer Woche eine bis zu 5fache Zunahme der 2-FDG Aufnahme zeigen, während nach Bestrahlung mit einer Dosis von 50 oder 100 Gy die bis zu 2 Tagen gesteigerte Aufnahme danach wieder abnimmt (Oehr et al. 1998).

3.3.4
Quantifizierung von PET-Messungen

Kompartmentmodelle für ^{18}F-FDG

Radioaktiv markierte Moleküle wie ^{18}F-FDG lassen sich im lebenden Organismus von außen verfolgen. Um aus den gemessenen Aktivitätsverteilungen und ihrem zeitlichen Verlauf die interessierende Größe wie z. B. Stoffwechselrate zu bestimmen, muß man komplizierte Vorgänge modellhaft so vereinfachen, daß man sie durch einfache mathematische Gleichungen beschreiben kann. In diesem Zusammenhang haben die linearen Kompartmentmodelle die größte Anwendung gefunden. Ein Kompartmentmodell besteht aus einer Anzahl von Räumen oder Bereichen, zwischen denen sich die markierte Verbindung gemäß den die Kinetik beschreibenden Konstanten („rate constants") verteilt. Es wird angenommen, daß innerhalb eines Kompartments die markierte Verbindung gleichmäßig verteilt ist. Es wird weiterhin angenommen, daß die pro Zeiteinheit von einem Kompartment zu einem benachbarten Kompartment transportierte Tracermenge proportional zur im Kompartment befindlichen Gesamtmenge ist und durch eine Transportkonstante oder „rate constant" k mit der Dimension 1/Zeit beschrieben werden kann. Man stellt das Modell schematisch durch eine Anzahl von durchnumerierten Rechtecken dar, die durch Pfeile mit danebengeschriebenen Transportkonstanten k verbunden sind (s. Abb. 3.2 und 3.3).

Die meisten Gewebe lassen sich im Hinblick auf die Verteilung löslicher Substanzen in 4 Kompartemente einteilen:

1. FDG im Blutplasma
2. FDG im Interstitium
3. FDG in der Zelle
4. FDG-6-P in der Zelle

Radiopharmaka können in jedem dieser Verteilungsräume ihre biochemische Natur ändern, sei es durch Metabolismus, sei es durch unspezifische Bindung z. B. an Proteine oder spezifische Bindungen an Enzyme. Alle Diffusions- und Transportvorgänge können zudem bidirektional sein. Zur Modellierung experimenteller Daten sind erhebliche Vereinfachungen notwendig. Sokoloff et al. entwickelten z. B. ein Drei-Kompartmentmodell zur Berechnung des Glucosestoffwechsels mit der 18FDG-Methode (Abb. 3.3). Bei Verwendung geeigneter markierter Substratanaloga bestimmen neben dem Blut- bzw. Plasmafluß vor allem der zelluläre Transport und/oder intrazelluläre Stoffwechselreaktionen die ins Gewebe gelangende Radioaktivitätsmenge (z. B. Transport und Phosphorylierung im Fall von 2-FDG). Im folgenden wird dargestellt, wodurch Transport- und Stoffwechselraten determiniert sind.

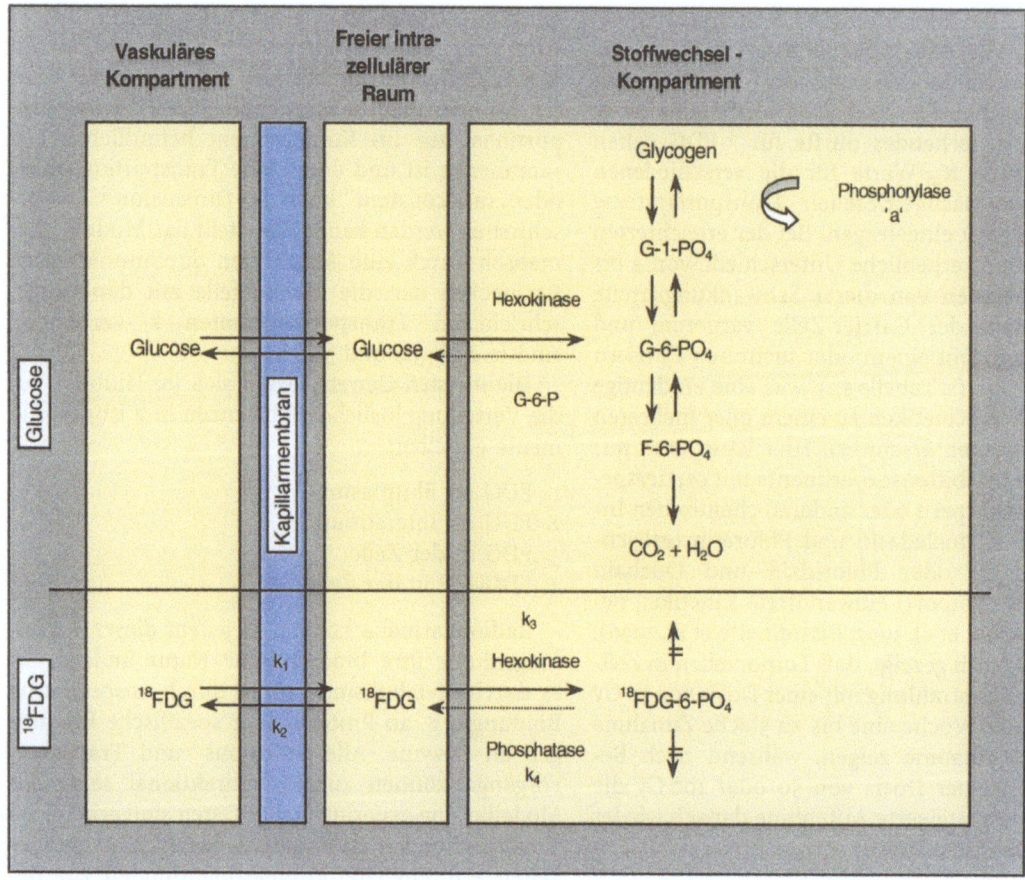

Abb. 3.3. Drei-Kompartmentmodell zur Berechnung des Glucosestoffwechsels mit der ^{18}F-FDG-Methode. (Nach Sokoloff 1977)

Passive Diffusion

Die passive Diffusion, z. B. durch die Kapillarwand, ist prinzipiell ein symmetrischer bidirektionaler Vorgang. Ihr unterliegen vor allem kleine Moleküle, wie H_2O, O_2, CO_2, NH_3, Äthanol und ähnliche nicht dissoziierte Moleküle. Da radioaktive Indikatoren im allgemeinen intravasal injiziert werden, wird die initiale Retention einer markierten körpereigenen Substanz im untersuchten Gewebsabschnitt durch den Influx bestimmt (in Richtung des Gradienten der Subtratkonzentration durch die Membran). Der Influx (unidirektionale Diffusionsrate) ist durch folgende Gleichung beschrieben (nach Henze et al. 1994):

$$N_i = F \cdot c_p (1 - e^{-PS/F}) \qquad (1),$$

wobei N_i die Substrataufnahme, P die Kapillarpermeabilität, S die Kapillaroberfläche pro Gewebsmasse, F den Blutfluß pro Gewebsmasse und c_p die intraarterielle Konzentration des Substrats im Plasma bezeichnen. Der Influx der Aktivität ergibt sich aus der (meist zeitabhängigen) Relation zwischen intravasaler Aktivitätskonzentration (markierte körpereigene Substanz) und c_p.

In Gleichung 1 ist der Exponentialterm bei sehr hoher Permeabilität zu vernachlässigen. Damit wird die Influxrate eine lineare Funktion der Perfusion. Die Perfusion wird somit zum limitierenden Faktor der Substrataufnahme des Gewebes. In Analogie zu Gleichung 1 kann auch die Diffusion zwischen extra- und intrazellulärem Raum analysiert werden.

Carrierunterstützter Transport

Michaelis-Menten Konstante

Der carrierunterstützte Transport (erleichterte Diffusion) ist ebenfalls ein passiver (d. h. ein von der Stoffwechselenergie unabhängiger) bidirektionaler Vorgang, der von der Richtung des Konzentrationsgradienten durch die Membran bestimmt wird. Allerdings ist die Transportrate von den Eigenschaften des Carriers in der Membran abhängig. Ein solches Transportsystem kann – ebenso wie der aktive Transport (unter Verbrauch von Stoffwechselenergie gegen ein elektrochemisches Gefälle) – gesättigt bzw. gehemmt werden. Der molekulare Prozeß, der bei einem Transportsystem abläuft, ist dem einer enzymkatalysierten chemischen Reaktion ähnlich und kann daher entsprechend der Theorie von Michaelis und Menten beschrieben werden:

$$N_i = (v_{max} \cdot c_p)/(K_m + c_p) \qquad (2),$$

wobei N_i wieder die Substrataufnahmerate, v_{max} die maximale Transportrate und K_m die Michaelis-Menten Konstante bezeichnen; c_p ist die Konzentration des freien Substrats im Plasma. Die Gleichung 2 bringt zum Ausdruck, daß das Transportsystem durch hohe Substratkonzentrationen zu sättigen ist. Analog ist die chemische Kinetik zu beschreiben, d. h. die Abhängigkeit der Reaktionsgeschwindigkeit v (Stoffwechselrate) von der Substratkonzentration im Fall konstanter Enzymkonzentration

$$v = (v_{max} \cdot c_s)/(K_m + c_s) \qquad (3).$$

Dabei ist v_{max} die bei Sättigung erreichte maximale Reaktionsgeschwindigkeit und c_s die Substratkonzentration (Abb. 3.4); K_m entspricht der Substratkonzentration, bei der $v = 1/2 \cdot v_{max}$ ist (Michaelis-Menten Konstante).

Lineweaver-Burk Diagramm

Zur experimentellen Bestimmung der Michaelis-Menten Konstante werden statt v und c_s deren Kehrwerte dargestellt (Lineweaver-Burk Diagramm, Abb. 3.5). Diese Darstellung erlaubt die einfache graphische Ermittlung der die Kinetik charakterisierenden Größen K_m und v_{max}.

Der Kehrwert der Michaelis-Menten Konstanten gibt an, wie weit das dynamische Reaktionsgleichgewicht auf der Seite des Reaktionsprodukts liegt. v_{max} ist ein Maß für die Menge des für die Reaktion notwendigen Enzyms bzw. – in Analogie beim carrierunterstützten Transport – für die Zahl der Carrier pro Volumeneinheit (Henze et al. 1994).

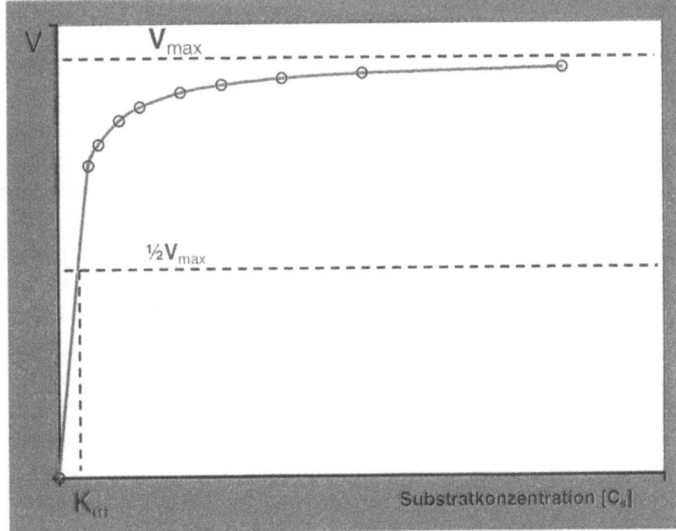

Abb. 3.4.
Abhängigkeit der Reaktionsgeschwindigkeit v von der Substratkonzentration c_s bei enzymkatalysierter chemischer Reaktion. v_{max}=Maximalgeschwindigkeit (bei Sättigung), K_m=Michaelis-Menten Konstante

Abb. 3.5.
Lineweaver-Burk-Diagramm. Die Koordinaten tragen die Kehrwerte der Variablen von Abb. 3.4. $1/V$ ist als Funktion von $1/C_s$ getragen

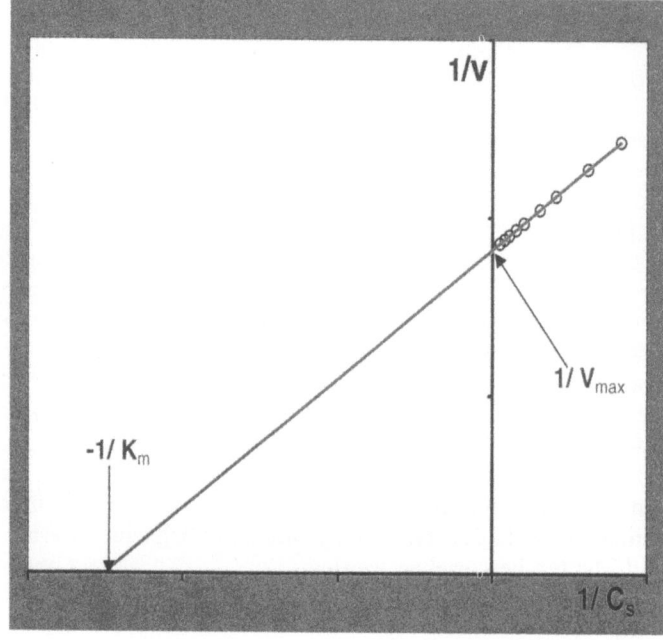

Eadie-Hofstee-Plot

Eine weitere lineare Darstellungsform der Michaelis-Menten-Kinetik ist der Eadie-Hofstee-Plot (Abb. 3.6). Er läßt das Vorhandensein verschiedener Systemkomponenten eher als der Lineweaver-Burk-Plot durch Abweichung von der Linearität erkennen. Er ergibt sich aus der Gleichung:

$$v = -K_m \cdot v/c_s + v_{max} \qquad (4)$$

Aus der Darstellung wird deutlich, daß die Charakterisierung von Transportsystemen und enzymatischen Vorgängen Messungen bei mindestens 2 Substratkonzentrationen erfordert (Henze et al. 1994).

Tumor-Standardized-Uptake-Value (SUV)

Visuelle qualitative Darstellung der PET-Untersuchungen reicht im Normalfall für die Befundung aus. In manchen Fällen ist jedoch eine quantitative Auswertung von Vorteil. Dies ist z. B. der Fall beim Mammakarzinom. Um die PET-Aufnahmen verschiedener Patientinnen vergleichen zu können, werden die auf die Aktivitätskonzentration kalibrierten PET-Daten für die Bildanalyse bezüglich injizierter Aktivität und Patientengewicht normiert. Die daraus resultierenden transversalen parametrischen Schnittbilder repräsentieren ein standardisiertes Maß für die regionale Tracerkonzentration zum Aufnahmezeitpunkt, den sog. „standardized uptake value" (SUV) (Strauss et al. 1991).

$$SUV = \frac{\text{Aktivitätskonzentration im Gewebe} [Bq/g]}{\text{applizierte Aktivität} [Bq/\text{Körpergewicht} [g]}$$

Diese Daten werden sowohl zur visuellen als auch zur quantitativen Auswertung herangezogen. Für die visuelle Auswertung der PET-Untersuchungen werden SUV-normierte Darstellungen der FDG-Verteilung auf einem Röntgenfilm dokumentiert. SUV-Werte von null bis fünf für die Untersuchung der Mammae bzw. von Null bis vier für die Aufnahmen der Axillae werden durch eine lineare Grauwertskala dargestellt (Römer et al. 1997).

Neben der qualitativen Beurteilung der Verteilung der Glucose im Körper ist mit der Positronen-Emissions-Tomographie auch eine absolute Aktivitätsmessung in vivo und damit eine Quantifizierung der Tracerkonzentration möglich. Die Bestimmung der regionalen FDG-Aufnahme (SUV-Wert) erfolgt in „region of intrest" (ROI)-Technik.

Abb. 3.6.
Eadie-Hofstee-Plot

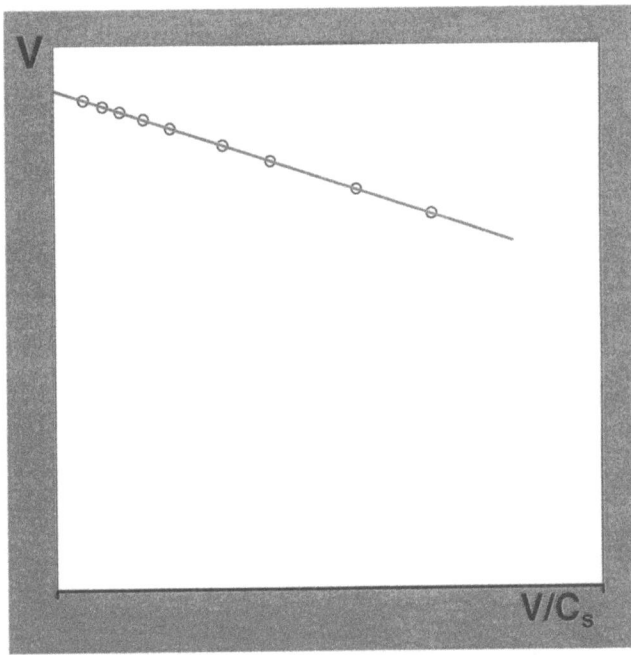

Zur Auswertung wird der durchschnittliche SUV-Wert innerhalb einer ROI herangezogen. Auch die quantitative Bildanalyse wird durch die Tumorgröße beeinflußt. Aufgrund von Partialvolumeneffekten wird bei Tumoren unter 2 cm Durchmesser ein zu niedriger SUV-Wert bestimmt. Mit Hilfe eines mit Phantommessungen ermittelten Korrekturfaktors, dem sog. Recovery-Koeffizienten, kann eine Partialvolumenkorrektur durchgeführt werden (Römer et al. 1997; Sokoloff et al. 1977; Patlak et al. 1985). Obwohl vom Konzept her einfach, ist die SUV-Methode schwierig, weil sie vieler Korrekturen bedarf (Lowe et al. 1994; Zasadny et al. 1993; Fischman et al. 1993; Minn et al. 1995; Gatenby 1995). Sie ist auch wenig standardisierbar, weil viele variable Faktoren wie Glucosekonzentration, Körpergewicht, Zeitpunkt nach Injektion, ROI-Umfang und Auflösungsvermögen des PET-Gerätes eine Rolle spielen (Lindholm et al. 1994; Minn et al. 1994; Keyes et al. 1995). SUV-Werte von verschiedenen Instituten mit verschiedenen PET-Geräten und unterschiedlichen Arbeitsprotokollen können kaum verglichen werden.

Komplexe Kompartmentmodelle und die Lumped Constant

Für Messungen des Transports von Glucose und verschiedenen FDG-Derivaten gibt es relativ komplexe Kompartmentmodelle zur Bestimmung des Glucoseverbrauchs (Patlak et al. 1985; Sokoloff et al. 1977; Phelps et al. 1979; Huang et al. 1986; Becker et al. 1998). In diesem Zusammenhang sei der Begriff „Lumped Constant" erwähnt. Diese Konstante hat die Bedeutung eines Kalibrierungsfaktors zwischen 2-FDG und Glucose und ändert sich lokal kaum. Die „Lumped Constant" wird im Patlak-Gjedde Verfahren zur quantitativen Bestimmung des 2-[^{18}F18]-FDG Influx eingesetzt (Patlak et al. 1985). Für Tumore wurde die „Lumped Constant" jedoch noch nicht ermittelt. Schwierigkeiten in der Bestimmung bereitet u. a. die Heterogenität der Glucoseaufnahme in Tumoren. Zusammenfassend kann man feststellen, daß die wissenschaftliche Entwicklung von komplexen Kompartmentmodellen noch kein abgeschlossenes Forschungsgebiet darstellt.

Literatur

Baldwin SA, Kan O, Whetton AD et al. (1994) Regulation of the glucose transporter Glut-1 in mammalian cells. Biochem Soc Trans 22: 814–817

Becker G, Piert M, Bares R, Machulla HJ (1998) Konzentrationsabhängigkeit des Transports von 3-[^{18}F] FDG in der Schweineleber. Nuklearmedizin 37: 68

Bell GI, Burant CF, Takeda J, Gould GW (1993) Structure and function of mammalian facilitative sugar transporters. J Biol Chem 268: 19161–19164

Bissonnette P, Gagné H, Coady MJ, Benabdallah K, Lapointe JY, Berteloot A (1996) Kinetic separation and characterization of three sugar transport modes in Caco-2 cells. American J Physiol 270: G833–G843

Brown RS, Fisher SJ, Wahl RL (1993) Autoradiographic evaluation of the intra-tumoral distribution of 2-deoxy-D-glucose and monoclonal antibodies in xenografts of human ovarian adenocarcinoma. J Nucl Med 34: 75–82

Brown RS, Wahl RL (1993) Overexpression of glut-1 glucose transporter in human breast cancer. Cancer 72: 2979–2985

Devaskar SU, Mueckler MM (1992) The mammalian glucose transporters. Pediatr Res 31: 1–13

Elsas LJ, Longo N (1992) Glucose transporters. Ann Rev Med 43: 377–393

Fischmann AJ, Alpert NM (1993) FDG-PET in oncology: there's more to it than looking at pictures. J Nucl Med 34: 6–11

Flier JS, Mueckler MM, Usher P, Lodish HF (1987) Elevated levels of glucose transport and transporter messenger RNA are induced by ras or src oncogenes. Science 235: 1492–1495

Fukunaga T, Enomoto K, Okazumi S, Isono K (1993) Analysis of glucose metabolism in patients with esophageal cancer by FDG-PET: estimation of hexokinase activity in the tumor and prediction of prognosis: clinical PET in oncology. Proceedings 2nd Intl Symposium on PET in Oncology, Singapore, World Scientific, pp 87–90

Gallagher BM, Fowler JS, Gutterson NI, MacGregor RR, Wan CN, Wolf AP (1978) Metabolic trapping as a principle of radiopharmaceutical design: some factors responsible for the biodistribution of [^{18}F] 2-deoxy-2-fluoro-D-glucose. J Nucl Med 19: 1154–1161

Graham MM, Spence AM, Muzi M, Abbott GL (1989) Deoxyglucose kinetics in a rat brain tumor. J Cereb Blood Flow Metab 9: 315–322

Gatenby RA (1995) Potential role of FDG-Pet imaging in understanding tumor-host interaction. J Nucl Med 36: 839–899

Hatanaka M, Augl C, Gilden RV (1970) Evidence for a functional change in the plasma membrane of murine sarcoma virus-infected mouse embryo cells. Transport and transport-associated phosphorylation of ^{14}C-2-deoxy-D-glucose. J Biol Chem 245: 714–717

Hediger MA, Rhoads DB (1994) Molecular physiology of sodium-glucose cotransporters. Physiol Rev 74: 993–1026

Henze E, Knapp H, Meyer GJ, Müller S (1994) 5: Prinzipien der Diagnostik. In: Büll U, Schicha H, Biersack HJ, Knapp WH, Reiners C, Schober O (Hrsg) Nuklearmedizin. Thieme, Stuttgart New York, S 114–138

Huang SC, Phelps ME (1986) Principles of tracer kinetic modeling in positron emission tomography and autoradiography. In: Phelps ME, Maziotta JC, Schelbert HR (eds) Positron emision tomography and autoradiography: principles and applications for the brain and heart. Raven, New York

Ismail-Beigi F (1993) Metabolic regulation of glucose transport. J Membr Biol 135: 1–10

James DE (1994) Targeting of the insulin-regulatable glucose transporter (GLUT-4). Biochem Soc Trans 22: 668–670

Keys JW Jr (1995) SUV: standard uptake or silly useless value? J Nucl Med 36: 1836–1839

Larson SM, Weiden PL, Grunbaum Z et al. (1981) Positron imaging feasibility studies. II: Characteristic of deoxyglucose uptake in rodent and canine neoplasms: concise communication. J Nucl Med 22: 875–879

Lindholm P, Leskinen-Kallio S, Kirvela O et al. (1994) Head and neck cancer: effect of food ingestion on uptake of C-11 methionine. Radiology 193: 863–867

Lowe VJ, Hoffmann JM, DeLong DM et al. (1994) Semiquantitativ and visual analysis of FDG-PET images in pulmonary abnormalities. J Nucl Med 35: 1771–1776

Lodish HF (1986–87) Anion-exchange and glucose transport proteins: structure, function and distribution. Harvey Lect 82: 19–46

Lowe VJ, Hoffmann JM, DeLong DM et al. (1994) Semiquantitativ and visual analysis of FDG-PET images in pulmonary abnormalities. J Nucl Med 35: 1771–1776

McGowan KM, Long SD, Pekala PH (1995) Glucose transporter gene expression: regulation of transcription and mRNA stability. Pharmacol Ther 66: 465–505

Mellanen P, Minn H, Grénman R, Härkönen P (1994) Expression of glucose transporters in head-and-neck tumors. Int J Cancer 56: 622–629

Mertens J, Terriere D (1993) 3-radioiodo-phloretin – a new potential radioligand for in vivo measurement of glut proteins: a SPECT alternative for [^{18}F]FDG. J Nucl Biol Med 37: 158–159

Minn H, Zasadny KR, Quint LE et al. (1995) Lung cancer: reproducibility of quantitative measurements for evaluating 2-[F-18]-fluoro-2-deoxy-D-glucose uptake at PET. Radiology 196: 167–173

Minn H, Nuutila P, Lindholm P et al. (1994) In vivo effect of insulin on tumor and skeletal muscle glucose metabolism in patients with lymphoma. Cancer 73: 1490–1498

Minn H, Kangas L, Knuutila V, Paul R, Sipilä H (1991) Determination of 2-fluoro-2-deoxy-D-glucose uptake and ATP level for evaluating drug effects in neoplastic cells. Res Exp Med 191: 27–35

Monakhov NK, Neistadt EL, Shavlovskii MM et al. (1978) Physicochemical properties and isoenzyme composition of hexokinase from normal and malignant human tissues. J Natl Cancer Inst 61: 27–34

Mueckler M (1994) Facilitative glucose transporters. Int J Biochem 219: 713–725

Nishioka T, Oda Y, Seino Y et al. (1992) Distribution of the glucose transporters in human brain tumors. Cancer Res 52: 3972–3979

Oehr P, Ruhlmann J, Rink H (1998) 18F-FDG Transport: Abhängigkeit von Glucosekonzentration und Strahlendosis. Nuklearmedizin 37: 68

Patlak CS, Blasberg RG (1985) Graphical evaluation of blood-to-brain transfer constants from multiple-time uptake data. Generalisations. J Cereb Blood Flow Metab 5: 584–590

Phelps ME, Huang SC, Hoffmann EJ (1979) Tomographic measurement of local cerebral glucose metabolic rate in humans with (F-18) 2-fluoro-2-deoxy-D-glucose: validation of method. Ann Neurol 6: 371–388

Römer W, Avril N, Schwaiger M (1997) Einsatzmöglichkeiten der Positronen-Emissions-Tomographie beim Mammakarzinom. Acta Med Austriaca 24: 60–62

Sokoloff L, Reivich M, Kennedy C et al. (1977) The [^{14}C]-deoxyglucose method for the measurement of local cerebral glucose utilization: theory, procedure, and normal values in the conscious and anesthetized albino rat. J Neurochem 28: 897–916

Som P, Atkins HL, Bandoypadhyay D et al. (1980) A fluorinated glucose analog, 2-fluoro-2-deoxy-D-glucose (^{18}F): nontoxic tracer for rapid tumor detection. J Nucl Med 21: 670–675

Strauss LG, Conti PS (1991) The applications of PET in clinical oncology. J Nucl Med 32: 623–648

Su, TS, Tsai TF, Chi CW, Han SH, Chou CK (1990) Elevation of facilitated glucose-transporter messenger RNA in human hepatocellular carcinoma. Hepatology 11: 118–122

Tetaud E, Barrett MP, Bringaud F, Baltz T (1997) Kinetoplastid glucose transporters. Biochem J 325: 569–580

Wahl RL, Hutchins GD, Buchsbaum DJ, Liebert M, Grossman HB, Fisher S (1991) 18F-2-deoxy-2-fluoro-D-glucose uptake into human tumor xenografts: feasibility studies for cancer imaging with PET. Cancer 67: 1544–1550

Warburg O (1931) The metabolism of tumors. Richard R Smith, New York, pp 129–169

Weber G, Banerjee G, Morris HP (1961) Comparative biochemistry of hepatomas. I. Carbohydrate enzymes in Morris hepatoma 5123. Cancer Res 21: 933–937

Yamamoto T, Seino Y, Fukumoto H et al. (1990) Overexpression of facilitative glucose transporter genes in human cancer. Biochem Biophy Res Commun 170: 223–230

Zasadny KR, Wahl RL (1993) Standardized uptake values of normal tissues at PET with 2-(fluorine-18)-fluoro-2-deoxy-D-glucose: variations with body weight and a method for correction. Radiology 189: 847–850

TEIL II

Klinische Anwendungen

KAPITEL 4

Patientenvorbereitung

B. Kozak

1.1
Meßtechnik der PET

Die PET ist eine logistisch aufwendige Untersuchung, die im Sinne einer optimalen Kosten-Nutzen-Relation hohe Anforderungen an das medizinisch-technische Personal hinsichtlich Planung und Durchführung der Untersuchung stellt. Die Komplexität der einzelnen klinischen Fragestellung erfordert zusätzlich vor dem gleichen Hintergrund die ausgeprägte Erfahrung des die Untersuchung durchführenden Kollegen im Indikationsgebiet sowie dessen fundierte klinische und technische Kenntnisse der Methode. Unter den aktuell technisch realisierbaren Bedingungen ist es daher in vielen Fällen unumgänglich, daß – anders als es eigentlich wünschenswert wäre – der Patient bzw. dessen Untersuchung im Einzelfall an die technisch möglichen Gegebenheiten angepaßt werden müssen (s. z. B. Aspekt der externen Nuklidlieferung). Dies geschieht jedoch allein, um sicherzustellen, daß die gewonnene physiologische Information so umfassend und präzise wie möglich aus den gemessenen Daten gezogen werden kann. Neben regelmäßigen Qualitätskontrollen, reproduzierbaren Meßkontrollen sowie der Erfassung aller klinisch relevanter Daten ist vor dem Hintergrund der technischen Problematik insbesondere auch die umfangreiche Aufklärung des Patienten im Rahmen der Untersuchungsvorbereitung erforderlich. Über das Verständnis des Patienten kann dessen Kooperation gewonnen und damit ein optimaler Untersuchungsablauf gewährleistet werden.

Der Patient sollte also rechtzeitig vor Beginn der Untersuchung über den Untersuchungsablauf, die Dauer der Untersuchung sowie insbesondere auch auf eventuelle Verzögerungen hingewiesen werden, um unnötige Mißverständnisse in der Planung des Tagesablaufes zu vermeiden und Ängste des Patienten im Vorfeld abzubauen. Die Planung beginnt bereits vor der Terminvergabe für die PET. Abgesehen von der Akquisition fundamentaler klinischer Daten stehen Fragen zu Körpergröße und Gewicht des Patienten (beides ist mitbestimmend für die Dauer der Untersuchung) sowie zu entsprechenden Stoffwechselkrankheiten (z. B. Diabetes mellitus) im Vordergrund. Zur Untersuchung selbst wird der Patient nüchtern einbestellt, ungesüßte Getränke können am Untersuchungsmorgen getrunken werden. Die letzte eigentliche Mahlzeit sollte jedoch am Vorabend erfolgt sein. Bei onkologischen Fragestellungen, die mit Terminen am Nachmittag einhergehen, kann in Einzelfällen vor 8 Uhr morgens ein leichtes Frühstück akzeptiert werden. Spätestens ab diesem Termin sollte jedoch eine Nahrungskarenz eingehalten werden. Spezifische Medikamente sollten allerdings unverändert eingenommen werden. In Abweichung zu diesem Vorgehen müssen Patienten mit manifestem Diabetes mellitus bei onkologischen Untersuchungen ihre Standardzwischenmahlzeiten und Insulinapplikationen weiter zu sich nehmen.

Zum Untersuchungstermin werden die wichtigsten Daten in der Regel aus der Anamnese erhoben. Hier sind bei onkologischen Fragestellungen insbesondere sämtliche Aspekte jeder bisherigen Behandlung vor und bei Operationen, über Radiochemotherapien bis hin zu Außenseiterbehandlungsmethoden, deren zeitliche Anwendung und Dosierung sowie deren ggf. lokale Konsequenzen zu erfragen. Die Grunderkrankung, die bisherige Therapie und deren Einordnung in bereits erfolgte diagnostische Ergebnisse stehen dabei ebenso im Vordergrund wie die anschließende klinische Inspektion des Patienten hinsichtlich lokal postoperativer Wundverhältnisse, liegender Drainagen oder ähnlicher Veränderungen. Dokumentiert werden sollten darüber hinaus der aktuelle Blut-Glukose-Spiegel, der Injektionszeitpunkt, die Meßzeit im Tomographen, Größe und

Gewicht des Patienten sowie die Menge der applizierten radioaktiven Substanz. Optimal für die Untersuchung sind normale Blut-Glukose-Spiegel. Ein latenter Diabetes steht einer onkologischen Untersuchung nicht entgegen. Patienten mit entgleistem Blut-Glukose-Spiegel sollten ggf. unter stabileren Bedingungen und der Einnahme ihrer regelmäßigen Standardmedikation an einem anderen Tag untersucht werden.

Von der Art der Erkrankung hängt das durchzuführende Untersuchungsprotokoll ab. Je nach Fragestellung werden Nebenaufnahmen zwischen Schädelbasis und proximaler Femuralregion sowie zusätzliche Untersuchungen des Gehirns oder der distalen Extremitäten durchgeführt. Dabei steht die Untersuchung des Gehirns in aller Regel zum Ausschluß vorliegender zerebraler Metastasen im Raum, wobei die PET hier nur morphologisch orientierend verfährt und der Kernspintomographie unterlegen ist. Da die PET jedoch als Ganzkörperdiagnostik angeboten wird, ist es im Einzelfall durchaus ratsam, die Untersuchung des Cerebrums anzuschließen, um größere Metastasen unmittelbar zu erfassen.

Eine Aufstellung über die üblicherweise durchgeführte Untersuchungstechnik bei verschiedenen Erkrankungen ist im Anhang dieses Kapitels zusammengestellt.

Nach Erhebung der Anamnesedaten wird der Patient auf der Patientenliege positioniert, z. B. in Rükkenlage mit dem Kopf in der Gantry. Es erfolgt die Markierung auf der Haut des Patienten, z. B. vom Beginn der Aufnahme ab Becken. Es sollten eine obere und eine untere Markierung der ersten Bettposition mit einem wasserfesten Stift auf der Haut des Patienten erfolgen; ebenso sollten die Seite und die Mitte markiert werden. Diese Markierungen müssen über alle Bettpositionen vom Hals bis zu den proximalen Oberschenkeln erfolgen. Die Anzahl der Bettpositionen muß vor der Aufnahme ausgemessen werden und hängt vom Untersuchungsprotokoll und der Größe des Patienten ab.

Nach der Markierung des Patienten beginnt die Transmissionsaufnahme, die z. Z. 7 min pro Bettposition (bei übergewichtigen Patienten 9 min) beträgt. Der Patient wird wegen der niedrigen Temperaturen im Untersuchungsraum mit einer Decke zugedeckt, auf Wunsch kann Musik über Kopfhörer angeboten werden. Für eine übliche Ganzkörperuntersuchung von der Schädelbasis bis zu den proximalen Oberschenkeln werden 5 Bettpositionen benötigt, so daß sich eine Untersuchungszeit von 35 min in der Transmissionsaufnahme ergibt. Hierüber sollte der Patient vor Beginn der Messung aufgeklärt werden.

Nach Durchführung der Transmissionsmessung ergibt sich in den meisten Fällen eine zeitliche Pause von etwa 1–2 h, in der der Patient weiterhin nüchtern bleiben muß, jedoch ggf. Wasser oder Tee und Kaffee ohne Zucker und Milch zu sich nehmen kann.

Eine Übersicht über einen exemplarischen Tagesablauf im PET-Zentrum Bonn gibt Tabelle 4.1. Vor der Injektion des radioaktiven Tracers erfolgt eine Kapillarblutzuckerbestimmung aus der Fingerkuppe. Die Injektion der zur Ganzkörper-PET-Untersuchung verwendeten ^{18}F-Fluorodesoxyglukose erfolgt am liegenden Patienten über einen Dreiwegehahn.

Tabelle 4.1. Tagesablauf unter Berücksichtigung der Aufnahme- und Injektionszeiten bei 6 Patienten (Beispiel). 124 mCi müssen bestellt werden = 4588 MBq; 4600 MBq werden bestellt. Lieferung: 9.30 Uhr

Zeit seit Lieferung [h]	MCi	Pat.-Nr.	Inj.-Zeit	Start	Ende	Untersuchung
0,0	8	1	9.30 Uhr	10.00 Uhr	10.30 Uhr	Hirn
0,5	9	2	9.45 Uhr	10.30 Uhr	11.30 Uhr	Ganzkörper 1
1,0	11	3	10.45 Uhr	11.30 Uhr	12.30 Uhr	Ganzkörper 2
2,5	20	4	11.45 Uhr	12.30 Uhr	13.30 Uhr	Ganzkörper 3
3,0	24	5	12.45 Uhr	13.30 Uhr	14.30 Uhr	Ganzkörper 4
					15.05 Uhr	TR 35 min
5,0	52	6	14.15 Uhr	15.05 Uhr	16.05 Uhr	Ganzkörper 5
					16.40 Uhr	TR 35 min

Es sollte immer mit isotonischer Kochsalzlösung nachgespült werden. Auf eine streng intravenöse Applikation ist zu achten, um das Risiko eines Paravasates und der damit verbundenen Darstellung der regionalen Lymphknoten möglichst auszuschließen. Die Injektion sollte unter standardisierten Bedingungen im abgedunkelten Raum erfolgen, wobei der Patient idealerweise die Augen schließen und nicht sprechen sollte.

Nach der Injektion ist es sinnvoll, den Patienten mindestens 5–10 min entspannt liegen zu lassen, um eine Anreicherung der Injektionslösung im Muskel zu verhindern. Danach wird der Patient ins Wartezimmer gebeten. Nach einer Inkubationszeit von etwa 45 min wird nach erfolgter Blasenentleerung erneut eine Positionierung nach den Markierungen der Transmissionsaufnahme auf der Untersuchungsliege vorgenommen. Falls es sich um eine Tumorsuche im Beckenbereich handelt, ist während der 45minütigen Inkubationszeit sinnvollerweise eine forcierte Diurese z. B. mit Injektion von 20 mg Lasix i.v. anzuraten, um störende Blasenaktivitäten zu vermeiden.

In identischer Positionierung entsprechend den Markierungen der Transmissionsmessung erfolgt die Emission, die z. B. bei 5 Bettpositionen 50 min beträgt. Im Bedarfsfall entsprechend der klinischen Fragestellungen schließt sich eine zusätzliche „schnelle" Emissionsaufnahme der Beine für jeweils 3 min an.

Bei zusätzlichen Aufnahmen des Hirns wird eine 10minütige Emission nach 5minütiger Transmissionsmessung durchgeführt. Üblicherweise werden etwa 8 mCi ^{18}F-FDG/Patient injiziert. Tabelle 4.2 gibt eine Übersicht über die Zerfallszeit des Tracers in Abhängigkeit von der benötigten Transportzeit vom Herstellungsort bis zum Anwendungsort.

Anhang

Im folgenden wird ein Überblick über die praktische Durchführung der wichtigsten onkologischen Untersuchungen gegeben einschließlich der Aufnahmeparameter und der Dokumentation.

Bei jeder durchgeführten Untersuchung sollten generell immer emissions- und schwächungskorrigierte Aufnahmen angesehen und dokumentiert werden. Neben den Papierausdrucken erfolgt auch immer eine Bewertung des Befunds am Bildschirm. Dies gibt insbesondere zur Beurteilung einer evtl. vorhandenen Darmaktivität bzw. Aktivitätsanreicherung in den Ureteren eine zusätzliche Information, hier lassen sich dynamische Prozesse von fokalen Bezirken abgrenzen. Zusätzlich ist die Durchführung von quantitativen Messungen der Aktivitätsverteilung über einer bestimmten „Region of Interest" möglich; diese Information kann auch abgespeichert werden und steht für Verlaufskontrollen zur Verfügung.

1. Schilddrüsenkarzinom

- Transmissionsmessung:
    - Dauer: 7 min/Bettposition (in Abhängigkeit vom Alter der Germaniumquellen und dem Gewicht des Patienten)
    - Bettpositionen:
      n=4–5 von Ohrspeicheldrüse bis Becken
    - Move-in (Thorax → Becken)
- Emissionsaufnahmen:
    - Dauer: 10 min/Bettposition
    - Start: 45–60 min nach Injektion
    - Bettpositionen: n=4–6
      (analog zur Transmissionsmessung)
- Dokumentation:
    - Emissionsaufnahmen:
      koronar, sagittal, transversal
    - Schwächungskorrigierte Tomogramme:
      koronar, sagittal, transversal

Tabelle 4.2. Aktivitätszerfall unter Berücksichtigung der Transportzeit

Zeit seit Herstellung [h]	Benötigte Anfangsaktivität mCi	MBq
0,0	8	296
0,5	9	333
1,0	11	407
1,5	14	518
2,0	17	629
2,5	20	740
3,0	24	888
3,5	30	1110
4,0	36	1332
4,5	43	1591
5,0	52	1924

2. Malignes Melanom

- Transmissionsmessung:
  - Dauer: 7 min/Bettposition (in Abhängigkeit vom Alter der Germaniumquellen und dem Gewicht des Patienten)
  - Bettpositionen: n=4-6 von mittlerem Halsbereich bis Unterkante Becken
  - Move-in (Thorax → Becken) bei Läsionen im Thoraxbereich oder höher
  - Move-out (Becken → Thorax) bei Läsionen im Abdominalbereich oder tiefer
  - Gabe von Flüssigkeit (Sprudel, Wasser mindestens 1 Flasche); bei abdominalen Läsionen und kaudal davon Lasix mit dem FDG! (inguinale und parailiakale LK!)
- Emissionsaufnahmen:
  - Dauer: 10 min/Bettposition
  - Start: 45-60 min nach Injektion
  - Bettpositionen: n=4-6 (analog zur Transmissionsmessung)
- Zusatzaufnahmen:
  - Hirn (immer: 15 min/Scan)
  - Füße (von Läsion bis Unterkante Becken): 3 min/Bettposition
- Dokumentation:
  - Emissionsaufnahmen: koronar, sagittal, transversal
  - Schwächungskorrigierte Tomogramme: koronar, sagittal, transversal

3. Kolorektales Karzinom

- Transmissionsmessung:
  - Dauer: 7 min/Bettposition
  - Bettpositionen: n=4-6 von Unterkante Becken bis mittlerer Halsbereich
  - Move-out (Becken → Thorax) bei Läsionen im Abdominalbereich oder tiefer
  - Gabe von Flüssigkeit (Sprudel, Wasser mindestens 1 Flasche) und Lasix mit dem FDG! (inguinale und parailiakale LK, perivesikale Umgebung!)
- Emissionsaufnahmen:
  - Dauer: 10 min/Bettposition
  - Start: 45-60 min nach Injektion
  - Bettpositionen: n=4-6 (analog zur Transmissionsmessung)
- Dokumentation:
  - Emissionsaufnahmen: koronar, sagittal, transversal
  - Schwächungskorrigierte Tomogramme: koronar, sagittal, transversal

4. HNO-Tumoren

- Transmissionsmessung:
  - Dauer: 7 min/Bettposition
  - Bettpositionen: n=3-4 von Schädelbasis bis Unterkante Lunge
  - Move-in (Thorax → Becken)
- Emissionsaufnahmen:
  - Dauer: 10 min/Bettposition
  - Start: 45-60 min nach Injektion
  - Bettpositionen: n=3-4 (analog zur Transmissionsmessung)
- Zusatzaufnahmen:
  - 2 Bettpositionen à 3 min; Unterkante Lunge bis Becken
- Dokumentation:
  - Emissionsaufnahmen: koronar, sagittal, transversal
  - Schwächungskorrigierte Tomogramme: koronar, sagittal, transversal

5. Ovarialkarzinom (und andere gynäkologische Tumoren)

- Transmissionsmessung:
  - Dauer: 7 min/Bettposition
  - Bettpositionen: n=4-6 von Unterkante Becken bis mittlerer Halsbereich
  - Move-out (Becken → Thorax) bei Läsionen im Abdominalbereich oder tiefer
  - Gabe von Flüssigkeit (Sprudel, Wasser mindestens 1 Flasche) und Lasix mit dem FDG! (inguinale und parailiakale LK, perivesikale Umgebung!)
- Emissionsaufnahmen:
  - Dauer: 10 min/Bettposition
  - Start: 45-60 min nach Injektion
- Dokumentation:
  - Emissionsaufnahmen: koronar, sagittal, transversal
  - Schwächungskorrigierte Tomogramme: koronar, sagittal, transversal

6. Lungenrundherde

- Transmissionsmessung:
  - Dauer: 7 min/Bettposition
  - Bettpositionen: n=3 von mittlerem Halsbereich bis Unterkante Lunge
  - Move-in (Thorax → Becken)
- Emissionsaufnahmen:
  - Dauer: 10 min/Bettposition
  - Start: 45-60 min nach Injektion
  - Bettpositionen:
    n=3 (analog zur Transmissionsmessung)
- Zusatzaufnahmen:
  - 2 Bettpositionen à 3 min; Unterkante Lunge bis Becken
- Dokumentation:
  - Emissionsaufnahmen:
    koronar, sagittal, transversal
  - Schwächungskorrigierte Tomogramme:
    koronar, sagittal, transversal

7a. Mammakarzinom (Ganzkörperuntersuchung) bei Tumorsuche nach Mammakarzinom und Operation

- Transmissionsmessung:
  - Dauer: 7 min/Bettposition
  - Bettpositionen: n=4-6 von mittlerem Halsbereich bis Unterkante Becken
  - Move-in (Thorax → Becken)
  - Gabe von Flüssigkeit (Sprudel, Wasser mindestens 1 Flasche) und Lasix mit dem FDG
- Emissionsaufnahmen:
  - Dauer: 10 min/Bettposition
  - Start: 45-60 min nach Injektion
  - Bettpositionen:
    n=4-6 (analog zur Transmissionsmessung)
- Dokumentation:
  - Emissionsaufnahmen:
    koronar, sagittal, transversal
  - Schwächungskorrigierte Tomogramme:
    koronar, sagittal, transversal

7b. Verdacht auf Mammakarzinom

Frage: Dignität eines suspekten Knotens
Untersuchung in Bauchlage mit Spezialkissen (Aussparung für Mammae)

- Transmissionsmessung:
  - Dauer: 15 min/Bettposition
  - Bettpositionen: n=1-2
  - Move-in (Thorax → Becken)
- Emissionsaufnahmen:
  - Dauer: 20 min/Bettposition
  - Start: 45-60 min nach Injektion
  - Bettpositionen:
    n=1-2 (analog zur Transmissionsmessung)
- Dokumentation:
  - Emissionsaufnahmen:
    koronar, sagittal, transversal
  - Schwächungskorrigierte Tomogramme:
    koronar, sagittal, transversal

8. Lymphome

- Transmissionsmessung:
  - Dauer: 7 min/Bettposition
  - Bettpositionen:
    n=5-6 von Ohrspeicheldrüse bis Becken
  - Move-in: Thorax → Becken bei Läsionen im Thoraxbereich oder höher
  - Move-out: Becken → Thorax bei Läsionen im Abdominalbereich oder tiefer
  - Gabe von Flüssigkeit (Sprudel, Wasser mindestens 1 Flasche) und Lasix mit dem FDG!
- Emissionsaufnahmen:
  - Dauer: 10 min/Bettposition
  - Start: 45-60 min nach Injektion
  - Bettpositionen:
    n=5-6 (analog zur Transmissionsmessung)
- Dokumentation:
  - Emissionsaufnahmen:
    koronar, sagittal, transversal
  - Schwächungskorrigierte Tomogramme:
    koronar, sagittal, transversal

Literatur

James DE (1994) Targeting of the insulin-regulatable glucose transporter (glut-4). Bioch Soc Trans 22: 668-670

KAPITEL 5

Klinische Indikationen

C. Alexiou, R. An, W. Arnold, M. Bangard, R. Baum, H.J. Biersack, N. Bonnet, U. Büll, U. Cremerius,
C.G. Diederichs, F. Grünwald, C. Laubenbacher, R.J. Kau, C. Menzel, P. Oehr,
H. Palmedo, N. Presselt, D. Rinne, J. Ruhlmann, M. Schwaiger, P. Willkomm und M. Zimny

5.1
Malignes Melanom

D. Rinne und R.P. Baum

5.1.1
Epidemiologie und Prognose

Das maligne Melanom ist weltweit in Zunahme begriffen. Obwohl es nur 5% aller Hauttumoren ausmacht, sind mehr als 75% aller durch Hautkrebs verursachten Todesfälle auf ein malignes Melanom zurückzuführen. Während 1935 das Risiko für einen Amerikaner, während seines Lebens an einem malignen Melanom zu erkranken, bei 1:1.500 lag, betrug es 1991 schon 1:105 und wird für das Jahr 2000 auf 1:75 geschätzt (Boring et al. 1994; Harris et al. 1995). Die Inzidenz des malignen Melanoms nimmt schneller als die jeder anderen Krebsart zu, sie stieg in den Vereinigten Staaten seit 1973 jährlich um 4–6%. In den USA erkranken derzeit jährlich etwa 32.000 Menschen, 6.500 sterben pro Jahr an einem malignen Melanom; bei Frauen ist es der häufigste Tumor zwischen 20 und 29 Jahren (Friedman et al. 1991; Katsambas u. Nicolaidou 1996; Kof 1991; Johnson et al. 1994; Schneider et al. 1994). Für die dramatische Inzidenzsteigerung in den letzten Jahren wurden verschiedene Faktoren verantwortlich gemacht, u. a. eine verbesserte Diagnostik, mehr Freizeit (Aufenthalt im Freien) und veränderte Lebensgewohnheiten (Armstrong u. Kricker 1993; MacKie u. Hole 1996; Melia et al. 1995; Scotto et al. 1991).

5.1.2
Histologie und Stadieneinteilung

Klinisch und histologisch werden 4 Typen des malignen Melanoms unterschieden:

1. das superfiziell-spreitende Melanom (SSM, etwa 60%),
2. das noduläre Melanom (NMM, etwa 20%),
3. das Lentigo-maligna-Melanom (LMM, etwa 10%) und
4. das akrolentiginöse Melanom (ALM, etwa 5%).

Die übrigen 5% entfallen auf Sonderformen wie Melanome auf kongenitalen Nävi, Schleimhaut- und unklassifizierbare Melanome.

Das maligne Melanom kann sowohl primär lymphogen als auch hämatogen metastasieren. Die Filiarisierung kann dabei jedes Organ erfassen. Am häufigsten finden sich kutane Metastasen, Lymphknoten-, Lungen-, Leber-, zerebrale und ossäre Filiae.

Die Früherkennung des malignen Melanoms und die radikale operative Entfernung sind für die Prognose entscheidend. Als frühe Anzeichen eines malignen Melanoms wurden Größenzunahme, Änderung der Farbe oder Gestalt sowie Pruritus beschrieben, als späte Anzeichen gelten Blutung und Ulzeration.

5.1.3
Prognose

Die wichtigsten prognostischen Faktoren des primären, invasiven malignen Melanoms sind histologisch determiniert:

1. Die vertikale Tumordicke (TD) nach Breslow:
   - TD bis 0,75 mm etwa 97% 10-Jahres-Überlebensrate
   - TD 0,76–1,5 mm etwa 90% 10-Jahres-Überlebensrate
   - TD 1,51–4,0 mm etwa 65% 10-Jahres-Überlebensrate
   - TD >4,0 mm etwa 50% 10-Jahres-Überlebensrate

2. Invasionslevel nach Clark (besonders die Unterscheidung zwischen Clark-Level II und III)
3. Histologischer Subtyp (ungünstige Prognose für primär noduläre Melanome)
4. Nachweis von Satelliten-Metastasen (10-Jahre-Überlebensrate 25–40%).

Prognostisch ungünstig sind auch histologische Befunde wie hohe Mitoserate, viele nekrotische Melanozyten und perivasale Erythrozytenextravasate (Koh 1991). Von den genannten Faktoren wird der Tumordicke nach Breslow die größte Bedeutung für das Metastasierungsrisiko beigemessen.

Auch der Lokalisation des Primärtumors sowie dem Geschlecht des Patienten scheint eine gewisse prognostische Relevanz zuzukommen. Patienten mit einem Melanom an den Extremitäten haben eine bessere Prognose als solche mit Lokalisationen am Stamm, Kopf oder Hals (Breslow 1970; Koh 1991; Rogers et al. 1983; Vollmer 1989). Frauen haben eine bessere Überlebenschance als Männer; die Melanome sind bei Patientinnen häufiger an den Extremitäten lokalisiert, dünner und weniger häufig ulzeriert (Breslow 1970; Kopf et al. 1987; Rogers et al. 1983; Vollmer 1989). Dem nodulären, dem amelanotischen und dem unklassifizierbaren malignen Melanom wird eine besonders schlechte Prognose beigemessen.

Etwa 90% aller Patienten mit einem malignen Melanom kommen im Stadium des Primärtumors ohne erkennbare Metastasierung zum Arzt. Dennoch schwankt die 10-Jahre-Überlebensrate in Abhängigkeit von der Risikogruppe zwischen 100% und lediglich 43%.

5.1.4
Therapie des malignen Melanoms

Die Behandlung des *Primärtumors* besteht in einer kompletten chirurgischen Entfernung mit ausreichendem Sicherheitsabstand. Die WHO empfiehlt heute je nach Tumordicke einen Sicherheitsabstand nach allen Seiten von bis zu 3 cm.

Die Entfernung *regionärer Lymphknotenmetastasen* kann zu einer Heilung führen. Einige Zentren empfehlen, auch nicht befallene regionäre Lymphknoten bei Erstdiagnose des Primärtumors zu entfernen, um einer okkulten Metastasierung vorzubeugen. Der Wert dieser elektiven Maßnahmen wird derzeit kontrovers diskutiert und kann noch nicht abschließend beurteilt werden (Balch 1988; Godellas et al. 1995; Lyons u. Cockerell 1994).

Auch bei *solitären Metastasen*, sofern sie *frühzeitig* diagnostiziert werden, kann ein kurativer Therapieansatz erfolgen. Bei Fernmetastasierung werden schon längere Zeit Chemotherapeutika wie Dacarbazin, im fortgeschrittenen Stadium auch Cisplatin eingesetzt. Bei alleiniger Anwendung konnten die Ansprechraten nicht überzeugen. Deshalb kommt der zusätzlichen Anwendung der Immuntherapie mit Zytokinen, vor allem Interferon-α und Interleukin-2 eine zunehmende Bedeutung zu.

Weitere Ansätze vor allem im Bereich der Gentherapie und mittels monoklonaler Antikörper sind derzeit noch experimentell, lassen aber neue Hoffnung aufkommen. Bei ausgeprägter disseminierter Metastasierung kann der Verzicht auf eine aggressive Therapie eine Verbesserung der Lebensqualität in der verbleibenden, meist kurzen Lebensspanne bedeuten.

5.1.5
Staging und Follow-up

Konventionelle Diagnostik (KD)

Von grundlegender Bedeutung ist die Durchführung einer kompletten Ausbreitungsdiagnostik als *Primärstaging*. Zum einen ist dies als Ausgangskontrolle unerläßlich, zum anderen soll eine bereits eingetretene Metastasierung möglichst früh erkannt werden, damit eine geeignete Therapiestrategie gewählt werden kann. Die konventionelle Diagnostik umfaßt Röntgen-Thorax, ggf. auch Röntgen-CT des Thorax, abdominellen Ultraschall, hochauflösende Sonographie der Lymphknoten, ggf. CT-Abdomen, Skelettszintigraphie und CT-Schädel bzw. kraniale MRT (CMRT). Im Rahmen der *Nachsorge* werden von der Deutschen Gesellschaft für Dermatologie (DDG) in Abhängigkeit vom Stadium der Erkrankung regelmäßige klinische und apparative Untersuchungen für insgesamt 10 Jahre empfohlen.

Mit Hilfe der Sonographie, der CT und der MRT können morphologische Veränderungen sensitiv erfaßt werden; die Beurteilung der Dignität eines Prozesses (z. B. Detektion von Lymphknotenmetastasen bei nicht vergrößerten Lymphknoten) ist mit diesen Methoden jedoch nicht sicher möglich. Die Galliumszintigraphie und die Immunszintigraphie mit monoklonalen Antikörpern wurden ebenfalls zum Staging und in der Rezidivdiagnostik eingesetzt, sie zeigten aber keinen eindeutigen Vorteil hinsichtlich der diagnostischen Sensitivität im Vergleich zu konventionellen morphologisch-anatomisch orientierenden Verfahren (Röntgen-CT, MRT, Sonographie) (Böni et al. 1995a; Divigi u. Larson 1989; Horgan u. Hughes 1993; Huzaid et al. 1993; Kagan et al. 1988).

Positronenemissionstomographie

PET ergänzt die morphologische Tumordiagnostik in entscheidendem Maße, da Aussagen zur Pathophysiologie, zur Tumorbiologie, zum Grading von Tumoren und zur Effektivität tumortherapeutischer Strategien getroffen werden können. Bereits seit Warburg (1925) ist bekannt, daß rasch wachsende Tumore einen erhöhten Glucoseverbrauch aufweisen, wobei Glycolyse und Tumorwachstum miteinander korrelieren. Im Gegensatz zu herkömmlichen Untersuchungsverfahren basiert die PET nicht auf physikalischen Strukturunterschieden oder Größendifferenzen zwischen gesundem und pathologisch verändertem Gewebe, sondern auf einem vermehrten Glukosemetabolismus von Tumorzellen. Aufgrund dieses grundsätzlich anderen Prinzips, nämlich der bildlich-quantitativen Darstellung der Biochemie der Zellen, ist die PET den vorgenannten Untersuchungen potentiell überlegen („die Veränderung des Stoffwechsels geht morphologischen Veränderungen voraus").

Erste PET-Untersuchungen zum Staging bei Melanompatienten zeigten eine sehr hohe Sensitivität (Gritters et al. 1993; Steinert et al. 1995). Nicht tumorbedingte Erhöhungen des Glucosestoffwechsels fanden sich bei Entzündungsreaktionen oder postoperativen Reparationsprozessen. Falsch-negative Befunde ergaben sich bei Hautmetastasen <3 mm.

PET-Technik

Nach mindestens 6- bis 12stündiger Nahrungskarenz werden 370 MBq/75 kg Fluor-18 FDG streng i.v. appliziert. Anschließend ist eine Wartezeit in möglichst vollständiger körperlicher Ruhe nötig (etwa 45–60 min). Die PET-Aufnahmen erfolgen mit dem PET-Tomographen der Fa. Siemens (ECAT EXACT 47, transaxiales Feld 16,2 cm, Auflösung etwa 4 mm) in Ganzkörpertechnik (5–9 Bettpositionen). Die Untersuchungsdauer beträgt etwa 60–90 min.

Die Auswertung wird an SUN Workstations nach 3dimensionaler Rekonstruktion der Originalscans in Schichtdicken von 3,4 mm vorgenommen. Die Dokumentation erfolgt auf Röntgenfilm und als Farbausdruck. Die Beurteilung der PET-Untersuchung erfolgte prospektiv durch einen erfahrenen Untersucher. (Weitere detaillierte Angaben s. Kap. 5.4.)

5.1.6
Indikationen

Prospektiv wurden im Universitätsklinikum Frankfurt/Main 100 Patienten mit malignem Melanom mit Hilfe der PET untersucht.

Davon wurde bei 52 Patienten die PET im Rahmen des Primärstagings bei High-risk-Melanomen (Gruppe A), bei 48 Patienten bei Verdacht auf Melanomrezidiv/-progression (Gruppe B) neben der konventionellen Diagnostik (CT, MRT, Röntgen, Sonographie) durchgeführt. Das durchschnittliche Patientenalter betrug 50,8 Jahre (23–83 Jahre). Zur Verifizierung eines mittels PET/KD erhobenen Befundes wurden die Histologie und der weitere klinische Verlauf der Patienten herangezogen.

Die Sensitivität und Spezifität wurden wie folgt berechnet:

$$\% \text{Sensitivität} = \frac{TP}{TN + FP} \times 100 \quad \% \text{Spezifität} = \frac{TN}{TP + FN} \times 100$$

Initiales Staging bei High-risk-Melanom (Abb. 5.1.1)

In *Gruppe A* (primäres Tumorstaging bei High-risk-Melanomen, Tumordicke mindestens 1,5 mm) war die PET bei 37/52 Patienten unauffällig, ebenso die konventionelle Diagnostik (CD).

Mit Hilfe der PET konnten insgesamt 9 Metastasen (alle in Lymphknoten, alle histologisch gesichert) bei 4 Patienten entdeckt werden, die der konventionellen Diagnostik verborgen blieben. Drei Herde wurden als metastasensuspekt beschrieben, die Patienten waren im Follow-up aber völlig unauffällig. Diese 3 Läsionen waren in mastoidalen Lymphknoten, paraaortal-infrahepatisch und in inguinalen Lymphknoten lokalisiert.

Abb. 5.1.1.
a Primäres Staging eines Highrisk-Melanoms (Clark Level IV, pT4a; Tumordicke 5 mm) vom nodulären Typ; Z. n. Exzision im Bereich des rechten Oberbauches 3 Wochen zuvor. Konventionelle Diagnostik einschließlich hochauflösender Lymphknotensonographie unauffällig. Im Ganzkörper-PET eindeutiger Nachweis multipler, intensiv hypermetaboler Metastasen im Bereich der tiefen axillären Lymphknoten rechts (koronale Schnitte). **b** Bildüberlagerung (Image Fusion) von PET und MRT mit Nachweis mehrerer, bis zu 2 cm großer Lymphknoten im Verlauf der A. und V. axillaris bis zur Einmündung der Jugularis externa sowie multipler kleinerer Lymphknoten (etwa 5 mm groß). Operativ/histologisch (3 Wochen nach der PET) fanden sich multiple kleinere und größere tumorbefallene Lymphknotenmetastasen, die chirurgisch komplett entfernt werden konnten. Fernmetastasen sind bisher (Beobachtungszeitraum 18 Monate) nicht aufgetreten

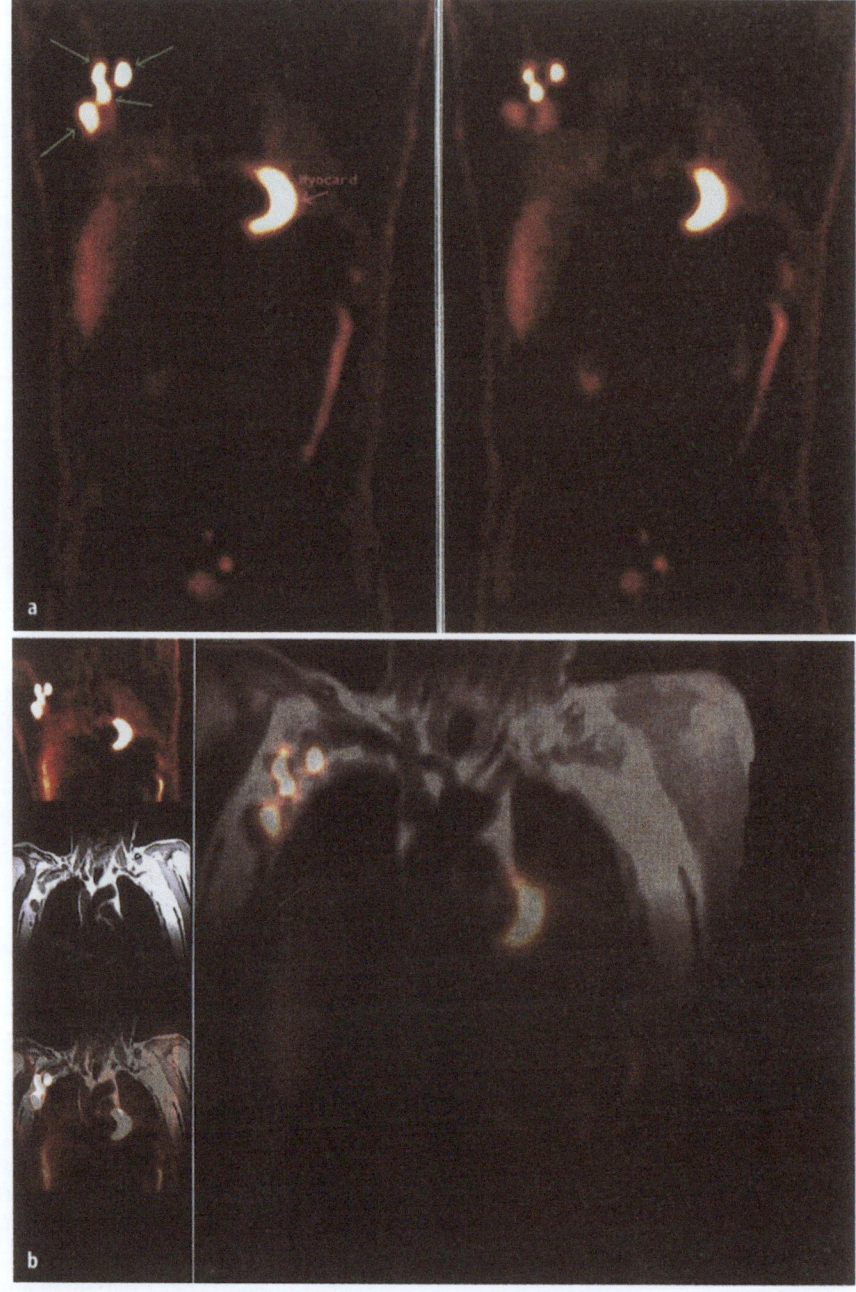

Mit der konventionellen Diagnostik wurden 10 Foci als mögliche Metastasen beschrieben, davon 4 in Lymphknoten, 3 intrapulmonal und 3 in der Leber (sämtlich falsch-positiv).

Insgesamt ergab sich für die PET eine metastasen- und patientenbezogene Sensitivität von 100%, für die konventionelle Diagnostik von 0%. Die Spezifität der PET lag bei 94% (Metastasen) bzw. 93,8% (Patienten).

5.1 Malignes Melanom

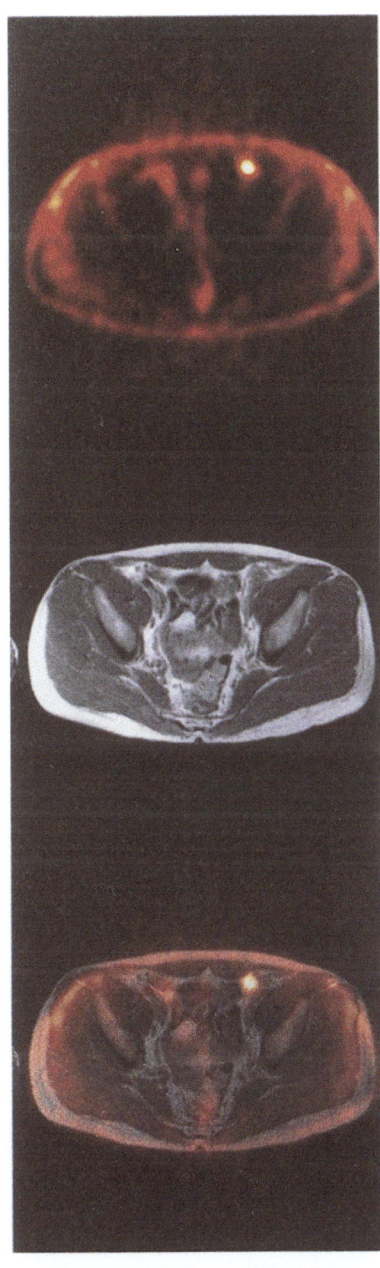

◀ **Abb. 5.1.2.** Re-Staging mit FDG-PET im Follow-up. Z. n. nach 2maliger Exzision von linksinguinalen Lymphknotenmetastasen eines malignen Melanoms (der Primarius wurde nie gefunden) 1 Jahr zuvor. Abdomen- und Lymphknotensonographie sowie die klinische Untersuchung waren nur wenige Tage vor der PET-Untersuchung unauffällig. Die FDG-PET (transversaler Schnitt, *oberes Bild*, ohne Transmissionskorrektur) zeigt in Projektion auf die links externen iliakalen Lymphknoten einen intensiv hypermetabolen Herd im Sinne einer erneuten Lymphknotenmetastase; im MRT bei Z. n. 2maliger Voroperation kein eindeutig pathologischer Befund (*mittleres Bild*). Die Bildfusion PET-MRT (*unteres Bild*) zeigt die genaue anatomische Lokalisation, so daß die Lymphknotenmetastase (histologisch bestätigt) erneut chirurgisch entfernt werden konnte. Weitere Metastasen sind in dieser Region (Beobachtungszeitraum 20 Monate) bisher nicht aufgetreten

Re-Staging bei Verdacht auf Progression
(Abb. 5.1.2 und 5.1.3)

In *Gruppe B* (klinischer Verdacht auf Progression) wurden mit der PET insgesamt 112 hypermetabole Läsionen entdeckt, während die konventionelle Diagnostik 79 Raumforderungen als suspekt beschrieb. Bei 13 von 48 Patienten konnte der Metastasenverdacht mit keiner Methode bestätigt werden.

Die Lokalisationen der bestätigten Filiae sind in Tabelle 5.1.1 aufgeführt.

Bei 48 Patienten wurden insgesamt 121 Metastasen gefunden. Die PET war lediglich einmal falsch-positiv (Abdomen), die konventionelle Diagnostik ergab 10 falsch-positive Befunde (Mediastinum 2, Leber 2, Abdomen 4, Lymphknoten 1, Knochen 1). Die PET war falsch-negativ bei 10 Metastasen (Lunge 7, Mediastinum/Hilus 2, periphere Lymphknoten 1), die konventionelle Diagnostik bei 51 Metastasen (Halslymphknoten 4, Lunge 3, Mediastinum 4, Leber 2, Abdomen 11, abdominelle Lymphknoten 1, periphere Lymphknoten 17, Knochen 1, Haut 8). Angaben zu Sensitivität, Spezifität und diagnostischer Genauigkeit finden sich patienten- und metastasenbezogen in Tabelle 5.1.2 sowie für einzelne Regionen in Tabelle 5.1.3.

5.1.7
Zusammenfassung

Oberstes Ziel jeder Ausbreitungsdiagnostik im Primärstaging und in der Nachsorge von Tumoren ist die frühzeitige Metastasendetektion. Trotz verschiedener Strategien gelingt dies mit der morphologisch orientierten Diagnostik nur teilweise. Obwohl die Sonographie eine anerkannte Methode

Im Vergleich lag die konventionelle Diagnostik deutlich unter diesen Werten, nämlich bei 80% (Metastasen) bzw. 83,3% (Patienten). Die diagnostische Genauigkeit der PET betrug 94,9% (Metastasen) bzw. 94,2% (Patienten), während die konventionelle Diagnostik hier bei 67,8% (Metastasen) und 76,9% (Patienten) lag.

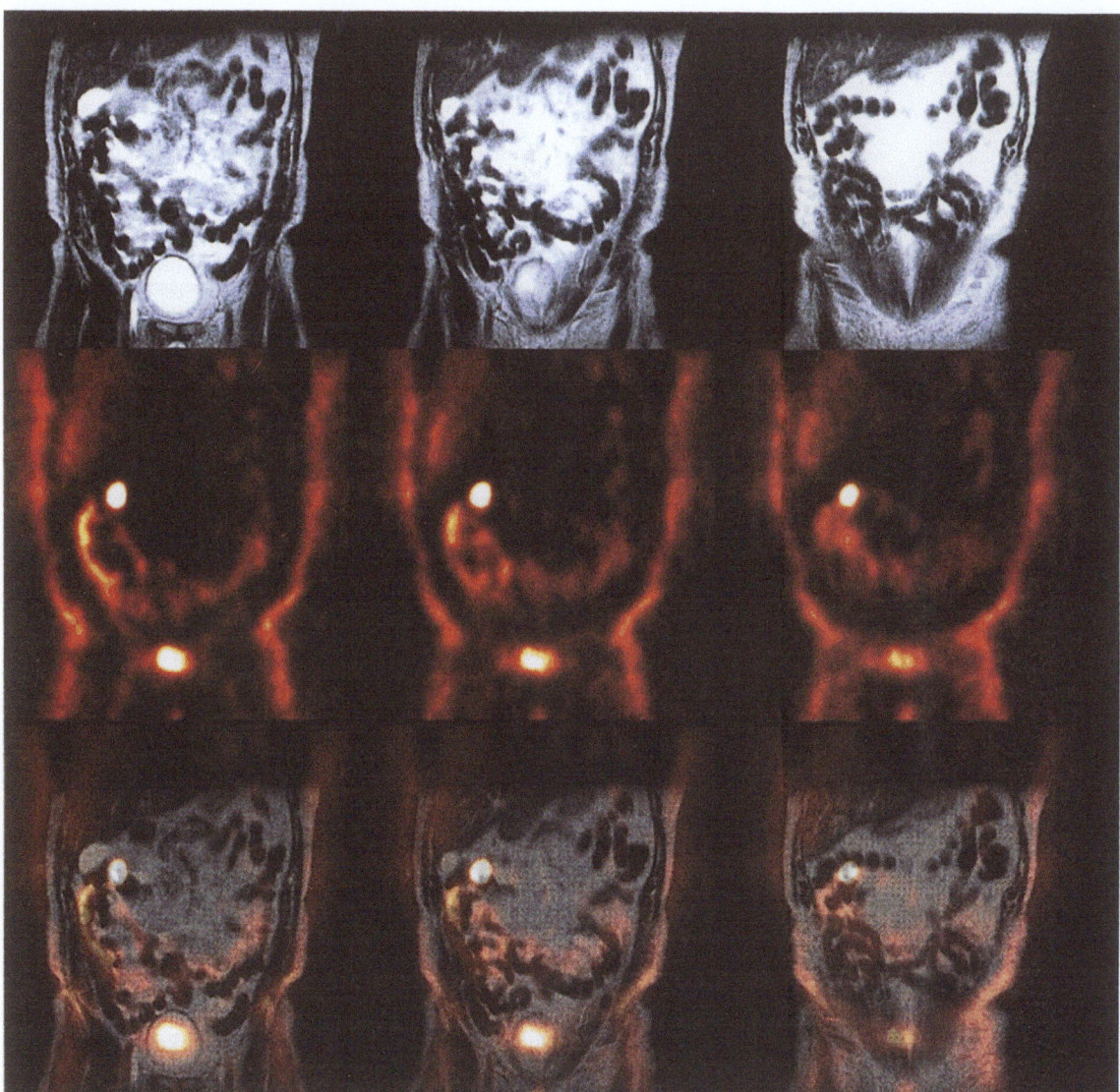

Abb. 5.1.3. Follow-up Untersuchung eines SSM (Level III), Primärtumorexzision 7/1992 im Bereich des linken Oberbauches. Resektion einer pektoralen Lymphknotenmetastase (5 cm groß) 4/1994 sowie einer ausgedehnten Lungenmetastase (Unterlappenresektion) 12/1996. Zwischenzeitlich Interferon- und DTIC-Chemotherapie. Klinisch beschwerdefreier Patient. Die FDG-PET (*mittlere Reihe*, koronale Sicht) zeigt einen hypermetabolen, tumortypischen Befund (Durchmesser etwa 3,2 cm) rechts parakolisch. Die nachfolgend durchgeführte abdominale Röntgen-CT war o.p.B. Die MRT (nach oraler KM-Applikation) ergab ebenfalls keinen auffälligen Befund (intensiv erhöhtes Signal im Bereich der Gallenblase sowie der Harnblase). Das PET-MRT-Überlagerungsbild bestätigt die oben genannte Lokalisation. Operativ wurde 3/1997 ein das Ileum beginnend infiltrierender 3,5 cm großer Tumor komplett entfernt (histologisch Melanommetastase). Die 3/1998 erfolgte PET-Kontrolle ergab keinen Hinweis auf Metastasen. Patienten mit einem linksseitigen Zungenrandkarzinom. Die prätherapeutisch massiv erhöhte FDG-Aufnahme (SUV: 18,7) fällt bereits nach 7 Tagen auf ein Drittel ab. Zu diesem Zeitpunkt war morphologisch noch keine Änderung des Tumorvolumens nachweisbar. Im Verlauf der Chemotherapie kommt es zu einer weiteren Abnahme der FDG-Aufnahme. Morphologisch konnte dann auch die partielle Remission durch eine deutliche Verringerung des Tumorvolumens bestätigt werden. Die zum Abschluß der Chemotherapie nicht vollständige Normalisierung der FDG-Aufnahme (SUV: 2,3) scheint nach vorläufigen eigenen Ergebnissen eine schlechte Prognose in bezug auf die Entwicklung eines Lokalrezidivs zu bedeuten. Auch bei diesem Patienten war 3 Monate später ein erneutes Tumorwachstum zu verzeichnen

Tabelle 5.1.1. Metastasenlokalisationen (Re-Staging von Melanompatienten bei klinischem Verdacht auf Progression im Follow-up

Region	Metastasenanzahl	Detektion mit PET	Detektion mit KD[a]
Gehirn	02	02	02
Halslymphknoten	12	12	08
Lunge	23	16	20
Mediastinum/Hilus (Lymphknoten)	07	05	01
Leber	04	04	03
Abdomen	15	15	04
Abdominelle Lymphknoten	06	06	05
Periphere Lymphknoten	35	34	18
Knochen	03	03	02
Haut	14	14	06
Gesamt	121	111	69

[a] *KD* Röntgen-CT, MRT, Sonographie, konventionelles Röntgen, Szintigraphie)

mit hoher Aussagekraft für anatomische Veränderungen ist, gelingt die Erfassung z. B. retroperitonealer und paraaortaler Lymphknoten bei adipösen Patienten nur schwierig (Blessing et al. 1995; Fornage u. Lorigan 1989). Darüber hinaus sind die Ergebnisse von der Erfahrung des Untersuchers abhängig.

Auch die Skelettszintigraphie ist eine sensitive Methode. Dennoch ist sie nicht tumorspezifisch, und kleine osteolytische Metastasen oder auf das Knochenmark begrenzte Läsionen werden nicht entdeckt (Haubold-Reuter et al. 1993).

Die CT ist für den Nachweis kleiner Lungenmetastasen äußerst zuverlässig, dennoch werden morphologische Veränderungen im Mediastinum und im Hilusbereich übersehen (Huzaid et al. 1993; Sasaki eet al 1996; Scott et al. 1996). Auch das CT-Abdomen detektiert sensitiv größere Lebermetastasen. Abszesse oder andere benigne Veränderungen werden aber ebenfalls als Metastasen fehlinterpretiert.

Auch abdominelle Lymphknoten werden anhand morphologischer Änderungen, insbesondere der Größe, bewertet; kleine Lymphknotenmetastasen werden häufig übersehen.

Aufgrund der geschilderten Nachteile der konventionellen Diagnostik wurde die PET im Tumorstaging mit großem Interesse untersucht (Adler et al. 1993; Blessing et al. 1995; Böni 1996; Böni et al. 1995b, 1996; Chin et al. 1995; Gritters et al. 1993; Grünwald et al. 1996; Shreve et al. 1996; Steinert et al. 1995). Erste Untersuchungsergebnisse beim malignen Melanom zeigten in der Metastasendetektion eine Sensitivität von 92%.

Ein großer Vorteil der PET ist die Ganzkörperuntersuchung. So können auch Metastasen an Stellen entdeckt werden, die nicht primär tumorverdächtig erschienen. Mit der PET wird eine metabolische Tumorcharakterisierung in allen Organen möglich („all organ imaging"). Zusätzlich kann mit der PET der

Tabelle 5.1.2. Patienten- und metastasenbezogene Sensitiviät (*SE*), Spezifität (*SP*) und diagnostische Genauigkeit (*ACC*) bei Melanompatienten in der Nachsorge

	18F-FDG-Ganzkörper-PET [%]			Konventionelle Diagnostik (CT, MRT, Röntgen, Sonographie, Szintigraphie) [%]		
	SE	SP	ACC	SE	SP	ACC
Patientenbezogen	100	95,5	97,9	84,6	68,2	77,1
Metastasenbezogen	91,8	94,4	92,1	57,5	45	55,7

Tabelle 5.1.3. Sensitiviät (*SE*), Spezifität (*SP*) und diagnostische Genauigkeit (*ACC*) in der Diagnostik von Melanomen (klinisch Verdacht auf Progression) in verschiedenen Regionen (Prozentangabe sowie absolute Zahl der Läsionen)

Region	PET			Konventionelle Diagnostik		
	SE	SP	ACC	SE	SP	ACC
Gehirn	100% (2/2)	100% (13/13)	100% (15/15)	100% (2/2)	100% (13/13)	100% (15/15)
Hals-Lymphknoten	100% (12/12)	100% (13/13)	100% (25/25)	66,6% (8/12)	100% (13/13)	84% (21/25)
Lunge (Parenchym)	69,9% (16/23)	100% (14/14)	81,1% (30/37)	87% (20/23)	100% (14/14)	91,9% (34/37)
Mediastinum/Hilus (Lymphknoten)	71,4% (5/7)	100% (13/13)	90% (18/20)	20% (1/5)	86,6% (13/15)	70% (14/20)
Leber	100% (4/4)	100% (16/16)	100% (20/20)	60% (3/5)	86,6% (13/15)	80% (16/20)
Abdomen	100% (15/15)	94,4% (17/18)	97% (32/33)	26,6% (4/15)	77,7% (14/18)	54,5% (18/33)
Abdominelle Lymphknoten	100% (6/6)	100% (13/13)	100% (19/19)	83,3% (5/6)	100% (13/13)	94,7% (18/19)
Periphere Lymphknoten	97,1% (34/35)	100% (14/14)	97,9% (48/49)	51,4% (18/35)	92,9% (13/14)	63,3% (31/49)
Knochen	100% (3/3)	100% (14/14)	100% (17/17)	66,6% (2/3)	92,9% (13/14)	88,2% (15/17)
Haut	100% (14/14)	100% (13/13)	100% (27/27)	42,9% (6/14)	100% (13/13)	70,4% (19/27)

Glukose-Uptake quantifiziert werden, was zur Evaluierung eines Therapieansprechens wichtig sein kann.

Unsere Ergebnisse und die anderer (insbesondere der Züricher) Arbeitsgruppe zeigen klar, daß die PET der konventionellen Diagnostik in der Sensitivität, Spezifität und diagnostischen Genauigkeit deutlich überlegen ist. Besonders auffällig sind die Unterschiede in der Mediasinal- und Hilusregion (Sensitivität der PET 71,4% vs. KD 20%) und im Abdomen (PET 100% vs. KD 26,6%).

In unserer prospektiven Untersuchung (Rinne et al. 1998) war die CT der PET in der Entdeckung kleiner Lungenmetastasen überlegen (PET 69,6% vs. CT 87%, bezogen auf die Zahl der Metastasen). Bei patientenbezogener Auswertung wurden mit der PET jedoch alle Patienten richtig als pulmonal metastasiert identifiziert.

Zur Untersuchung peripherer Lymphknoten ist die PET der konventionellen Diagnostik ebenfalls überlegen (PET 97,1% vs. KD 51,4%). Ein Grund dafür ist, daß zahlreiche Metasasten an unerwarteten Lokalisationen entdeckt wurden. Bei 4 Patienten konnte aufgrund des PET-Befundes eine erfolgreiche Lymphknotendissektion durchgeführt werden. Dies bestätigt erneut die Notwendigkeit einer Ganzkörperuntersuchung. Alle konventionellen Verfahren untersuchen lediglich einzelne Regionen und übersehen so möglicherweise Metastasen an untypischen Lokalisationen.

Ein Nachteil der PET ist die Tatsache, daß akute Entzündungsprozesse und frisches Narbengewebe ebenfalls einen erhöhten Glukosemetabolismus aufweisen und so Tumorgewebe vortäuschen können. Dadurch wird die hohe Spezifität gemindert. Ein anderes Problem stellt die Detektion von Hirnmetastasen dar: Aufgrund des hohen zerebralen Glukose-Uptakes können kleine zerebrale Filiae übersehen werden. Wir empfehlen daher die zusätzliche Durchführung eines CMRT.

Die PET ist derzeit als Einzelverfahren eine teure Untersuchungsmethode. Wie jedoch neuere Untersuchungen zeigen (Rigo et al. 1996; Yao et a. 1994), können hohe Beträge durch Ersatz der konventio-

Tabelle 5.1.4. Ergebnis der 2. Konsensuskonferenz Onkologie (Ulm, September 1997) – Malignes Melanom[a]

Malignes Melanom	Kategorie
Primärtumor	3
Lokalrezidiv	3
Lymphknoten-Staging (Breslow >1,5 mm und in der konventionellen Diagnostik metastasenfrei)	1a
Fernmetastasen (Breslow >1,5 mm und in der konventionellen Diagnostik metastasenfrei)	1a
Therapiekontrolle	2b

[a]Klassifizierungsschema:
Klasse 1a Angemessen und von klinischem Nutzen
Klasse 1b Akzeptabel, Studienergebnisse sprechen überwiegend für klinischen Nutzen
Klasse 2a Kann hilfreich sein, der Nutzen ist jedoch weniger gut belegt
Klasse 2b [Noch] keine Bewertung wegen fehlender Daten möglich
Klasse 3   Im allgemeinen ohne Nutzen

nellen Diagnostik und ein dadurch geändertes Therapiemanagement eingespart werden. So fanden Steinert et al. (1998) eine Kostenersparnis von 11,4 % durch Einsatz der Ganzkörper-PET beim Staging des High-risk-Melanoms. Aufgrund der diagnostischen Überlegenheit (und der positiven Nutzen-Kosten-Analyse) ist die FDG-PET daher in der Schweiz seit längerem eine Krankenkassenleistung. In der BRD wurde die FDG-PET durch eine onkologische Konsensuskonferenz (Ulm, September 1997) als Klasse Ia beim High-risk-Melanom (Tabelle 5.1.4) eingeordnet und wird mit der GKV auf Einzelantrag bei dieser Indikation vergütet.

Anhand der vorliegenden Ergebnisse erwarten wir, daß die PET die konventionelle Diagnostik (mit Ausnahme der CMRT für die Hirnmetastasendiagnostik) bei allgemeiner Verfügbarkeit ersetzen wird, da die FDG-PET eine höhere Sensitivität, Spezifität und diagnostische Genauigkeit aufweist.

Literatur

Adler LP, Crowe JP, al-Kaisi NK, Sunshine JL (1993) Evaluation of breast masses and axillary lymph nodes with (F18)-2-deoxy-2-fluoro-D-Glucose PET. Radiology 187: 743–750

Armstrong BK, Kricker A (1993) How much melanoma is caused by sun exposure? Mel Res 3: 395–401

Balch CM (1988) The role of elective lymph node dissection in melanoma: rationale, results, and controversie. J Clin Oncol 6: 163–172

Blessing C, Feine U, Geiger L, Carl M, Rassner G, Fierlbeck G (1995) Positron emission tomography and ultrasonography – a comparative retrospective study assessing the diagnostic validity in lymph node metastases of malignant melanoma. Arch Dermatol 131: 1394–1398

Böni R (1996) Whole-body positron emission tomography: an accurate staging modality for metastatic melanoma. Arch Dermatol 132: 833–834

Böni R, Huch-Böni R, Steinert H, Dummer R, Burg G, von Schulthess GK (1995a) Anti-melanoma monoclonal antibody 225.28 S immunoscintigraphy in metastatic melanoma. Dermatology 191: 119–123

Böni R, Huch-Böni RA, Steinert H et al. (1995b) Staging of metastatic melanoma by whole-body positron emission tomography using 2-fluorine-18-fluoro-2-deoxy-D-glucose. Br J Dermatol 132: 556–562

Böni R, Huch-Böni RA, Steinert H, von Schulthess GK, Burg G (1996) Early detection of melanoma metastasis using fludeoxyglucose F-18 positron emission tomography. Arch Dermatol 132: 875–876

Boring CC, Squires TS, Tong T, Montgomery S (1994) Cancer statistics. CA Cancer J C 44: 7–26

Breslow A (1970) Thickness, cross-sectional areas and depth of invasion in the prognosis of cutaneous melanoma. Ann Surg 172: 902–908

Chin R, Ward R, Keyes JW et al. (1995) Mediastinal staging of non-small-cell lung cancer with positron emission tomography. Am J Respir Crit Care 152: 2090–2096

Divigi CR, Larson SM (1989) Radiolabelled monoclonal antibodies in the diagnosis and treatment of malignant melanoma. Semin Nucl Med: 252–261

Fornage BD, Lorigan JG (1989) Sonographic detection and fine-needle aspiration biopsy of nonpalpable recurrent or metastatic melanoma in subcutaneous tissues. J Ultrasound Med 8: 421–424

Friedman RJ, Rigel DS, Silverman MK, Kopf AW, Vossaert KA (1990) Malignant melanoma in the 1990's. CA Cancer J Clin 41: 201–206

Godellas CV, Berman CG, Lyman G et al. (1995) The identification and mapping of melanoma regional nodal metastases: Minimally invasive surgery for the diagnosis of nodal metastases. Am Surg 61: 97–101

Gritters LS, Francis IR, Zasadny KR, Wahl RL (1993) Initial assessment of positron emission tomography using 2-fluorine-18-fluoro-2-deoxy-d-glucose in the imaging of malignant melanoma. J Nucl Med 34: 1420–7

Grünwald F, Schomburg A, Bender H et al. (1996) Fluorine-18 fluorodeoxyglucose positron emission tomography in the follow-up of differentiated thyroid cancer. Eur J Nucl Med 23: 312–319

Harris MN, Shapiro RL, Roses DF (1995) Malignant melanoma primary surgical management (excision and node dissection) based on pathology and staging. Cancer Suppl 75: 715–725

Haubold-Reuter BG, Duewell S, Schilcher BR, Marincek B, von Schulthess GK (1993) The value of bone scintigraphy and fast spin-echo magnetic resonance imaging in staging of patients with malignant solid tumors: a prospective study. Eur J Nucl Med 20: 1063–1069

Horgan K, Hughes LE (1993) Staging of melanoma. Clin Radiol 48: 297–300

Huzaid AC, Sandler AB, Mani S et al. (1993) Role of computed tomography in the staging of malignant melanoma. J Clin Oncol 11: 638–43

Johnson N, Mant D, Newton J, Yudkin PL (1994) Role of primary care in the prevention of malignant melanoma. Br J Gen Pract 44: 523–526

Kagan R, Witt T, Bines S, Mesleh G, Economou S (1988) Gallium-67 scanning for malignant melanoma. Cancer 61: 272-274

Katsambas A, Nicolaidou E (1996) Cutaneous malignant melanoma and sun exposure – recent developments in epidemiology. Arch Dermatol 132: 444-450

Koh HK (1991) Cutaneous melanoma. N Engl J Med 325: 171-182

Kopf AW, Gross DF, Rogers GS et al. (1987) Prognostic index for malignant melanoma. Cancer 59: 1236-1241

Lyons JH, Cockerell CJ (1994) Elective lymph node dissection for melanoma. J Am Acad Dermatol 30: 467-480

MacKie RM, Hole DJ (1996) Incidence and thickness of primary tumours and survival of patients with cutaneous malignant melanoma in relation to socioeconomic status. BMJ 312: 1125-1128

Melia J, Cooper EJ, Frost T et al. (1995) Cancer Research Campaign health education programme to promote the early detection of cutaneous malignant melanoma. II Characteristics and incidence of melanoma. Br J Dermatol 132: 414-421

Rigo P, Paulus P, Kaschten BJ et al. (1996) Oncological applications of positron emission tomography with fluorine-18 fluorodeoxyglucose. Eur J Nucl Med 23: 1641-1674

Rinne D, Baum RP Hör G, Kaufmann R (1998) Primary staging and follow-up of high-risk melanoma patients by whole-body F-18-FDG positron-emission-tomography (PET): results of a prospective study in 100 patients. Cancer 82: 1664-1671 (im Druck)

Rogers GS, Kopf AW, Rigel DS et al. (1983) Effect of anatomical location on prognosis in patients with clinical stage I melanoma. Arch Dermatol 119: 644-649

Sasaki M, Ichiya Y, Kuwabara Y et al. (1996) The usefulness of FDG positron emission tomography for the detection of lymph node metastases in patients with non-small cell lung cancer: a comparative study with X-ray computed tomography. Eur J Nucl Med 23: 741-747

Schneider JS, Moore DH, Sagebiel RW (1994) Risk factors for melanoma incidence in prospective follow-up. Arch Dermatol 130: 1002-1007

Scott WJ, Gobar LS, Terry JD, Dewan NA, Sunderland JJ (1996) Mediastinal lymph node staging of non-small-cell lung cancer: a prospective comparison of computed tomography and positron emission tomography. J Thor Cardiovasc Surg 111: 642-648

Scotto J, Pitcher H, Lee JAH (1991) Indications of future decreasing trends in skin-melanoma mortality among whites in the United States. Int J Cancer 49: 490-497

Shreve PD, Grossman HB, Gross MD, Wahl RL (1996) Metastasic prostate cancer: initial findings of PET with 2-Deoxy-2-[F-18]fluoro-D-glucose. Radiology 199: 751-756

Steinert HC, Huch-Böni RA, Buck A et al. (1995) Malignant melanoma: staging with whole-body positron emission tomography and 2-(F-18)-Fluoro-2-deoxy-D-glucose. Radiology 195: 705-709

Steinert HC, Ullrich SP, Böni R, von Schulthess GK, Dummer R (1998) Kosteneffektivität beim Staging des malignen Melanoms: Vergleich Ganzkörper-PET versus Konventionelles Staging. Nuklearmedizin 37: A37 [Abstr]

Stoelben E, Sturm J, Schmoll J, Keilholz U, Saeger HD (1995) Resektion von solitären Lebermetastasen des malignen Melanoms. Chirurg 66: 40-43

Vollmer RT (1989) Malignant melanoma: a multivariate analysis of prognostic factors. Pathol Ann 24: 383-407

Yao WJ, Hoh JA, Glaspy F (1994) Whole-body FDG PET imaging for staging of malignant melanoma: is it cost effective? J Nucl Med 35: 8P

5.2
Kopf-Hals-Tumoren

C. Laubenbacher, R.J. Kau, C. Alexiou, W. Arnold und M. Schwaiger

5.2.1
Einleitung

Inzidenz, Histologie, Prognose

Die Inzidenz von Tumoren des HNO-Bereiches steigt in den letzten Jahren weltweit an (Steiner 1993). Den weit überwiegenden Anteil der Kopf-Hals-Tumoren stellen Plattenepithelkarzinome (PECA), die z. T. präkanzeromatöse Vorläufer aufweisen. Diese können sich über nichtinvasive Karzinome (Carcinoma in situ) zu invasiven Karzinomen entwickeln, die nach ihrem Differenzierungsgrad in G1 (gut differenziert), G2 (mäßig differenziert), G3 (schlecht differenziert) und G4 (undifferenziert) eingeteilt werden. Als prädisponierende Faktoren für Tumoren des oberen GI-Traktes wurden Tabak- und Alkoholkonsum, mangelnde Mundpflege und mechanische Irritation (z. B. durch Zahnprothesen) beschrieben (Spitz 1994). Nicht-PECA des Kopf-Hals-Bereiches (Speicheldrüsenkarzinome, lymphogene Tumoren, odontogene Tumoren etc.) stellen nur einen Anteil von etwa 5% und werden im folgenden nicht weiter erörtert.

Sowohl die Prognose als auch die Therapie der Wahl werden durch Lokalisation und lokoregionäre Ausbreitung des Primärtumors und etwaiger LK-Metastasen bestimmt. Als Faustregel kann gelten, daß die Prognose um so schlechter wird, je größer der Primärtumor ist. So weisen frühe T1-Tumoren an der Glottis oder an den Lippen Fünfjahresüberlebensraten von bis zu 80% auf, während fortgeschrittene Stadien eine schlechte Prognose mit Heilungsraten zwischen 10 und 15% besitzen (Baredes et al. 1993).

Rezidive treten gehäuft innerhalb der ersten 2 Jahre auf, weswegen gerade während dieser Zeit eine engmaschige onkologische Nachsorge erfolgen muß. Ebenso sollte man sich der Tatsache bewußt sein, daß 20-30% der Patienten mit einem Kopf-Hals-Tumor ein Zweitkarzinom im oberen aerodigestiven Trakt entwickeln (Fitzpatrick et al. 1984; Black et al. 1983).

Die häufigste Ursache des Therapieversagens ist das lokoregionale Rezidiv bzw. ein primär nicht resektabler Primarius, dessen lokale Kontrolle nicht erreicht werden konnte. Fernmetastasen treten zum Erstbehandlungszeitpunkt eher selten auf, sind jedoch bei Therapieversagern in Abhängigkeit von der Lokalisation in bis zu 60% anzutreffen. Insbesondere weisen hier Primärtumoren der Hypopharynxregion, gefolgt von Karzinomen am Zungengrund und an der Zungenspitze die höchste Inzidenz an Fernmetastasen auf (Kotwall et al. 1987).

Therapie

Es gibt wenige kontrollierte prospektive Studien, die die unterschiedlichen Therapiemodalitäten bei Patienten mit Kopf-Hals-Tumoren vergleichen. Aus diesem Grunde ist es schwierig, allgemeine Therapieempfehlungen bezogen auf die jeweilige Tumorlokalisation und das Tumorstadium abzugeben. Am ehesten ist noch eine Empfehlung zur Verfahrenswahl aus der Einteilung der Tumoren in Stadien abzuleiten (Tabelle 5.2.1). Generell kann gelten, daß Stadium-I- und Stadium-II-Tumoren in etwa gleich gut auf Radiatio und Operation ansprechen und hier bei entsprechender Erfahrung und Verfügbarkeit vor Ort die Therapie bevorzugt werden sollte, die die geringsten funktionellen Einbußen erwarten läßt.

Stadium-III- und operable Stadium-IV-Tumoren erhalten in aller Regel eine Kombination aus Operation und Radiatio. In letzter Zeit werden zunehmend auch organerhaltende Lasertechniken zur lokalen Beherrschung des Tumors eingesetzt. Da mit den z. Z. zur Verfügung stehenden Maßnahmen nur sehr eingeschränkte Heilungsraten erzielt werden können, sollten diese Patienten einer klinischen Therapiestudie zugeführt werden. Bei inoperablen Stadium-IV-Tumoren wird meist eine Radiatio mit palliativer Zielrichtung empfohlen. Auch hier gilt aufgrund der schlechten Prognose, diese Patienten möglichst klinischen Studien mit kombinierter Radiochemotherapie zuzuführen.

Untersuchungsgang

Welche Untersuchungen zur prätherapeutischen Entscheidungsfindung erforderlich sind, wird auch unter HNO-Ärzten diskutiert. Als notwendige Untersuchungen werden nach einer Leitlinie der Deutschen Gesellschaft für Hals-Nasen-Ohrenheilkunde und Kopf- und Halschirurgie unter anderem Palpation, Erhebung des HNO-Status sowie Panendoskopie mit Biopsie angesehen (s. nachstehende Übersicht).

Leitlinie
Kehlkopfkarzinom (Untersuchungen) der Deutschen Gesellschaft für Hals-Nasen-Ohrenheilkunde, Kopf- und Halschirurgie (1997)

- Notwendig:
  - Palpation der Halsweichteile
    (LK-Metastasen, Tumordurchbruch)
  - HNO-Status
  - Lupenlaryngoskopie
    (Tumorausdehnung, Stimmlippenmotilität)
  - Ultraschall: Halsweichteile
    (regionale Metastasen)
  - Röntgen: Thorax
  - Direkte Laryngoskopie/Mikrolaryngoskopie
    (Tumorausdehnung, Infiltration)
  - Panendoskopie
    (Ausschluß eines synchronen Zweitkarzinoms)
  - Biopsie
- Im Einzelfall nützlich:
  - Stroboskopie

Tabelle 5.2.1. Stadieneinteilung von Lippen-, Mundhöhlen-, Pharynx-, Larynx- und Kieferhöhlenkarzinomen (nach Hermanek u. Sobin 1992). Cave: maligne Speicheldrüsen- und Schilddrüsentumoren sind wegen der unterschiedlichen Histologie nicht berücksichtigt; für diese Tumorentitäten gilt eine andere Einteilung

Stadium	T	N	M
0	is	0	0
I	1	0	0
II	2	0	0
III	1	1	0
	2	1	0
	3	0/1	0
IV	4	0/1	0
	Jedes	2/3	0
	Jedes	Jedes	1

- CT/MRT: Kehlkopf, Hals (Tumorausdehnung, Tumordurchbruch, Metastasen)
- Interdisziplinäre Untersuchungen: Tumorstaging (z. B. CT Thorax, Sono Abdomen)

Anzumerken ist hierbei, daß der Panendoskopie obligat eine Ösophagoskopie folgen sollte, da in 10–15% der Fälle ein synchroner Zweittumor bevorzugt im Ösophagus und im Bronchialsystem auftritt (McGuirt 1982). Im Einzelfall nützlich werden morphologisch orientierte bildgebende Verfahren wie CT und MRT oder sog. „interdisziplinäre Untersuchungen" wie die CT des Thorax und die Sonographie des Abdomens eingestuft (Deutsche Gesellschaft für HNO etc. 1997)

5.2.2
Stellenwert der PET

Differentialdiagnose, Nachweis des Primärtumors

Die Erstdiagnostik von HNO-Tumoren umfaßt einerseits die differentialdiagnostische Abgrenzung von benignen und malignen Veränderungen sowie andererseits (bei meist bioptisch gesicherter Malignität) die Erfassung des Tumorstadiums. Nahezu alle Patienten mit Kopf-Hals-Tumoren werden wegen lokaler Symptomatik (Sprech-, Schluckbeschwerden) vorstellig. In etwa der Hälfte der Fälle ist der Primarius bereits der einfachen Inspektion zugänglich. Bei der Lupenlaryngoskopie bzw. Panendoskopie sind dann weitere 45% der Primärtumoren zu entdecken. Bei der oberflächlichen Lage der Kopf-Hals-Tumoren ist die bioptische Entnahme von Gewebe in aller Regel problemlos. Obwohl zahlreiche Studien (Seifert et al. 1992; Benchaou et al. 1996; Braams et al. 1995; Laubenbacher et al. 1995; Rege et al. 1994; Wong et al. 1996) zeigen, daß PECAs des Kopf-Hals-Bereiches eine außerordentlich hohe FDG-Aufnahme aufweisen und damit sehr gut mittels PET darstellbar sind, wird aus den oben angeführten Gründen eine aufwendige Untersuchung wie die PET zum Nachweis bzw. zur Dignitätsbestimmung des Primärtumors nicht notwendig werden.

Auch nach sorgfältiger Durchführung der präoperativen Untersuchungen verbleiben etwa 5% an Patienten, bei denen ein Primärtumor nicht gefunden werden kann und deren befallene Hals-LK die einzige Manifestation des Tumorleidens sind. Die Diagnose CUP (Carcinoma of unknown primary) darf erst nach einer ausgiebigen Untersuchung, die nicht nur den Kopf-Hals-Bereich, sondern auch den Ösophagus, die Lungen und den Urogenitaltrakt umfaßt, gestellt werden. Zusätzlich ist bei diesen Patienten eine genaue Suche nach Fernmetastasen (Lunge, Leber, Knochen) notwendig, da deren Nachweis das weitere therapeutische Vorgehen drastisch ändern würde (de Braud u. Al-Sarraf 1993). Therapeutisch werden diese Patienten in Abhängigkeit vom lokoregionären Befall in aller Regel einer radikalen Neck-dissection und/oder einer definitiven Radiatio zugeführt.

Zahlreiche FDG-PET-Studien zeigten, daß Kopf-Hals-Tumoren eine sehr hohe FDG-Aufnahme aufweisen. In aller Regel waren diese Untersuchungen nicht primär auf die Visualisierung von unbekannten Primärtumoren ausgerichtet. Jedoch waren in diese Studien einzelne Patienten aufgenommen, bei denen der Primärtumor bis zur PET nicht bekannt war. So berichtete Rege (Rege et al. 1994) über die erfolgreiche Visualisierung von 2 von 4 Primärtumoren, die der MRT entgangen waren, und auch Bailet (Bailet et al. 1992) betont in seiner Arbeit, daß ein oberflächlicher Primarius an der Zungenspitze sowohl der MRT wie auch der CT entging, durch die PET jedoch einwandfrei dargestellt werden konnte. Neben diesen Veröffentlichungen, die kasuistisch jeweils über Einzelfälle berichteten, sind zusätzlich 2 Studien veröffentlicht worden, die speziell auf die Suche nach okkulten Primärtumoren ausgerichtet waren. Hierbei gelang der Nachweis in 9 von 19 (47%) (Mukherji et al. 1996) bzw. in 4 von 16 Fällen (25%) (Schipper et al. 1996). Unter Berücksichtigung der in Tabelle 5.2.2 auch angeführten Einzelfallberichte können mittlerweile 45 publizierte Patienten überblickt werden. Die zusammengefaßte Erfolgsrate von knapp 50% bei einer als diagnostische Ultima ratio durchgeführten Untersuchung rechtfertigt den Einsatz der FDG-PET bei dieser Indikation (sog. 1a-Indikation; s. auch Tabelle 5.2.3).

Staging des Primärtumors

PECAs des oberen GI-Traktes entstehen auf der Schleimhautoberfläche und breiten sich sowohl entlang dieser wie auch bei infiltrativem Wachstum ent-

Tabelle 5.2.2. ^{18}F-FDG-PET-Studien bei Patienten mit unbekanntem Primärtumor und histologisch verifiziertem LK-Befall im Kopf-Hals-Bereich

Autor	Gefundene Primärtumoren	Von
Bailet et al. (1992)	1	1[a]
Jabour et al. (1993)	1	1[a]
Lindholm et al. (1993)	1	1[a]
Greven et al. (1994)	2	2[a]
Mukherji et al. (1994)	1	1[a]
Rege et al. (1994)	2	4[a]
Mukherji et al. (1996)	9	19[b]
Schipper et al. (1996)	4	16[b]
Summe	21	45
	46,7%	

[a] Studienziel war nicht auf Erfassung von unbekannten Primärtumoren ausgerichtet.
[b] Studie war auf Erfassung von unbekannten Primärtumoren ausgerichtet.

lang der tiefen Halsstrukturen aus. Das T-Staging extrakranieller Kopf-Hals-Tumoren beruht damit auf morphologischen Kriterien (Hermanek u. Sobin 1992), die die Resezierbarkeit der Tumoren und damit die primär anzustrebende Therapie bestimmen. Das exakte T-Staging ist unbedingte Voraussetzung

Tabelle 5.2.3. Stellenwert der PET nach Indikationen bei Kopf-Hals-Tumoren. Ergebnis der PET-Onko-Konsensus-Konferenz, Ulm 1997. (Nach Reske 1997)[a]

Indikation	Wertung
Suche nach unbekanntem Primärtumor bei sonst negativer Bildgebung und vorliegender Histologie	1a
Lymphknoten-Staging (Primärtumor resektabel)	1b
Lokalrezidiv (>3 Monate nach Radiatio)	2a
Lymphknoten-Staging (Primärtumor nicht resektabel)	2b
Zweitkarzinom	2b
Therapiekontrolle	2b
Primärtumordiagnostik (Ausnahme s. 1a)	3

[a] Wertungskategorien (nach Report of the American College of Cardiology 1995): *1a* angemessen und von klinischem Nutzen; *1b* akzeptabel, Studienergebnisse sprechen überwiegend für klinischen Nutzen; *2a* kann hilfreich sein, der Nutzen ist jedoch weniger gut belegt; *2b* (noch) keine Bewertung wegen fehlender Daten möglich; *3* im allgemeinen ohne Nutzen.

für die Beurteilung der Operabilität sowie für die Planung des operativen Vorgehens. Die oberflächliche muköse Ausbreitung kann visuell durch die (endoskopische) Inspektion ausreichend beurteilt werden. Zudem ist hier die Möglichkeit der Probebiopsie und Histologiegewinnung gegeben (Dillon u. Harnsberger 1991). Die Tiefenausdehnung und die Involvierung unterschiedlicher Hals-Kompartimente können durch die Palpation und morphologisch orientierte bildgebende Verfahren beurteilt werden (Wagner-Manslau et al. 1992; van den Brekel et al. 1994; Kau et al. 1994).

Durch die bereits oben angeführte hohe FDG-Aufnahme der Primärtumoren ist deren Darstellung mittels der FDG-PET sehr gut möglich; eine Einteilung im Sinne des T-Stagings ist aufgrund der mangelnden anatomischen Information durch die PET jedoch nicht möglich. Die morphologisch orientierten Verfahren erbringen hier ein korrektes T-Staging in etwa 80–90% für die CT (Steinkamp et al. 1993; Lenz et al. 1989) wie auch für die MRT (Steinkamp et al. 1993; Glazer et al. 1986). Es bleibt anzumerken, daß diese guten Ergebnisse meist an einem Patientengut mit großen Tumoren gewonnen wurden. Bei kleinen Tumoren (T1 und T2) sind diese Verfahren der Endoskopie unterlegen, welche selbst wiederum bei großen Tumoren deren Tiefenausdehnung ungenügend erfassen kann. In einer eigenen Arbeit, bei der MRT, Endoskopie und PET verglichen wurden, überschätzte die PET die Größenausdehnung des Primärtumors in 47% der Fälle (Laubenbacher et al. 1995) und war damit der Endoskopie und der MRT deutlich unterlegen. Die Überschätzung der Tumorausbreitung lag daran, daß FDG auch z. T. in der normalen Mukosa aufgenommen wird (Jabour et al. 1993).

Zusammenfassend kann zum T-Staging mittels PET festgestellt werden, daß die PET als funktionsorientiertes Verfahren die genaue anatomische Darstellung, die für das T-Staging notwendig ist, nicht erbringen kann. Inwieweit der Fortschritt in der Software- und Hardwareentwicklung mit der zunehmenden Möglichkeit einer auch nachträglichen Überlagerung von CT- bzw. MRT-Bildern mit PET-Aufnahmen zur Bildung sog. „anatometabolic fusion images" (Wahl et al. 1993) hier eine Verbesserung erbringen kann, bleibt abzuwarten. Erste erfolgversprechende Ergebnisse wurden jedoch bereits berichtet (Wong et al. 1996).

Nachweis des lokoregionären Lymphknotenbefalls

Die meisten der klinisch diagnostizierten Tumoren im Kopf-Hals-Bereich haben bereits eine lymphogene Metastasierung erfahren. Diese weist einen hohen prognostischen Stellenwert auf, da beim Nachweis eines LK-Befalles die Überlebensrate auf etwa die Hälfte sinkt (Batsakis 1984). Zudem metastasieren HNO-Tumoren erst spät hämatogen, so daß der Erfassung der lokoregionären Tumorausbreitung und hier insbesondere der Erfassung regionaler LK-Metastasen hohe therapeutische Relevanz zukommt (Dillon u. Harnsberger 1991). Besonders wichtig ist das N-Staging bei Patienten, bei denen die Frage der Neck-dissection zur Diskussion steht (Quetz et al. 1991).

Zum LK-Staging stehen neben der Palpation im Rahmen der klinischen Untersuchung auch morphologisch orientierte bildgebende Verfahren wie die Sonographie, CT und MRT zur Verfügung. Allen diesen Methoden ist gemeinsam, daß als Beurteilungskriterium die LK-Größe herangezogen wird. Je nach LK-Größe, die als Schwellenwert für einen malignen Befall definiert wird, nimmt man bei steigender Sensitivität eine sinkende Spezifität in Kauf. Histopathologische Studien (Eichhorn et al. 1987) konnten zeigen, daß mehr als 40% der LK-Metastasen in Lymphknoten mit einem Durchmesser kleiner als 1,0 cm nachweisbar waren und 12% aller tumorpositiven Neck-Dissection-Präparate einen nur mikroskopischen Befall aufweisen (Feinmesser et al. 1992; Som 1992).

Die Wertigkeit der morphologischen Bildgebung (Sono, CT, MRT) wird kontrovers beurteilt (Übersichten: van den Brekel et al. 1994; Dillon u. Harnsberger 1991). Die angegebenen Sensitivitäten und Spezifitäten für diese Untersuchungsmethoden schwanken zwischen 40% und 90%. So wurden bei der Sonographie Sensitivitäten bis 96% berichtet (Gritzmann 1992), wobei die Spezifität aber bis auf 53% sank. Wenn bei der CT und MRT ein LK-Durchmesser >1,5 cm oder eine zentrale Inhomogenität als Malignitätskriterium genutzt wird (Dillon u. Harnsberger 1991), können eine Sensitivität von 92% und eine Spezifität von 73% erreicht werden (Gritzmann 1992). Es bleibt jedoch anzumerken, daß eine zentrale Inhomogenität erst bei einer LK-Größe von >1,5 cm ausreichend sicher nachweisbar ist (Quetz et al. 1991).

Die PET erreicht als funktionsmorphologisches Verfahren beim Lymphknotenstaging von Plattenepithelkarzinomen des extrakraniellen Kopf-Hals-Bereiches eine Unabhängigkeit von der Lymphknotengröße. Das Beispiel eines Patienten (Abb. 5.2.1) mit einem die Mittellinie überschreitenden rechtsseitigen Zungengrundkarzinom zeigt einen etwa 1,5 cm durchmessenden metastatisch befallenen Lymphknoten ipsilateral. Zwei weitere, knapp kaudal bzw. dorsal davon liegende Lymphknoten mit einer Größe von jeweils etwa 7 mm waren in der MRT nicht beschrieben worden. Aufgrund der hier ebenfalls erhöhten FDG-Aufnahme mußte der Verdacht auf weitere LK-Metastasen gestellt werden, der sich bei der histologischen Aufarbeitung bestätigte. Wie in Tabelle 5.2.4 angeführt, erreicht die PET, bezogen auf einzelne Lymphknoten, Sensitivitäten zwischen 72 und 91% und Spezifitäten zwischen 88 und 99%. Sie ist damit den morphologisch orientierten bildgebenden Verfahren wie CT und MRT deutlich überlegen (Benchaou et al. 1996; Laubenbacher et al. 1995). Mittlerweile sind ausreichende Patientenzahlen erreicht, die belegen, daß die OP-Planung (Frage einseitige vs. beidseitige Neck-dissection, Art der Neck-dissection) bei resektablen Primärtumoren durch die PET erleichtert, wenn nicht entschieden werden kann (1b-Indikation). Entsprechend könnte die PET zur Feldplanung der Radiatio bei inoperablen Patienten herangezogen werden. Inwieweit eine individuelle Anpassung der Bestrahlungsfelder bei diesem Patientengut mit sehr schlechter Prognose für den Patienten einen Nutzen erbringt, der die PET rechtfertigen würde, ist noch unklar. Prinzipiell wäre hier eine Dosiseskalation auf ein kleineres, durch die PET definiertes Zielgebiet vorstellbar. Bis zur Vorlage solcher Studien bleibt die PET zum LK-Staging bei nicht-resektablen Primärtumoren jedoch eine „2b-Indikation".

Nachweis von Fernmetastasen, Synchron- und Zweittumoren

Hämatogene Fernmetastasen treten bei Kopf-Hals-Tumoren zum Zeitpunkt der Erstdiagnostik relativ selten auf. Erst bei lokalem Therapieversagen und fortgeschrittenem Tumorleiden sind hämatogene Absiedelungen in bis zu 60% anzutreffen und betreffen dann meist Lunge, Leber und Skelett. In diesen Lokalisationen sind sie durch übliche Verfahren mit

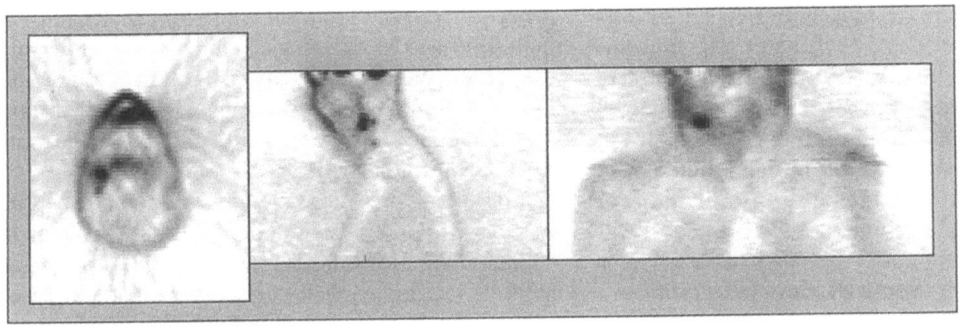

transversal sagittal koronar

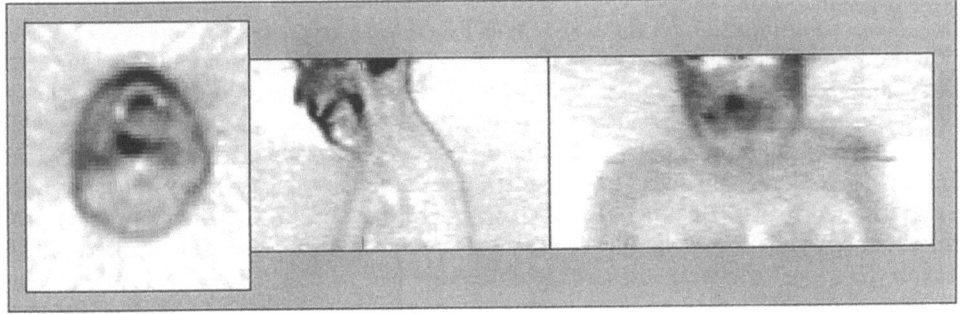

Abb. 5.2.1. F-18 FDG bei einem Patienten mit einem, die Mittellinie überschreitenden, rechtsseitigen Zungengrund-Karzinom in jeweils transversaler, sagittaler und coronarer Ansicht. Obere Reihe: zentriert auf die LK-Metastasen. Untere Reihe: zentriert auf den Primärtumor. Neben der auch in er KST nachweisbaren ca. 1,5 cm durchmessenden LK-Metastase zeigt die PET zusätzlich zwei weitere, knapp caudal bzw. dorsal davon liegende, kleine, intensiv anreichernde Lymphknoten. Der metastatische Befall auch dieser LK konnte histologisch gesichert werden

hoher diagnostischer Treffsicherheit nachweisbar. In aller Regel bleibt jedoch der Lokalbefund aufgrund lokoregionärer Komplikationen therapie- und prognosebestimmend. Aus diesem Grunde ist nur eine eingeschränkte Indikation zur Fernmetastasensuche mittels PET bei Patienten mit Kopf-Hals-Tumoren gegeben (2b-Indikation).

Ähnlich zu beurteilen ist die Situation bei den 10–15% aller Patienten mit Kopf-Hals-Tumoren, die zum Zeitpunkt der Erstdiagnostik einen synchron auftretenden Tumor des oberen aerodigestiven Traktes aufweisen. Diese Synchrontumoren sind zum Großteil im Ösophagus lokalisiert (McGuirt 1982) und damit bei der Erstdiagnostik durch eine Ösophagoskopie, die sich an die obligate Panendoskopie anschließt, nachweisbar.

In zeitlichem Zusammenhang mit einem Lokalrezidiv, das in aller Regel innerhalb der ersten 2 Jahre nach der primären Therapie auftritt, entwickeln 20–30% der Patienten einen Zweittumor (Fitzpatrick et al. 1984; Black et al. 1983). Bei diesen vorbehandelten Patienten kann der endoskopische Zugang erschwert sein, was den Einsatz der PET rechtfertigen würde. Zwar sind noch keine ausreichenden

Tabelle 5.2.4. ^{18}F-FDG-PET über Studien zum LK-Staging bei Kopf-Hals-Tumoren

Autor	n	Sensitivität [%]	Spezifität [%]
Bailet et al. (1992)	16	86	98
Jabour et al. (1993)	12	74	98
Braams et al. (1995)	12	91	88
Laubenbacher et al. (1995)	22	90	96
Benchaou et al. (1996)	48	72	99
Kau et al. (1998)	60	87	92

Studien zum Nachweis von Fernmetastasen bzw. Zweittumoren publiziert, doch kann angenommen werden, daß die hohe FDG-Aufnahme der Primärtumoren sich auf die in aller Regel histologisch gleichartig aufgebauten Zweittumoren übertragen läßt. Es ist somit zu erwarten, daß zukünftige Studien es erlauben werden, die derzeitige 2b-Indikation für Zweittumoren hochzustufen.

Therapiemonitoring, Nachweis eines Lokalrezidivs, Prognose

Es ist zu erwarten, daß unter einer Therapie funktionelle vor morphologischen Veränderungen auftreten. Eine Erfassung dieser funktionellen Veränderungen durch die PET könnte Responder und Non-Responder frühzeitig unterscheiden und ggf. zu einer Änderung des therapeutischen Vorgehens bei Non-Respondern führen. Abbildung 5.2.2 zeigt ein Beispiel aus dem eigenen Patientengut zum Therapiemonitoring mittels der FDG-PET. Bereits 7 Tage nach Beginn einer Kombinationschemotherapie (Cisplatin/Taxol) fällt die prätherapeutisch massiv erhöhte FDG-Aufnahme (SUV: 18,7) im Zungenrandkarzinom links auf ein Drittel ab. Zu diesem Zeitpunkt war morphologisch noch keine Änderung des Tumorvolumens nachweisbar. Im Verlauf der Chemotherapie kommt es zu einer weiteren Abnahme der FDG-Aufnahme. Morphologisch konnte dann auch die partielle Remission durch eine deutliche Verringerung des Tumorvolumens bestätigt werden. Die zum Abschluß der Chemotherapie nicht vollständige Normalisierung der FDG-Aufnahme (SUV: 2,3) scheint nach vorläufigen eigenen Ergebnissen jedoch eine schlechte Prognose in bezug auf die Entwicklung eines Lokalrezidivs zu bedeuten. So war auch bei diesem Patienten 3 Monate später ein erneutes Tumorwachstum nachzuweisen.

Wie Tabelle 5.2.5 zeigt, sind bereits mehrere Studien mit FDG zum Therapiemonitoring durchgeführt worden. Hierbei kamen die Autoren zu recht ermutigenden Ergebnissen. Die Patientenzahlen sind in den jeweiligen Arbeiten jedoch sehr klein. Zudem verbietet sich eine Metaanalyse dieser Daten, da Therapieform und Zeitpunkt der Verlaufsuntersuchung unterschiedlich waren. Die bisherigen Ergebnisse scheinen zu zeigen, daß wohl für jede Therapieart ein genauer zeitlicher Verlauf der FDG-Auf-

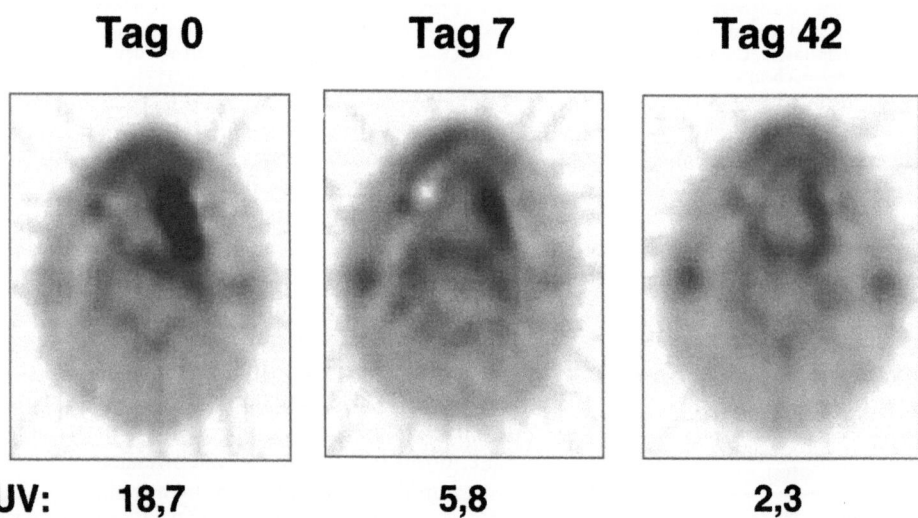

Abb. 5.2.2. Therapie-Monitoring unter Kombinationschemotherapie (Cisplatin/Taxol) mittels F-18 FDG PET (transversale Ansichten) bei einem Patienten mit einem linksseitigen Zungenrand-Karzinom. Die prätherapeutisch massiv erhöhte FDG-Aufnahme (SUV: 18,7) fällt bereits nach 7 Tagen auf ein Drittel ab. Zu diesem Zeitpunkt war morphologisch noch keine Änderung des Tumorvolumens nachweisbar. Im Verlauf der Chemotherapie kommt es zu einer weiteren Abnahme der FDG-Aufnahme. Morphologisch konnte dann auch die partielle Remission durch eine deutliche Verringerung des Tumorvolumens bestätigt werden. Die zum Abschluß der Chemotherapie nicht vollständige Normalisierung der FDG-Aufnahme (SUV: 2,3) scheint nach vorläufigen eigenen Ergebnissen eine schlechte Prognose in Bezug auf die Entwicklung eines Lokalrezidivs zu bedeuten. Auch bei diesem Patienten war 3 Monate später ein erneutes Tumorwachstum zu verzeichnen

5.2 Kopf-Hals-Tumoren

Tabelle 5.2.5. ^{18}F-FDG-PET Studien zur Therapiekontrolle bei Kopf-Hals-Tumoren. (*RTx* Radiatio, *CTx* Chemotherapie, *Mo* Monate)

Autor	n	Therapie	Zeitpunkt	Ergebnis/Schlußfolgerung des Autors
Minn et al. (1988)	19	RTx	Unmittelbar nach RTx (30 Gy)	Deutlicher Abfall der FDG-Aufnahme bei Respondern
Seifert et al. (1992)	10	CTx	Nach CTx	Linearer Zusammenhang zwischen Veränderung der FDG-Aufnahme und Wachstumsrate des Tumors
Haberkorn et al. (1993)	11	CTx	Nach 1 Zyklus	Hohe Korrelation zw. Wachstumsrate und FDG-Aufnahme
Rege et al. (1993)	11	RTx	Während u. unmittelbar nach RTx	Gute Unterscheidung Responder vs. Non-Responder
Berlangieri et al. (1994)	6	CTx + RTx	Während und nach 24 Mo	Geeignet zur Erkennung des frühen Ansprechens; nach 2 Jahren zur Rezidivdiagnostik
Greven et al. (1994)	25	RTx	1 und 4 Mo nach RTx	1 Mo zu unspez., 4 Mo zum Erkennen eines Frührezidivs
Reisser et al. (1995)	12	CTx	Nach 1. Zyklus	Gute Unterscheidung Responder vs. Non-Responder
Chaiken et al. (1993)	15	RTx	„In der Nachsorge"	Geeignet zur Beurteilung der lokalen Kontrolle

nahme definiert werden muß. So kann die PET zum Therapiemonitoring vorläufig nur als 2b-Indikation eingestuft werden.

Lokalrezidive treten gehäuft in den ersten beiden Jahren auf und sind aufgrund der Therapiefolgen und der veränderten Anatomie mittels morphologisch orientierter Verfahren nur schwierig nachweisbar. Aus den gleichen Gründen ist die Differentialdiagnose Narbengewebe vs. Rezidiv häufig nicht eindeutig zu beantworten. Zudem ist das Gewebe posttherapeutisch vulnerabel, was die Komplikationsrate von Biopsien erhöht. Ein nichtinvasives Verfahren ist damit wünschenswert.

Abbildung 5.2.3 zeigt das Beispiel eines Patienten mit einem ausgedehnten Lokalrezidiv am Zungengrund. Zusätzlich zum Nachweis des Lokalrezidivs kommt hier der Vorteil der PET als Ganzkörperuntersuchung zum tragen. Der in der PET erstmalige Nachweis mehrerer, rechtsseitiger Lungenmetastasen führte dazu, daß ein palliativer Ansatz der ursprünglich geplanten radikalen lokalen Sanierung, die mit erheblichen funktionellen Einbußen verbunden gewesen wäre, vorgezogen wurde. Tabelle 5.2.6 gibt einen Überblick über die bisherigen Studien mit ^{18}F-FDG zur Lokalrezidivdiagnostik. Jeweils bei der Hälfte der Studien war eine alleinige Radiatio bzw. eine kombinierte Radiochemotherapie durchgeführt worden. Die Untersuchungszeitpunkte schwanken zwischen 2 Monaten bis zu mehreren Jahren. Die Ergebnisse, die erreicht wurden, sind sehr ermutigend. Sie wurden zum größten Teil bei sogenannten „diagnostischen Problemfällen" – d.h. die vor PET durchgeführten morphologisch orientierten Verfahren erbrachten keine eindeutigen Ergebnisse – erhoben. Es ist jedoch zu beachten, daß nach einer Radiatio bis zur PET ein Zeitabstand von mindestens 3 Monaten eingehalten werden muß, da strahlentherapiebedingte, entzündliche Veränderungen sonst als Rezidive fehlgedeutet werden können. Aus den oben angeführten guten Ergebnissen und den diagnostischen Unsicherheiten anderer Verfahren bzw. der erhöhten Komplikationsrate nach Biopsien läßt sich eine 2a-Indikation ableiten.

Eine Korrelation zwischen dem Malignitätsgrad und der Prognose einerseits sowie der Höhe der FDG-Aufnahme andererseits wurde für Gliome (Di Chiro 1986), Weichteilsarkome (Griffeth et al. 1992) und Non-Hodgkin-Lymphome (Okada et al. 1992) bereits beschrieben. Auch bei Plattenepithelkarzinomen des Kopf-Hals-Bereiches mehren sich die Hinweise auf einen Zusammenhang zwischen der proliferativen Aktivität des Tumors und der Höhe des FDG-Uptakes (Haberkorn et al. 1991). Bei einer univariaten Analyse konnte vor kurzem

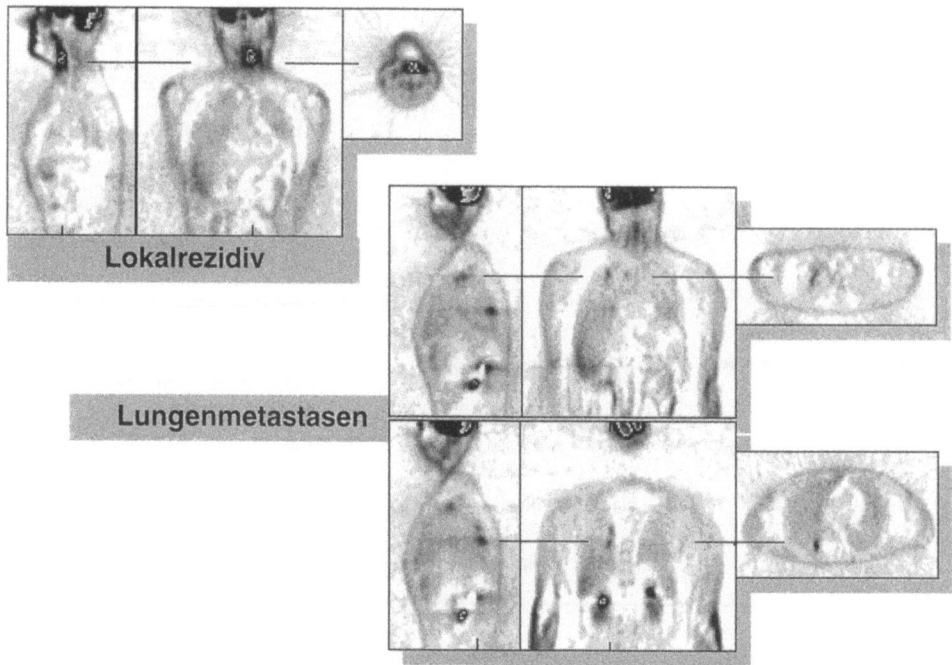

Abb. 5.2.3. Sagittale, koronare und transversale FDG-PET-Aufnahmen eines Patienten mit einem ausgedehnten Lokalrezidiv am Zungengrund (*oben links:* zentriert auf das Lokalrezidiv, *unten rechts:* zentriert auf Lungenmetastasen). Zusätzlich zum eindeutigen, nichtinvasiven Nachweis des Lokalrezidivs kommt hier der Vorteil der PET als Ganzkörperuntersuchung zu tragen. Der in der PET erstmalige Nachweis mehrerer, rechtsseitiger Lungenmetastasen führte dazu, daß ein palliativer Ansatz der ursprünglich geplanten radikalen lokalen Sanierung, die mit erheblichen funktionellen Einbußen verbunden gewesen wäre, vorgezogen wurde

die inverse Korrelation zwischen der Prognose und der Höhe der FDG-Aufnahme im Primärtumor gezeigt werden (Minn et al. 1997). So waren nach 3 Jahren noch 73% der Patienten mit einer niedrigen FDG-Aufnahme im Primärtumor (SUV ≤ 9) am Leben, während nur 22% der Patienten mit einer hohen FDG-Aufnahme (SUV >9) die Dreijahresgrenze erreichten. Allerdings ist bei den noch kleinen Patientenzahlen nicht auszuschließen, daß kovariante Faktoren wie Tumorgröße, Mitoseanzahl etc. dieses

Tabelle 5.2.6.
^{18}F-FDG-PET-Studien zum Lokalrezidivnachweis bei Kopf-Hals-Tumoren. (*CTx* Chemotherapie, *RTx* Radiatio, *Mo* Monate, *a* Jahre, *Wo* Wochen, – nicht angegeben bzw. Berechnung nicht sinnvoll

Autor	n	Therapie	Sensitivität [%]	Spezifität [%]	Zeit nach der Therapie
Minn et al. (1993)	1	CTx + RTx	–	–	4 a
Greven et al. (1994)	11	CTx + RTx	100	100	6 Mo
Rege et al. (1994)	17	RTx	90	100	Mo
Austin et al. (1995)[a]	10	CTx + RTx	67	57	Mo
Bailet et al. (1995)	10	RTx	100	–	6 Wo
Lapela et al. (1995)	15	RTx oder OP	88	86	4–56 Mo
McGuirt et al. (1995)	13	RTx	85	–	>3 Mo
Anzai et al. (1996)	12	RTx	88	100	2–108 Mo

[a] Es wurden nur „morphologische Problemfälle" untersucht; d. h. morphologisch orientierte Bildgebung wie CT oder MRT hatte keinen eindeutigen Befund ergeben.

Ergebnis mitbeeinflußten. Bei einer multivariaten Analyse dieser Daten konnte die Höhe der FDG-Aufnahme noch nicht als unabhängiger Prognoseparameter identifiziert werden, so daß weitere Untersuchungen abgewartet werden müssen.

5.2.3
Durchführung und Auswertung der PET

Neben den üblichen Vorbereitungen zur PET mit ^{18}F-FDG sind bei Patienten mit Kopf-Hals-Tumoren einige Besonderheiten zu beachten. Die Überprüfung des Blutzuckerspiegels vor der PET, die bei allen Patienten durchgeführt werden sollte, ist ein unbedingtes Muß bei Patienten mit Kopf-Hals-Tumoren, da ein Großteil dieser Patienten Alkoholprobleme aufweist und sich nicht an die Vorschriften zur Nüchternheit hält.

Bei der Anamneseerhebung vor der PET ist zu erfragen, welche Eingriffe bisher durchgeführt wurden, da reaktive Veränderungen auf z. B. Biopsien bis zu 1 Woche post OP eine erhöhte FDG-Aufnahme zeigen können. Auch Infektionen des Kopf-Hals-Bereiches (z. B. Sinusitiden) sollten klinisch ausgeschlossen werden, da diese einerseits ein malignes Geschehen vortäuschen können, andererseits aber auch einen Tumor der Nasennebenhöhlen maskieren können. Die Frage nach der bereits erfolgten Therapie sollte, wie auch bei anderen Tumorentitäten, obligat sein. Hier ist insbesondere bei der Suche nach Lokalrezidiven eine vorausgegangene Radiatio zu eruieren, die ebenfalls zu unspezifischen reaktiv-entzündlichen Veränderungen mit erhöhter FDG-Aufnahme führen kann.

Während der 40- bis 60minütigen Wartezeit post Injectionem sollten die Patienten angewiesen werden, ihre Sprach- und Kaumuskulatur nicht anzustrengen, d. h. sie sollten nach Möglichkeit nicht sprechen und insbesondere nicht Kaugummi kauen. Ebenso ist auf eine bequeme Lagerung zu achten, damit die Halsmuskulatur nicht angestrengt wird. Diese Empfehlungen dienen dazu, die muskuläre FDG-Aufnahme zu vermindern und damit ein besseres Tumor/Muskel-Verhältnis zu erreichen. Das Untersuchungsgebiet sollte von der Schädelbasis bis zum Leberunterrand reichen, um Zweittumoren (insbesondere Ösophaguskarzinome) sicher miterfassen zu können. Bei der Suche nach unbekannten Primärtumoren ist eine Ausdehnung des Untersuchungsfeldes bis zur Symphyse notwendig, da in Einzelfällen auch abdominelle Malignome einen zervikalen LK-Befall verursachen können. Die Frage, inwieweit eine Schwächungskorrektur als Voraussetzung für eine semiquantitative Auswertung die zusätzlich erforderliche Aufnahmezeit rechtfertigt, ist noch umstritten. Eigene Erfahrungen zeigten, daß eine rein visuelle Auswertung mit einer fokal erhöhten FDG-Aufnahme loco typico als Malignitätskriterium identische Ergebnisse im Vergleich zu semiquantitativen Kriterien (Tumor-Non-Tumor-Quotient >2,0 oder SUV >2,0) erbringt (Laubenbacher et al. 1995). Bei der Beurteilung der PET-Aufnahmen ist neben der üblichen Angabe der Größe und der Lokalisation beim Primärtumor auch eine etwaige Mittellinienüberschreitung bzw. bei Lymphknoten das betreffende Level anzugeben. Insbesondere sollte fokalen FDG-Erhöhungen an Orten, die durch eine übliche Neck-dissection nicht erfaßt werden (nuchal, retroklavikulär lateral, tief retrosternal), besondere Aufmerksamkeit gewidmet werden. Das Vorhandensein (meist zentraler) Nekrosen im Primarius oder in LK ist anzugeben, da hierdurch die operative Strategie verändert werden kann. Im Falle einer inhomogenen intratumoralen FDG-Anreicherung empfiehlt sich die Angabe des FDG-Maximums als geeignetem Biopsieort.

An Fallstricken ist insbesondere die erhöhte muskuläre FDG-Aufnahme in der Halsmuskulatur infolge einer unbequemen Lagerung zu nennen. Hier kann eine hohe Aufnahme im M. sternocleidomastoideus einen zervikalen LK-Befall bzw. eine hohe Aufnahme im medialen Trakt der autochthonen Rückenmuskulatur als Befall nuchaler Lymphknoten fehlinterpretiert werden. Eine Differenzierung gelingt durch die Konfiguration der FDG-Aufnahme im typischen Muskelverlauf (schräg nach laterokranial beim M. sternocleidomastoideus; meist seitensymmetrische Aufnahme in den kleinen Halsmuskeln, auch Lobster-Zeichen genannt). Auf die Möglichkeit einer hohen FDG-Aufnahme in die Kau- und Sprechmuskulatur bei Anstrengung dieser während der Wartezeit post injectionem sowie auf eine mögliche Maskierung eines Malignoms durch eine Entzündung (v. a. Sinusitiden) wurde bereits oben eingegangen. Gastritiden oder Ösophagitiden sind in aller Regel durch das eher diffuse Verteilungsmuster der FDG-Anreicherung von einem Zweittumor (Magenkarzinom, Ösophaguskarzi-

Tabelle 5.2.7. Besonderheiten bei der Durchführung und Auswertung der PET mit ^{18}F-FDG bei Patienten mit Kopf-Hals-Tumoren

Patientenvorbereitung	
Nüchtern	Mindestens 6 h (Blutzucker-Spiegel?, C_2H_5OH ?)
Anamnese	Diabetiker ? Biopsie, Eingriffe etc.?, bisherige Therapie (Radiatio)? Bestehende/vorausgegangene Infektionen (Sinusitis)?
Nach Injektion	Keine Anstrengung der Sprach- und Kaumuskulatur (nicht sprechen, kein Kaugummi) Bequeme Lagerung ohne Anstrengung der Halsmuskulatur
Untersuchungsprotokoll	
Gebiet	Schädelbasis bis Leberunterrand (Rationale: Erfassung von Synchron-, Zweittumoren; insbesondere Ösophaguskarzinomen) Bei Frage nach unbekanntem Primärtumor: Schädelbasis bis Symphyse
Lymphknoten	Größe Lokalisation (Level) Fernmetastasen?, Synchron-, Zweittumor ?
Fallstricke	**Ursache/Abhilfe**
Pat. nicht nüchtern (C_2H_5OH ?)	Obligate Blutzuckermessung prae injectionem
Biopsie vor PET täuscht Tumor vor	Anamnese
Sinusitis maskiert Tumor/täuscht Tumor vor	Anamnese
Gastritis, Ösophagitis täuscht Zweittumor vor	Anamnese
Diffuse hohe FDG-Aufnahme im gesamten oberen GI-Trakt	Radiatio? → mind. 3 Monate Abstand zur PET
Hohe FDG-Aufnahme in allen Muskeln	Diabetes?
Hohe FDG-Aufnahme in Kau- und Sprachmuskulatur	Kaugummi?
Zervikale LK DD: M. sternocleidomastoideus	Unbequeme Lagerung? Muskeltypischer Verlauf?
Nuchale LK DD: autochthone Rückenmuskulatur	Unbequeme Lagerung? „Lobster-Zeichen"?

nom) abzugrenzen. Zudem kann hier die Anamnese diagnostische Hilfe bieten. Eine zusammenfassende Übersicht über die Besonderheiten bei der Durchführung, Interpretation und Fallstricken ist in Tabelle 5.2.7 angefügt.

Andere Radiopharmazeutika

Neben dem am häufigsten verwendeten PET-Radiopharmazeutikum ^{18}F-FDG als Marker der Glukose-Utilisation sind bei Kopf-Hals-Tumoren auch PET-Radiopharmazeutika zur Messung der Proteininkorporation bzw. des Aminosäure-Transports (^{11}C-Methionin, ^{11}C-Leucin, ^{11}C-Tyrosin) und zur Messung der DNA-Replikation (^{11}C-Thymidin) eingesetzt worden. Der physiologische Hintergrund für den Einsatz von markierten Aminosäuren ist die seit langem bekannte Tatsache, daß maligne Zellen eine erhöhte Aminosäureaufnahme bzw. Proteinmetabolismus zeigen (Busch et al. 1959). Mittels ^{11}C-Thymidin ist die Möglichkeit einer direkten Messung der DNA-Replikation als Maß für die Zellproliferation gegeben. Diese ist ein außerordentlich wichtiger prognostischer Faktor bei Malignomen (Meyer et al. 1983).

Allen diesen Radiopharmazeutika ist gemeinsam, daß eine im Vergleich zu FDG niedrigere Aufnahme in entzündlichen Prozessen theoretisch erwartet werden kann und so die Differentialdiagnose zwischen unspezifischen reaktiven Veränderungen und einem malignen Geschehen erleichtert werden würde. Erste Ergebnisse an kleinen Fallzahlen (van Eijkeren et al. 1992; Lindholm et al. 1993; Leskinen-Kallio et al. 1994) zeigen bezüglich der Darstellung des Primärtumors sowie der Erfassung von Lymphknotenmetastasen vergleichbare Ergebnisse zu FDG. Eine sichere Aussage, inwieweit ein Radiopharmazeutikum dem anderen vorzuziehen wäre, ist jedoch erst nach Vorlage von Studien möglich, die an einem großen Patientengut beide Verfahren direkt miteinander vergleichen.

5.2.4
Zusammenfassung

Plattenepithelkarzinome (PECA) stellen den überwiegenden Anteil der extrakraniellen Kopf-Hals-Tumoren und weisen eine hohe FDG-Aufnahme auf. Die PET mit ^{18}F-FDG ist wegen dieser hohen FDG-Aufnahme morphologisch orientierten Verfahren wie der Sonographie, CT und MRT bei der Erfassung eines malignen Lymphknotenbefalls überlegen. Steht die Frage einer Neck-dissection im Raume (in aller Regel bei resektablen Primärtumoren), kann die PET als 1b-Indikation eingestuft werden, da hier dem Patienten bei negativem PET-Ergebnis bezüglich des LK-Befalles eine Neck-dissection erspart werden kann. Bei nichtresektablen Primärtumoren liegen noch nicht genügend Daten vor, die den Nutzen eines durch die PET definierten kleineren Bestrahlungsfeldes belegen. Bei unbekanntem Primärtumor (sonst negativer Bildgebung und vorliegender Histologie) stellt die FDG-PET als diagnostische Ultima ratio das Verfahren der Wahl dar und kann in bis zu 50% der Fälle noch den Primärtumornachweis erbringen (1a-Indikation). Die Einordnung als 2a-Indikation bezüglich des Lokalrezidivnachweises beruht auf der mangelhaften Differenzierung Narbe vs. Lokalrezidiv durch morphologische Verfahren und auf dem erhöhten Komplikationsrisiko von Biopsien bei posttherapeutisch vulnerablem Gewebe. Hier ist zu beachten, daß nach einer Radiatio ein Sicherheitsabstand von mindestens 3 Monaten eingehalten werden sollte, um postradiogene entzündliche Veränderungen nicht fehlzudeuten. Zum Nachweis eines Zweitkarzinoms und zum Therapiemonitoring liegen derzeit noch keine ausreichenden Daten vor, so daß hier vorläufig eine 2b-Indikation anzusetzen ist. Die Primärtumordiagnostik im Sinne eines T-Stagings wird aufgrund der mangelnden anatomischen Information durch die PET weiterhin die Domäne hochauflösender morphologischer Verfahren bleiben.

Literatur

Anzai Y, Carroll WR, Quint DJ et al. (1996) Recurrence of head and neck cancer after surgery or irradiation: prospective comparison of 2-deoxy-2-[F-18]fluoro-D-glucose PET and MR imaging diagnoses. Radiology 200: 135–141

Austin JR, Wong FC, Kim EE (1995) Positron emission tomography in the detection of residual laryngeal carcinoma. Otolaryngol Head Neck Surg 113: 404–407

Bailet JW, Sercarz JA, Abemayor E, Anzai Y, Lufkin RB, Hoh CK (1995) The use of positron emission tomography for early detection of recurrent head and neck squamous cell carcinoma in postradiotherapy patients. Laryngoscope 105: 135–139

Bailet JW, Abemayor E, Jabour BA, Hawkins RA, Ho C, Ward PH (1992) Positron emission tomography: a new, precise imaging modality for detection of primary head and neck tumors and assessment of cervical adenopathy. Laryngoscope 102: 281–288

Baredes S, Leeman DJ, Chen TS et al. (1993) Significance of tumor thickness in soft palate carcinoma. Laryngoscope 103: 389–393

Batsakis JG (1984) Tumors of the head and neck: clinical and pathological considerations. Williams & Wilkens, Baltimore

Benchaou M, Lehmann W, Slosman DO et al. (1996) The role of FDG-PET in the preoperative assessment of N-staging in head and neck cancer. Acta Otolaryngol Stockh 116: 332–335

Berlangieri SU, Brizel DM, Scher RL et al. (1994) Pilot study of positron emission tomography in patients with advanced head and neck cancer receiving radiotherapy and chemotherapy. Head Neck 16: 340–346

Black RJ, Gluckman JL, Shumrick DA (1983) Multiple primary tumors of the upper aerodigestive tract. Clin Otolaryngol All Sci 8: 277–281

Braams JW, Pruim J, Freling NJM et al. (1995) Detection of lymph node metastases of squamous-cell cancer of the head and neck with FDG-PET and MRI. J Nucl Med 36: 211–216

de Braud F, Al-Sarraf M (1993) Diagnosis and management of squamous cell carcinoma of unknown primary tumor site of the neck. Sem Oncol 20: 273–278

van den Brekel MW, Castelijns JA, Snow GB (1994) The role of modern imaging studies in staging and therapy of head and neck neoplasms. Semin Oncol 1994; 21:340–348

Busch H, Davis JR, Honig GR, Anderson DC, Nair PV, Nyhan WL (1959) The uptake of a variety of amino-acids into nuclear proteins of tumors and other tissues. Cancer Res 19: 1030–1039

Chaiken L, Rege S, Hoh C et al. (1993) Positron emission tomography with fluorodeoxyglucose to evaluate tumor response and control after radiation therapy. Int J Radiat Oncol Biol Phys 27: 455–464

Di Chiro G (1986) Positron emission tomography using (18F)fluoro-deoxyglucose in brain tumors: a powerful diagnostic and prognostic tool. Invest Radiol 22: 360–371

Dillon WP, Harnsberger HR (1991) The impact of radiologic imaging on staging of cancer of the head and neck. Semin Oncol 18: 64–79

Deutsche Gesellschaft für Hals-Nasen-Ohrenheilkunde, Kopf- und Halschirurgie (1997) Leitlinie Kehlkopfkarzinom. HNO-Mitteilungen 47: 7–15 (auch aktuell jeweils abrufbar über Internet (AWMF-online: http://www. uni-duesseldorf. de/WWW/AWMF/II/hno)

Eichhorn T, Schroeder HG, Glanz H, Schwerk WB (1987) Histologisch kontrollierter Vergleich von Palpation und Sonographie bei der Diagnose von Halslymphknotenmetastasen. Laryngol Rhinol Otol 66: 266–274

van Eijkeren M, De Schryver A, Goethals P et al. (1992) Measurement of short-term 11C-thymidine activity in human head and neck tumours using positron emission tomography (PET). Acta Oncol 31: 539–543

Feinmesser R, Freeman JL, Feinmesser M et al. (1992) Role of modern imaging in decision-making for elective neck dissection. Head Neck 14: 173–176

Fitzpatrick PJ, Tepperman BS, Deboer G (1984) Multiple primary squamous cell carcinomas in the upper digestive tract. Int J Radiat Oncol Biol Phys 10: 2273–2279

Glazer H, Niemeyer JH, Blafes DM (1986) Neck neoplasms: MRI imaging part I. Initial evaluation. Radiology 160: 343–348

Greven KM, Williams D, Keyes JJ et al. (1994) Distinguishing tumor recurrence from irradiation sequelae with positron emission tomography in patients treated for larynx cancer. Int J Radiat Oncol Biol Phys 29: 841–845

Greven KM, Williams D, Keyes JJ et al. (1994) Positron emission tomography of patients with head and neck carcinoma before and after high dose irradiation. Cancer 74: 1355–1359

Griffeth LK, Dehdashti F, McGuire AH et al. (1992) PET evaluation of soft-tissue masses with fluorine-18 fluoro-2-deoxy-D-glucose. Radiology 182: 185–194

Gritzmann N (1992) Imaging procedures in diagnosis of laryngeal cancer with special reference to high resolution ultrasound. Wien Klin Wochenschr 104: 234–242

Haberkorn U, Strauss LG, Dimitrakopoulou A et al. (1993) Fluorodeoxyglucose imaging of advanced head and neck cancer after chemotherapy. J Nucl Med 34: 12–17

Haberkorn U, Strauss LG, Reisser C et al. (1991) Glucose uptake, perfusion, and cell proliferation in head and neck tumors: relation of positron emission tomography to flow cytometry. J Nucl Med 32: 1548–1555

Hermanek P, Sobin LH (1992) TNM classification of malignant tumors, 4th ed., 2nd Revision. Springer, Berlin Heidelberg New York

Jabour BA, Choi Y, Hoh CK et al. (1993) Extracranial head and neck: PET imaging with 2-[F-18]fluoro-2-deoxy-D-glucose and MR imaging correlation. Radiology 186: 27–35

Kau RJ, Alexiou C, Laubenbacher C, Ziegler S, Schwaiger M, Arnold W (1998) Positron-Emission-Tomography (PET) for the preoperative staging of head- and neck-tumours. Br J Cancer 77: 12

Kau RJ, Laubenbacher C, Saumweber D, Wagner-Manslau C, Schwaiger M, Arnold W (1994) Präoperatives Tumorstaging mittels Endoskopie, Magnetresonanztomographie, Somatostatinszintigraphie und Positronenemissionstomographie. Otorhinolaryngol Nova 4: 292–299

Kotwall C, Sako K, Razack MS et al. (1987) Metastatic patterns in squamous cell cancer of the head and neck. Am J Surg 154: 439–442

Lapela M, Grenman R, Kurki T et al. (1995) Head and neck cancer: detection of recurrence with PET and 2-[F-18]Fluoro-2-deoxy-D-glucose. Radiology 197: 205–211

Laubenbacher C, Saumweber D, Wagner-Manslau C, Kau RJ et al. (1995) Comparison of fluorine-18-fluorodeoxyglucose PET, MRI and endoscopy for staging head and neck squamous-cell carcinoms. J Nucl Med 36:1747–1757

Lenz M, Bongers H, Ozdoba C, Skalej M (1989) Klinische Wertigkeit der Computertomographie beim prätherapeutischen T-Staging von orofazialen Tumoren. RöFo 151: 138–144

Leskinen-Kallio S, Lindholm P, Lapela M, Joensuu H, Nordman E (1994) Imaging of head and neck tumors with positron emission tomography and (11 C)methionine. Int J Radiat Oncol Biol Phys 30: 1195–1199

Lindholm P, Leskinen KS, Minn H et al. (1993) Comparison of fluorine-18-fluorodeoxyglucose and carbon-11-methionine in head and neck cancer. J Nucl Med 34: 1711–1716

Lindholm P, Minn H, Leskinen-Kallio S, Bergman J, Ruotsalainen U, Joensuu H (1993) Influence of the blood glucose concentration on FDG uptake in cancer – a PET study. J Nucl Med 34: 1–6

McGuirt WF (1982) Panendoscopy as a screening examination for simultaneous primary tumors in head and neck cancer: a prospective sequential study and review of the literature. Laryngoscope 92: 569–576

McGuirt WF, Greven KM, Keyes JJ et al. (1995) Positron emission tomography in the evaluation of laryngeal carcinoma. Ann Otol Rhinol Laryngol 104: 274–278

Meyer JS, Friedman E, McCrate MM et al. (1983) Prediction of early course of breast carcinoma by thymidine labeling. Cancer 51: 1879–1886

Minn H, Paul R, Ahonen A (1988) Evaluation of treatment response to radiotherapy in head and neck cancer with fluorine-18 fluorodeoxyglucose. J Nucl Med 29: 1521–1525

Minn H, Aitasalo K, Happonen RP (1993) Detection of cancer recurrence in irradiated mandible using positron emission tomography. Eur Arch Otorhinolaryngol 250: 312–315

Minn H, Lapela M, Klemi PJ et al. (1997) Prediction of survival with Fluorine-18-Fluoro-deoxyglucose and PET in head and neck cancer. J Nucl Med 38: 1907–1911

Mukherji SK, Drane WE, Tart RP, Landau S, Mancuso AA (1994) Comparison of thallium-201 and F-18 FDG SPECT uptake in squamous cell carcinoma of the head and neck. Am J Neuroradiol 15: 1837–1842

Mukherji SK, Drane WE, Mancuso AA, Parsons JT, Mendenhall WM, Stringer S (1996) Occult primary tumors of the head and neck: detection with 2-[F-18] fluoro-2-deoxy-D-glucose SPECT. Radiology 199: 761–766

Okada J, Yoshikawa K, Itami M et al. (1992) Positron emission tomography using fluorine-18-fluorodeoxyglucose in malignant lymphoma: a comparison with proliferative activity. J Nucl Med 33: 325–329

Quetz JU, Rohr S, Hoffmann P, Wustrow J, Mertens J (1991) B-image sonography in lymph node staging of the head and neck area. A comparison with palpation, computerized and magnetic resonance tomography. HNO 39: 61–63

Rege S, Maass A, Chaiken L, et al. (1994) Use of positron emission tomography with fluorodeoxyglucose in patients with extracranial head and neck cancers. Cancer 73: 3047–3058

Rege SD, Chaiken L, Hoh CK et al. (1993) Change induced by radiation therapy in FDG uptake in normal and malignant structures of the head and neck: quantitation with PET. Radiology 189: 807–812

Reisser C, Haberkorn U, Dimitrakopoulou SA, Seifert E, Strauss LG (1995) Chemotherapeutic management of head and neck malignancies with positron emission tomography. Arch Otolaryngol Head Neck Surg 121: 272–276

Report of the American College of Cardiology/American Heart Association Task Force on Assessment of Diagnostic and Therapeutic Cardiovascular Procedures (Committee on Radionuclide Imaging) (1995) Task Force Report. Guidelines for Clinical Use of Cardiac Radionuclide Imaging. JACC 25: 521–527

Reske SN (1997) Konsensus-Onko-PET. Nuklearmedizin 36: 45–46

Schipper JH, Schrader M, Arweiler D, Muller S, Sciuk J (1996) Positron emission tomography for primary tumor detection in lymph node metastases with unknown primary tumor. HNO 44: 254–257

Seifert E, Schadel A, Haberkorn U, Strauss LG (1992) Evaluating the effectiveness of chemotherapy in patients with head-neck tumors using positron emission tomography (PET scan). HNO 40: 90–93

Som PM (1992) Detection of metastasis in cervical lymph nodes: CT and MR criteria and differential diagnosis. Am J Roentgenol 156: 961–969

Spitz MR (1993) Epidemiology and risk factors for head and neck cancer. Sem Oncol 21: 281–288

Steiner W (1993) Early detection of cancer in the upper aerodigestive tract, Part I. HNO 41: 360–367

Steinkamp HJ, Maurer J, Heim T, Knobber D, Felix R (1993) Magnetic resonance tomography and computerized tomography in tumor staging of mouth and oropharyngeal cancer. HNO 41: 519–525

Wagner-Manslau C, Laubenbacher C, van de Flierdt E et al. (1992) MRT bei Tumoren im Kopf-Halsbereich. Röntgenpraxis 45: 64–70

Wahl RL, Quint LE, Cieslak RD, Aisen AM, Koeppe RA, Meyer CR (1993) Anatometabolic tumor imaging: fusion of FDG PET with CT or MRI to localize foci of increased activity. J Nucl Med 34: 1190–1197

Wong WL, Hussain K, Chevretton E et al. (1996) Validation and clinical application of computer-combined computed tomography and positron emission tomography with 2-[18F]fluoro-2-deoxy-D-glucose head and neck images. Am J Surg 172: 628–632

5.3 Schilddrüsenkarzinome

F. Grünwald

5.3.1 Klinische Grundlagen

Die häufigsten Formen des Schilddrüsenkarzinoms lassen sich in 2 Hauptkategorien unterscheiden, und zwar in Tumoren mit Follikelzelldifferenzierung und solche mit C-Zelldifferenzierung. Bei den Tumoren mit Follikelzelldifferenzierung werden papilläre von follikulären unterschieden, weiterhin werden die gering differenzierten und die anaplastischen Tumoren zu dieser Gruppe gerechnet. Bei anaplastischen Karzinomen ist allerdings nicht immer eine klare Zuordnung zu einer initialen Zellinie möglich. Innerhalb der größten Gruppe, den papillären Karzinomen, lassen sich u. a. das gekapselte, das Mikrokarzinom, das grobinvasive, das diffussklerosierende sowie das onkozytäre Karzinom voneinander abgrenzen. Onkozytäre Karzinome nehmen aufgrund ihrer meist geringen Jodspeicherung und ihres hohen Mitochondriengehaltes insbesondere in der funktionellen bildgebenden Diagnostik und in bezug auf Therapieoptionen eine Sonderstellung ein. Die Karzinome mit C-Zelldifferenzierung sind z. T. genetisch bedingt, entweder als isoliertes familiäres medulläres Karzinom oder im Rahmen einer multiplen endokrinen Neoplasie (MEN-2a/MEN-2b). Auf die Existenz gemischter Follikelzell-/C-zelldifferenzierter Karzinome muß insbesondere in Hinblick auf die Radiojodapplikation hingewiesen werden, da diese hier – im Gegensatz zu den Karzinomen mit reiner C-Zelldifferenzierung – durchaus therapeutische Optionen bieten kann. Auf seltenere Formen des Schilddrüsenkarzinoms und die weitere Untergliederung der oben vorgestellten Tumorentitäten soll hier verzichtet werden, da diese Informationen im Zusammenhang mit der klinischen Bedeutung der PET z. Z. nicht relevant sind.

Die jährliche Inzidenz maligner Schilddrüsentumoren beträgt bei Frauen etwa 4/100.000, bei Männern etwa 1,5/100.000. Sie stellen bei Frauen einen Anteil von etwa 1,5%, bei Männern von etwa 0,5% aller malignen Tumoren dar. Die Inzidenz steigt mit zunehmendem Lebensalter, bei Autopsiestudien wurden in bis zu 35% der untersuchten Fälle okkulte Schilddrüsenkarzinome gefunden. Vermutlich liegt der Grund für diese Beobachtung im biologischen Verhalten der Mehrzahl dieser Malignome, die häufig über viele Jahre klinisch nicht in Erscheinung treten. Eine Exposition mit ionisierenden Strahlen in der Kindheit führt zu einer deutlichen Erhöhung der Inzidenz, vor allem papillärer Karzinome. Mit Zunahme einer ausreichenden Jodversorgung kommt es zu einer relativen Verschiebung der histologischen Befunde mit Zunahme der papillären und Abnahme der follikulären und anaplastischen Karzinome, wobei diskutiert wird, ob tatsächlich eine absolute Zunahme der papillären Tumoren unter verbesserter Jodversorgung besteht.

Tumorstadium und histopathologisches Grading haben neben Alter und Geschlecht die größte prognostische Bedeutung. Die TNM-Klassifikation nach den Empfehlungen des International Union Against Cancer/Union Internationale Contre le Cancer (UICC) (Spiessl et al. 1993) ist in Tabelle 5.3.1 wiedergegeben. Das histopathologische Grading erfolgt anhand der Beurteilung von nukleären Atypien und dem Ausmaß der Tumornekrose und der Gefäßinvasion (Akslen 1993). Während follikuläre Karzinome häufiger hämatogen metastasieren, weisen papilläre Tumoren eher eine lymphogene Ausbreitung auf, die – im Gegensatz zu anderen Tumoren – mit

Tabelle 5.3.1. Tumorstadium

pT[a]	
pT1	Tumor ≤1 cm, auf die Schilddrüse beschränkt
pT2	Tumor >1 cm, ≤4 cm, auf die Schilddrüse beschränkt
pT3	Tumor >4 cm, auf die Schilddrüse beschränkt
pT4	Tumor jeder Größe, der die Organkapsel überschritten hat
a	Unifokaler Tumor
b	Multifokaler Tumor
pN	
pN0	Keine Lymphknotenmetastasen (lokal)
pN1a	Ipsilaterale Lymphknotenmetastasen
pN1b	Kontralaterale, mediane oder mediastinale Lymphknotenmetastasen
pM	
pM0	Keine Fernmetastasen
pM1	Fernmetastasen

[a] Größter Tumor ist für die pT-Klassifikation entscheidend.

keiner wesentlichen Verschlechterung der Prognose assoziiert ist. Bei Fernmetastasen sind am häufigsten Lunge und Skelettsystem betroffen. Die Prognose der differenzierten Schilddrüsenkarzinome ist insgesamt äußerst günstig. Gekapselte papilläre Tumoren und papilläre Mikrokarzinome haben eine Langzeitüberlebensrate von über 90%. Es existieren verschiedene Stadieneinteilungen zur Einschätzung der individuellen Prognose.

Ein unter klinischen Aspekten akzeptables Konzept, das neben dem Primärstaging nur das Lebensalter für die Prognose der Lebenserwartung berücksichtigt, wird in Tabelle 5.3.2 gezeigt. Insbesondere im Vergleich zu anderen Tumorentitäten ist hervorzuheben, daß Patienten unter 45 Jahren auch bei Vorliegen von Fernmetastasen noch dem relativ

Tabelle 5.3.2. Prognostische Stadieneinteilung

	≤45 Jahre	>45 Jahre
Stadium I	Jedes T, jedes N, M0	T1, N0, M0
Stadium II	Jedes T, jedes N, M1	T2-3, N0, M0
Stadium III	–	T4, N0, M0 jedes T, N1, M0
Stadium IV	–	jedes T, jedes N, M1

günstigen Stadium II zugerechnet werden. Pulmonale Metastasen sind durch hochdosierte Radiojodapplikationen wesentlich günstiger zu beeinflussen als ossäre Metastasen, besonders effektiv ist die Radiojodtherapie bei diffuser pulmonaler Metastasierung, die ausschließlich im Radiojodszintigramm, nicht aber im Röntgenthorax oder CT nachzuweisen ist (Menzel et al. 1996). Die Prognose anaplastischer Karzinome ist in der Regel infaust, wobei die berichteten Ausnahmen meist darauf zurückzuführen sind, daß ein Karzinom trotz Vorliegen differenzierter Anteile als anaplastisch eingestuft wurde. Limitierend ist bei den anaplastischen Karzinomen häufig das invasive Wachtum des Primärtumors bzw. des Lokalrezidivs.

Karzinome mit C-Zelldifferenzierung nehmen in bezug auf die Prognose eine Mittelstellung zwischen den differenzierten und den anaplastischen Karzinomen ein, wobei die lymphogene Metastasierung, die häufig auch mediastinale Lymphknotengruppen umfaßt, eine wesentlich größere prognostische Bedeutung als bei den differenzierten, insbesondere bei den papillären Karzinomen hat.

Auf die präoperative Diagnostik von Schilddrüsentumoren soll hier nur sehr kurz eingegangen werden, da diese keinen Bezug zum klinischen Einsatz der PET hat. Für die präoperative Dignitätsbeurteilung ergibt sich keine Indikation zur FDG-PET, wie unten näher ausgeführt. Die Diagnostik umfaßt neben der klinischen Untersuchung Sonographie, Szintigraphie, Feinnadelbiopsie, ggf. morphologische Bildgebung sowie die Bestimmung schilddrüsenspezifischer Laborparameter. Nach neueren Arbeiten wird bei unklaren nodösen Veränderungen der Schilddrüse zunehmend die Bestimmung des basalen Kalzitoninwertes im Serum empfohlen (Raue u. Frank-Raue 1997).

5.3.2 Therapie

Mit Ausnahme des hochdifferenzierten gekapselten papillären Karzinoms pT1a N0 M0 bei Patienten unter 45 Jahren (in diesem Fall wird überwiegend eine Hemithyreoidektomie als ausreichend angesehen) stellt die totale Thyreoidektomie die Therapie der Wahl dar (Simon 1997). Dies dient zum einen der Entfernung von Tumorgewebe, was insbesondere aufgrund des relativ häufigen multifokalen Wachstums relevant ist, wobei bisher noch nicht geklärt werden konnte, ob es sich um eine intrathyreoidale Metastasierung oder ein paralleles Entwickeln mehrerer Tumorklone handelt. Zum anderen ist die möglichst radikale Entfernung von benignem jodspeichernden Gewebe die Voraussetzung für eine effektive Radiojodtherapie. Die Thyreoidektomie schließt bei differenzierten Karzinomen die Lymphknotendissektion des zentralen Kompartimentes ein, bei Hinweis auf weitere Lymphknotenmetasen auch der lateralen Kompartimente (ipsilateral und ggf. auch kontralateral). Beim C-Zellkarzinom ist die Dissektion der lateralen Kompartimente obligat, bei der sporadischen Form des ipsilateralen, bei der familiären Form auch des kontralateralen Kompartiments. Bei anaplastischen Karzinomen wird das chirurgische Vorgehen weitgehend durch palliative Aspekte bestimmt.

Mit Ausnahme der oben genannten Konstellation (hochdifferenziertes gekapseltes papilläres Karzinoms pT1a N0 M0 bei Patienten unter 45 Jahren) sowie des nicht hinreichend operablen Tumors erfolgt nach der Thyreoidektomie eine erste Therapie mit Radiojod. Als Isotop wird ^{131}I verwendet, welches eine b-Strahlenenergie (E_{max}) von 0,61 MeV und eine g-Strahlenenergie von 364 keV aufweist. Die b-Strahlung mit einer mittleren Reichweite von unter 1 mm kann therapeutisch genutzt werden, um (bei geringer Exposition anderer Gewebe) eine möglichst hohe Dosis in den Follikelzellen und deren unmittelbarer Umgebung zu erzielen, in denen die Fähigkeit zur Aufnahme von Jod erhalten geblieben ist, während die g-Komponente zur Szintigraphie genutzt werden kann. Die Radiojodtherapie (RJT) sollte unter maximaler TSH-Stimulation (>30 mU/l) erfolgen. Nach etwa 4wöchiger Hormonkarenz besteht meist eine maximale endogene TSH-Sekretion. Eine Ausnahme bilden Fälle mit ausgedehnter (meist pulmonaler) Metastasierung oder mit großen Mengen an Restgewebe, in dem jeweils noch eine relevante Hormonsynthese besteht sowie die selten vorkommende Hypophyseninsuffizienz. In diesen Fällen kann rekombinantes TSH eingesetzt werden, welches allerdings z. Z. noch nicht kommerziell verfügbar ist.

Die erste RJT erfolgt (in Abhängigkeit von der Masse des Restgewebes) mit 30–100 mCi (1,1–3,7 GBq). Szintigraphien erfolgen etwa 3–6 Tage nach meist oraler Applikation des Radiojods. Weitere RJT werden in etwa 3monatigen Abständen durchgeführt. Wenn kein Hinweis auf noch vorhandenes Tumorgewebe besteht, erfolgen die Therapien meist mit Einzeldosen von 100 mCi (3,7 GBq), selten bis zu 200 mCi (7,4 GBq). Neben der Zerstörung noch vorhandener maligner Zellen dient die RJT dazu, durch Elimination auch allen gesunden Schilddrüsengewebes optimale Voraussetzungen für eine effektive Nachsorge zu schaffen (Biersack u. Hotze 1991). Dies betrifft sowohl den Tg-Serumspiegel als auch die Sonographie des Schilddrüsenbettes und die Radiojodszintigraphie. Therapieziele sind primär ein negatives posttherapeutisches Radiojodszintigramm und ein nicht meßbarer Tg-Serumspiegel unter TSH-Stimulation. Inwieweit von diesem Ziel bei Patienten ohne Hinweis auf noch vorhandenes malignes Gewebe abgewichen werden kann, hängt vor allem von den oben genannten prognostischen Parametern ab. Onkozytäre Karzinome speichern in vielen Fällen nicht oder nur in geringem Maße Radiojod, so daß diese Tumoren sich einer effektiven Therapie häufig entziehen. Trotzdem sollte in jedem Fall ein Therapieversuch mittels Radiojod erfolgen, insbesondere dann, wenn keine weiteren kurativen Therapieoptionen bestehen.

Bei vermuteter oder nachgewiesener Metastasierung bzw. beim Rezidiv werden Einzeldosen bis zu 300 mCi (11,1 GBq) eingesetzt (Grünwald et al. 1988). Pulmonale Metastasen sprechen – insbesondere bei disseminierter Ausbreitung – besser als ossäre und andere Metastasen an (Menzel et al. 1996; Reiners 1993; Georgi et al. 1993). Hohe Dosen sollten möglichst früh eingesetzt werden, da die Radiojodspeicherung im Verlauf der Erkrankung meist abnimmt.

C-Zellkarzinome speichern in der Regel kein Radiojod, allerdings ist bei follikulären Varianten durchaus der probatorische Einsatz von Radiojod sinnvoll. Eine klinisch wichtige Information liefert hier die Tg-Immunhistochemie des Primärtumors und ggf. auch von Metastasen. Anaplastische Karzinome speichern selten Radiojod, aber auch bei radiojodpositiven Tumoren läßt sich durch die RJT kaum ein nennenswerter Effekt auf das Tumorwachstum erzielen.

Die chirurgische Intervention stellt bei singulären Metastasen eine kurative Option dar, bei multiplen Metastasen kann sie auch zur Tumorverkleinerung (zur Optimierung der Radiojodwirkung vor der RJT) eingesetzt werden. Die perkutane Radiatio kommt in der Therapie des Schilddrüsenkarzinom insgesamt weniger häufig als in der Vergangenheit zur Anwendung. Sie ist indiziert bei inoperablen Tumoren, bei lokaler Tumorkompression und bei Skelettfiliae, insbesondere bei Frakturgefährdung. Ob die Prognose durch eine prophylaktische Bestrahlung der Lymphwege bei allen pT4-Tumoren in Hinblick auf möglicherweise vorhandene Mikrometastasen verbessert werden kann, wird z. Z. noch kontrovers diskutiert.

Bei undifferenzierten Karzinomen und Progredienz multipler Metastasen differenzierter Karzinome können u. U. Chemotherapeutika eingesetzt werden (Raue 1997). Erste Untersuchungen mit 13-cis-Retinsäure zeigen, daß durch diese Substanz, mit der auf dem Gebiet der Hämatoonkologie bereits größere Erfahrungen bestehen, eine Radiojodspeicherung in radiojodnegativen Tumorlokalisationen bei einem Teil der Patienten induziert werden kann (Grünwald et al. 1998; Simon et al. 1996). Dies ist insbesondere in Hinblick auf die FDG-PET interessant, da die PET hier dazu eingesetzt werden kann, zu überprüfen, ob die Radiojodspeicherung in allen Tumorherden induziert werden konnte.

5.3.3
Einsatz der FDG-PET

Im Gegensatz zu anderen Tumorentitäten ergibt sich bei Schilddrüsentumoren präoperativ (in der Dignitätsbeurteilung unklarer Läsionen) keine Indikation zur FDG-PET. Zwar wird inzidentiell häufig eine vermehrte FDG-Speicherung in malignen Schilddrüsentumoren beobachtet und von einigen Autoren auch eine Differenzierung maligner von benignen Tumoren anhand semiquantitativer Daten beschrieben, insgesamt ist aber die Spezifität der FDG-PET für einen dezidierten Einsatz zu gering, da sehr häufig auch benigne Adenome eine vermehrte Traceraufnahme zeigen und einige Karzinome (insbesondere mit papillärem Wachstumsmuster) kein FDG aufnehmen (Feine et al. 1996; Joensuu u. Ahonen 1987; Sisson et al. 1993; Adler u. Bloom 1993).

Sensitivität und Spezifität der FDG-PET steigen, wenn die Untersuchung postoperativ zu einem Zeitpunkt durchgeführt wird, an dem keine größeren Mengen an Schilddrüsenrestgewebe mehr vorhanden sind. So sollte die Untersuchung in der Regel nicht eher als etwa 2 Monate nach der ersten RJT erfolgen. Dann ist auch die Rate an falsch-positiven Befunden aufgrund unspezifischer postoperativer Veränderungen signifikant geringer.

Studien zur Wertigkeit der FDG-PET beim differenzierten Schilddrüsenkarzinom haben sich z. T. auf die Situation eines negativen Radiojodszintigramms bei Metastasenhinweis (aufgrund einer Erhöhung des Serum-Tg-Wertes oder unklarer morphologischer Befunde) fokussiert (Feine et al. 1996; Baqai et al. 1994; Messa et al. 1996; Easton et al. 1995; Grünwald et al. 1996, 1997; Tatsch et al. 1996; Conti et al. 1996; Platz et al. 1995). Morphologische bildgebende Verfahren (Sonographie, CT, MRT) sind prinzipiell natürlich dazu geeignet, auch radiojodnegatives Gewebe darzustellen. Allerdings haben sie den Nachteil, daß nur einzelne Regionen gezielt untersucht werden können und daß die Aussagekraft bei veränderten anatomischen Verhältnissen (z. B. nach Neck-dissection) stark eingeschränkt ist (Schober et al. 1986). Die Wertigkeit der CT wird zusätzlich dadurch reduziert, daß in Hinblick auf die weitere RJT kein jodhaltiges Kontrastmittel appliziert werden darf. Insbesondere die Spezifität der CT ist in diesen Fällen vergleichsweise gering.

Daher ist der Einsatz tumoraffiner Tracer erforderlich. Thallium-201 (Tl), hexakis (2-methoxy-isobutylisonitril) ^{99m}Tc(I) (MIBI) und ^{99m}Tc-1,2-bis[bis(2-ethoxyethyl)phosphino]ethan (Tetrofosmin) haben sich als geeignete Single-Photon-emittierende Tracer herausgestellt (Dadparvar et al. 1995; Briele et al. 1991; Gallowitsch et al. 1996; Nemec et al. 1996). MIBI weist eine Sensitivität von etwa 80–90% auf und ist besonders beim onkozytären Karzinom geeignet, Tumorgewebe darzustellen. Während von den meisten Autoren eine besonders hohe Sensitivität bei lokalen Prozessen gesehen wird, berichten Nemec et al. (1996), daß MIBI besonders bei Fernmetastasen sensitiv ist, speziell bei ossären Lokalisationen.

In mehreren Studien, die sich mit Kollektiven von jeweils etwa 50 Patienten befaßten, konnte gezeigt werden, daß die FDG-PET bei negativem Radiojodszinitigramm eine hohe Sensitivität von über 90% hat (Feine et al. 1996; Grünwald et al. 1997; Dietlein et al. 1997). Dabei zeigte sich, daß sehr häufig Tumorlokalisationen entweder ausschließlich Radiojod oder ausschließlich FDG speichern (Abb. 5.3.1–

5.3 Schilddrüsenkarzinome

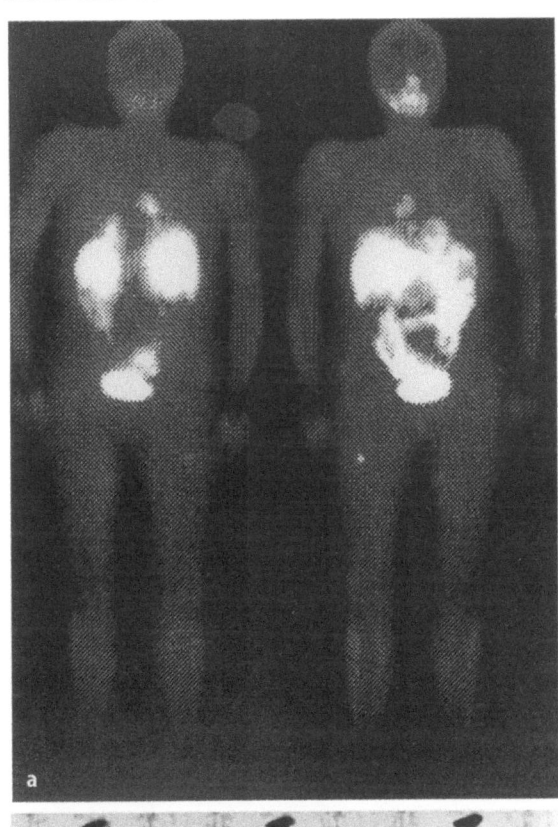
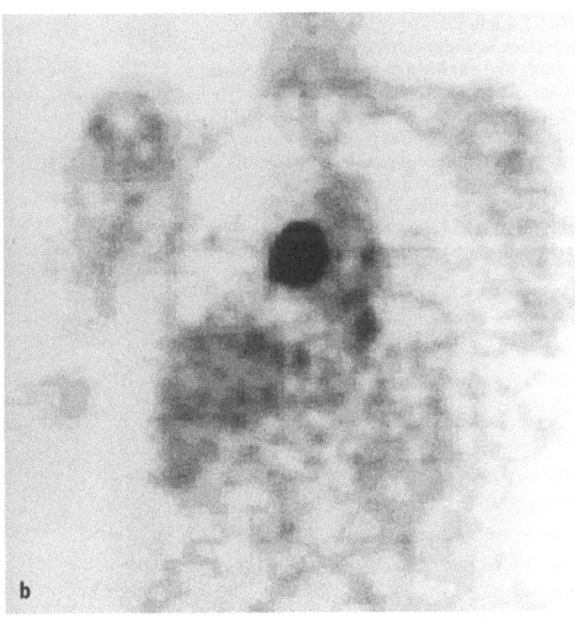
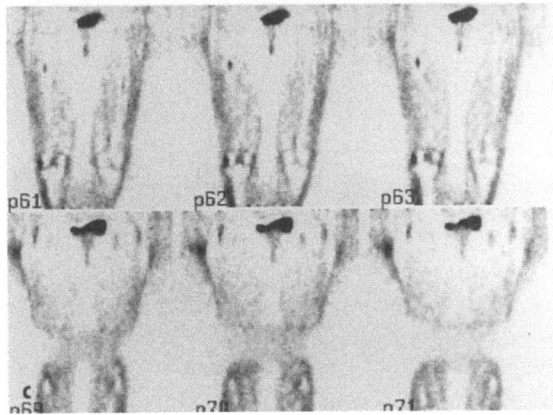

Abb. 5.3.1 a–c. Onkozytäres follikuläres Schilddrüsenkarzinom (pT4 Nx M1) mit pulmonalen und ossären Metastasen; Serum-Thyroglobulin: >10.000 µg/l. Die MIBI-Szintigraphie (**a**, dorsale Projektion links, ventrale Projektion rechts) zeigte pathologische Anreicherungen im Mediastinum (rechts paramedian) und im rechten Femur. Die FDG-PET zeigt einen deutlich positiven Befund im Mediastinum rechts paramedian, einen kleinen Herd links paramedian, einen suspekten Befund rechts pulmonal (**b**), der sich im weiteren Verlauf als positiv bestätigte, sowie eine Metastase im rechten Femur (**c**). Die Lokalisationen stellten sich im Radiojodszintigramm teils positiv, teils negativ dar

Abb. 5.3.2 a,b.
Papilläres Schilddrüsenkarzinom
(pTx N1 M1) mit Metastasen in Lymphknoten, Lunge, Knochen, Leber, Milz und Nieren. Serum-Thyroglobulin: 134 µg/l. **a** Das MRT zeigt eine große mediastinale Metastase sowie multiple pulmonale Filiae. **b** Im FDG-PET können Metastasen in Jugulum, Mediastinum, Lunge, rechten Humerus, linken Schultergelenk, Leber, Milz und Nieren nachgewiesen werden. Die Tumorlokalisationen zeigten nur zu einem geringen Teil eine Radiojodspeicherung

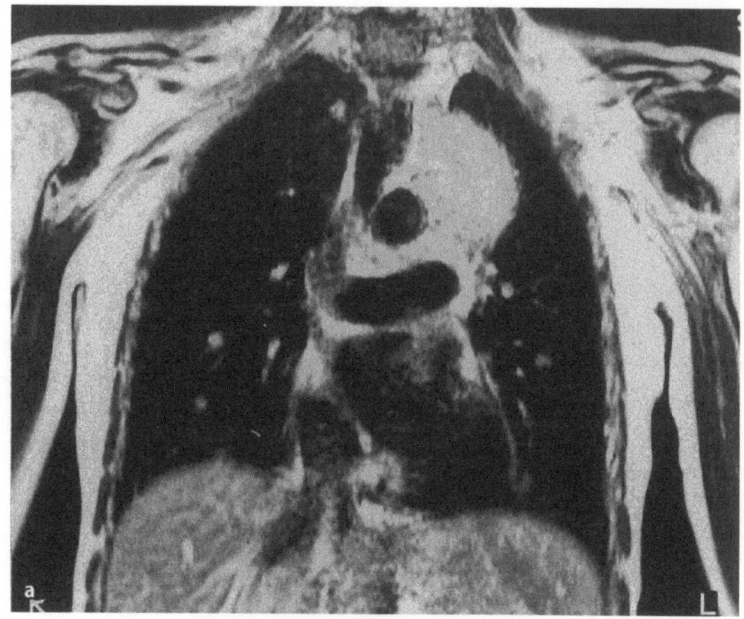

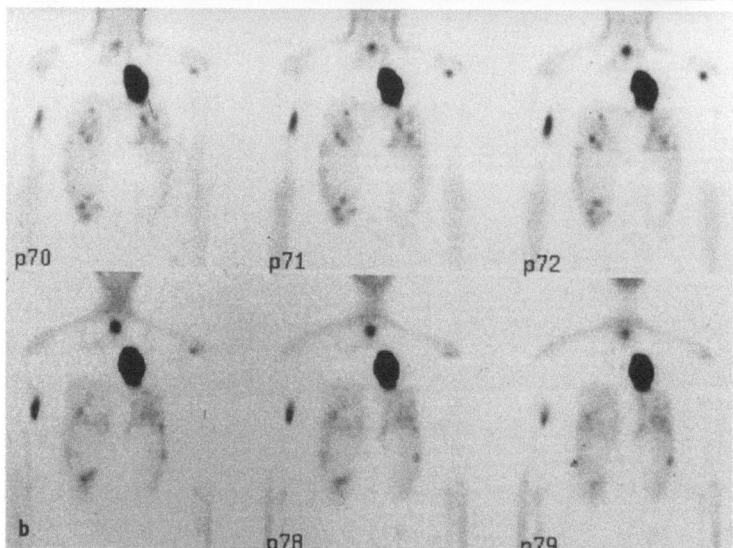

5.3.5). Dies betrifft sowohl den interindividuellen Vergleich von Patienten mit singulärer Tumormanifestation als auch Fälle mit mehreren Lokalisationen, die teils Radiojod-, teils FDG-positiv sind. Grund für dieses alternierende Speicherverhalten ist vermutlich ein unterschiedlicher Differenzierungsgrad der Tumorklone. Wie auch bei anderen Tumorentitäten (insbesondere den neuroendokrinen Tumoren) speichern schlecht differenzierte Tumoren in höherem Maße FDG, während gut differenzierte Tumoren bevorzugt den organspezifischen Tracer RJ aufnehmen, was auf einen noch vorhandenen Na/I-Symporter hinweist. Eine signifikante Korrelation konnte zwischen dem Primärtumorgrading und dem unterschiedlichen Nachweis mittels RJ und FDG-PET nachgewiesen werden (Grünwald et al. 1996).

5.3 Schilddrüsenkarzinome

Abb. 5.3.3.
Follikuläres Schilddrüsenkarzinom (pT4 N1 Mx). Serum-Thyreoglobulin: 850 µg/l. Lokalrezidiv (median) sowie zervikale Lymphknotenmetastasen beidseits, nachweisbar mittels FDG-PET

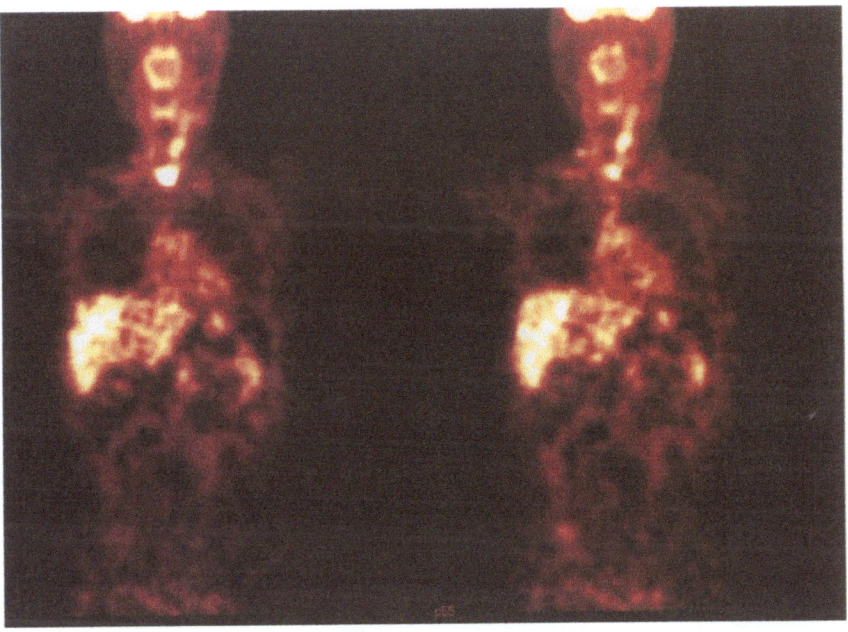

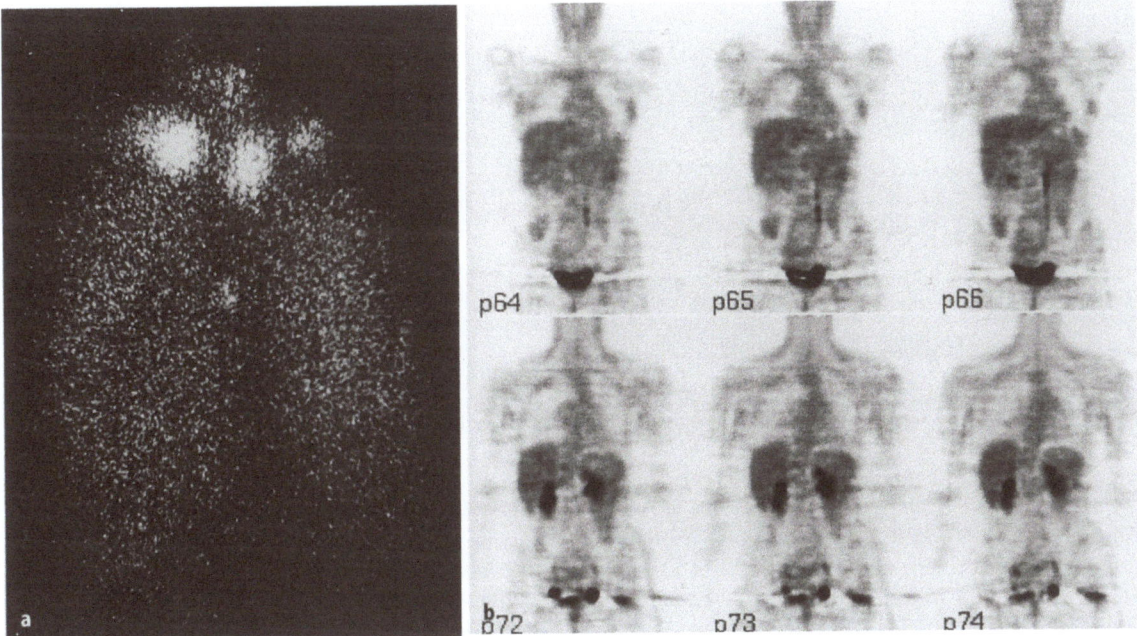

Abb. 5.3.4 a,b. Papilläres Schilddrüsenkarzinom (pT4 N1 M1). Serum-Thyreoglobulin: 334 µg/l. Radiojodpositive disseminierte pulmonale sowie regionale Lymphknotenmetastasen (**a**). Im FDG-PET läßt sich keine Steigerung des Glukosestoffwechsels nachweisen (**b**)

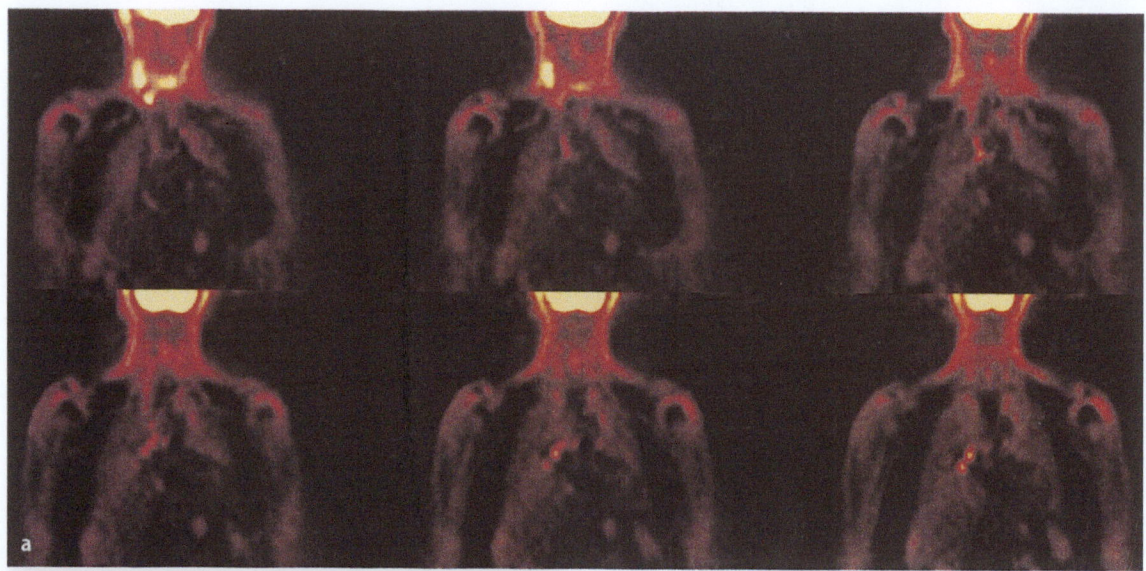
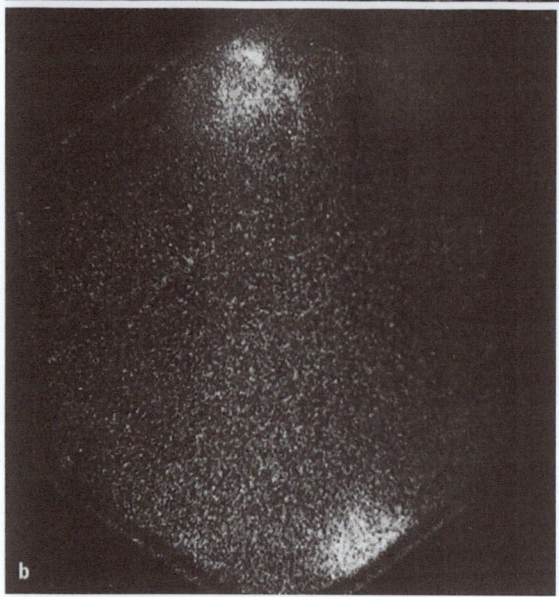

Abb. 5.3.5 a,b. Papilläres Schilddrüsenkarzinom (pT4 N1 M1). Serum-Thyreoglobulin: >10.000 µg/l. Im FDG-PET (**a**) Nachweis von pulmonalen und bilateralen zervikalen Lymphknotenmetastasen bei unauffälliger Radiojodszintigraphie (**b**)

An dieser Stelle soll – insbesondere im Hinblick auf eine Optimierung des diagnostischen Ablaufs – ausführlich auf einen Vergleich der FDG-PET mit der Szintigraphie mittels tumoraffiner Radiopharmaka (speziell MIBI) eingegangen werden. Die folgenden Aspekte sind dabei zu bedenken.

Räumliche Auflösung

Diese beträgt für das PET unter klinischen Bedingungen etwa 5 mm, während mittels SPECT mit einer Doppelkopfkamera eine Auflösung vom maximal etwa 10 mm zu erzielen ist. Daher ist bei allen Fragestellungen, für die eine tomographische Untersuchung erforderlich ist, die PET vorzuziehen. In Regionen, in denen die planare Bildgebung meist ausreicht (z. B. oberflächlich gelegene zervikale Lymphknotenmetastasen), ist diese durch die unterschiedliche tomographische Auflösung bedingte Differenz nicht so bedeutsam. Klare Vorteile für die PET ergeben sich dagegen z. B. für mediastinale und pulmonale Prozesse.

Mechanismen der tumoralen Tracerspeicherung

Die FDG-Speicherung ist häufig korreliert mit der proliferativen Aktivität und wird unter anderem durch den Glukosestoffwechsel sowohl in den Tumorzellen als auch in den tumorassoziierten Makrophagen bestimmt (Kubota et al. 1995; Kubota et al. 1994). Daher weisen schnellwachsende Tumoren meist eine höhere Sensitivität in der FDG-PET auf. Yoshioka et al. (1994) konnten zeigen, daß der FDG-Uptake bei verschiedenen gastrointestinalen Tumoren mit dem Verlust der Differenzierung steigt. Die meisten differenzierten Schilddrüsenkarzinome, insbesondere die G_1-Tumoren, sind relativ langsam wachsend und daher häufig FDG-negativ, während sie im Radiojodszintigramm aufgrund des intakten Na/I-Symporters positiv nachzuweisen sind (Dai et al. 1996). Der MIBI-Uptake hängt vor allem vom Mitochondrienpotential ab. Über 90% des Tracers werden in der inneren Mitochondrienmatrix gespeichert (Piwinica-Worms et al. 1990). Daher haben der Mitochondriengehalt und der metabolische Bedarf, der das Potential bestimmt, einen wesentlichen Einfluß auf die Sensitivität der MIBI-Szintigraphie. Somit wäre eigentlich zu erwarten, daß besonders onkozytäre Karzinome, die häufig radiojodnegativ sind) eine intensive MIBI-Speicherung aufweisen (Balone et al. 1992). Es konnte klinisch allerdings auch bei onkozytären Karzinomen keine Überlegenheit der MIBI-Szintigraphie gegenüber der FDG-PET belegt werden.

Tracer-Uptake in anderen Organen

Am Hals und im oberen Mediastinum ist die physiologische Anreicherung sowohl von FDG als auch von MIBI gering, so daß die klinische Beurteilung in Hinblick auf Lokalrezidive und regionale Lymphknotenmetastasen (mit Ausnahme der unten genannten Probleme) nicht wesentlich durch hohe Background-Aktivität beeinträchtigt wird. In anderen Organen, bei denen FDG-PET und MIBI-Szintigraphie zur Detektion von Fernmetastasen eingesetzt werden können, ist die physiologische Tracerspeicherung sehr variabel. Im Myokard ist die MIBI-Speicherung hoch, so daß herznahe pulmonale Metastasen u. U. schlechter zu detektieren sind. Die FDG-PET sollte besonders in dieser Situation nüchtern erfolgen, damit im Myokard vorwiegend freie Fettsäuren metabolisiert werden und die FDG-Speicherung minimiert wird. Im Gehirn ist dagegen der FDG-Uptake in jedem Fall extrem hoch, so daß die Sensitivität (in bezug auf Hot Lesions) für Fernmetastasen gering ist, während die MIBI-Anreicherung im Gehirn (mit Ausnahme des Plexus choroideus) gering ist und somit die Szintigraphie mit tumoraffinen Single-Photon-Emittern zur Detektion von zerebralen Metastasen deutlich überlegen ist. Der Nachweis von Fernmetastasen in der Niere und den ableitenden Harnwegen ist aufgrund der renalen FDG-Ausscheidung schwierig, allerdings spielt dies bei Schilddrüsenkarzinomen keine so große Rolle wie bei anderen Tumoren, da diese Metastasenlokalisation bei differenzierten Schilddrüsenkarzinomen selten ist. In der Leber ist die MIBI-Speicherung extrem hoch, während der FDG-Uptake (insbesondere bei später Akquisition der Emissionsaufnahmen) relativ niedrig ist, so daß die FDG-PET in dieser Lokalisation überlegen ist (Briele et al. 1991; Dietlein et al. 1997; Pirro et al. 1994).

Die Radiojodspeicherung hat eine signifikante prognostische Relevanz, so daß sich aus dem Nachweis radiojodnegativer und FDG-positiver Tumorlokalisationen eine prognostische Aussage ableiten läßt. Wenngleich das aktuelle Radiojodszintigramm für die Planung des Therapieregimes essentiell ist, ist auch die Information über FDG-positive und radiojodnegative Tumorzellen äußerst wichtig, da man einen Selektionsdruck auf die verschiedenen Klone bedenken muß, der die schlecht differenzierten, FDG-positiven Zellen begünstigt, während die gut differenzierten einer höheren Strahlenwirkung ausgesetzt sind.

In der Nachsorge der Karzinome mit C-Zelldifferenzierung stellen Kalzitonin- und CEA-Bestimmung im Serum die wichtigsten Parameter dar (Becker et al. 1986). Für diese Tumoren konnte gezeigt werden, daß sich mittels FDG-PET Tumorgewebe mit etwa der gleichen Sensitivität nachweisen läßt wie mittels MRT (Köster et al. 1996). Ähnlich wie bei Karzinomen mit Follikelzelldifferenzierung ergibt sich auch hier ein Hinweis auf den aktuellen Differenzierungsgrad aus dem Befund der FDG-PET und der „gewebespezifischen" Methoden, der Somatostatin-Rezeptorszintigraphie und der Szintigraphie mit pentavalentem DMSA (Adams et al. 1998). Durch Korrelation mit dem zellzyklusassoziierten Ki-67-Antigen konnte gezeigt werden, daß besonders Tumoren mit hoher Proliferationstendenz FDG-positiv sind. Als alternative szintigraphische Methode steht darüber hinaus auch bei diesen Tumoren die MIBI-Szintigraphie zur Verfügung; vergleichende Untersuchungen zum FDG-PET stehen bei dieser Fragestellung allerdings noch aus.

Zu Erfahrungen mit FDG-PET beim anaplastischen Karzinom existiert z. Z. keine Literatur, allerdings hat diese Methode auch weder in Hinblick auf die Prognose noch in bezug auf eine Änderung des Procedere momentan eine wesentliche Bedeutung.

5.3.4
Indikationen

Die Indikationen zum klinischen Einsatz wurden in der Konsensuskonferenz Ende 1997 in Ulm bewertet (Konsensus – Onko-PET 1997, Tabelle 5.3.3). Hervorzuheben ist die höchste Klassifikation (1a) für den Fall der negativen Radiojodszintigraphie bei differenzierten Schilddrüsenkarzinomen und Rezidivhinweis aufgrund einer Tg-Erhöhung im Serum und/oder unklarer morphologischer Befunde (Abb. 5.3.5 und 5.3.6). Allerdings ergibt sich auch bei positivem Radiojodszintigramm die Indikation zur FDG-PET, wenngleich hier die Bewertung nur mit 1b erfolgte (s. Abb. 5.3.1 und 5.3.2), da das weitere Procedere ganz entscheidend davon abhängt, ob zusätzlich zu den gut differenzierten Zellen schlechter differenzierte Tumorzellklone vorliegen, die häufig nur mittels FDG nachzuweisen sind. Karzinome mit C-Zelldifferenzierung sind in dieser Bewertung aufgrund zu geringer Datenmengen nicht aufgeführt. Die Indikation ergibt sich hier sowohl präoperativ als auch postoperativ im Rahmen des Stagings sowie bei Verdacht auf ein Rezidiv oder Metastasen im weiteren Verlauf. Hier sind besonders Veränderungen des Kalzitoninwertes (basal und nach Pentagastrinstimulation) sowie des Serum-CEA-Wertes entscheidend. Besonders in Fällen mit rasch anstei-

Tabelle 5.3.3. Indikation zur FDG-PET bei differenzierten Schilddrüsenkarzinomen

Verdacht auf Rezidiv/Metastasen bei unauffälligem Radiojodszintigramm (Tg-Erhöhung und/oder suspekte morphologische Bildgebung)	1a
Im Radiojodszintigramm nachgewiesenes Rezidiv und/oder Metastasen zur Detektion weiterer Tumormanifestationen	1b
(Primäres) Lymphknotenstaging	2b
Therapiekontrolle	2b
Primärtumorstaging	3
Primärtumornachweis	3

1a: angemessen; 1b: akzeptabel; 2b: noch keine Bewertung möglich; 3: ohne Nutzen

gendem CEA-Wert, der auf eine hohe Proliferationstendenz hinweist, ist die FDG-PET sensitiv (Adams et al. 1998).

5.3.5
Ergebnisse und Interpretation

Die Ergebnisse klinischer Studien sind oben ausführlich dargestellt. Die in Tabelle 5.3.4 aufgeführten Informationen sind für die Interpretation des FDG-PET-Befundes beim Karzinom mit Follikelzelldifferenzierung wichtig und sollten daher bei der Indikationsstellung für die Untersuchung vorliegen. Die Evaluation von PET-Befunden der Schilddrüsenregion und der Lymphknotenkompartimente erfordert insbesondere in Hinblick auf die unten genannten Limitationen eine sehr große Erfahrung. Daher sollten die PET-Ergebnisse grundsätzlich nur von versierten Untersuchern beurteilt werden.

Während für die Radiojodszintigraphie eine TSH-Stimulation essentiell ist, kann die FDG-PET (wie auch die MIBI- oder Thalliumszintigraphie) auch unter Medikation mit Schilddrüsenhormonen erfolgen. Hierbei scheint sich sogar unter niedrigen TSH-Werten eine höhere Sensitivität für das PET im direktem Vergleich mit der Radiojodszintigraphie unter TSH-Stimulation zu ergeben (Grünwald et al. 1997). Sisson et al. (1993) berichten dagegen von einem Fall mit mehreren sequentiellen FDG-PET-Untersuchungen, bei dem sich unter TSH-Stimulation eine höhere Sensitivität der FDG-PET für einzelne Tumorlokalisationen ergab. Unter der Vorstellung, daß der Stoffwechsel auch in malignen Folli-

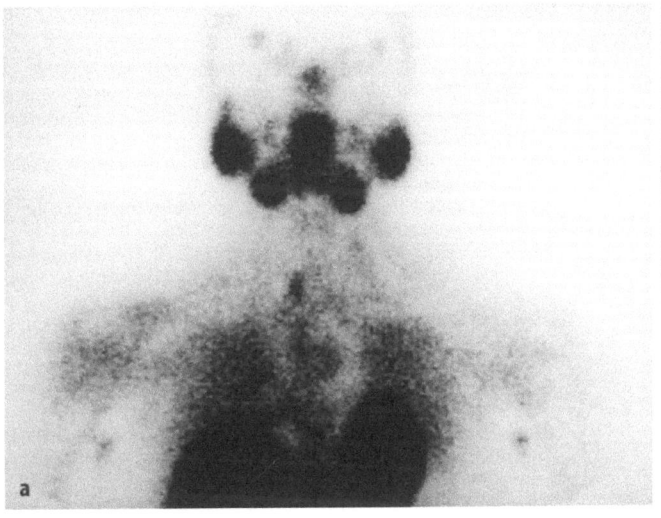
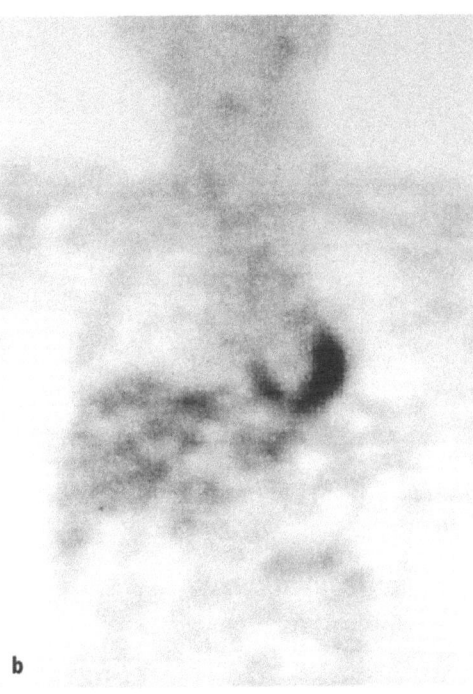

Abb. 5.3.6 a,b. V. a. Lokalrezidiv bei Z. n. Thyreoidektomie und mehrfacher Radiojodtherapie wegen eines papillären Schilddrüsenkarzinoms (pT2 N1 M0) und bekannten tuberkulösen Lymphknotenveränderungen rechts zervikal; Serum-Thyreoglobulin: 2 μg/l. **a** In der MIBI-Szintigraphie zeigt sich ein positiver Befund rechts paratracheal. **b** Die FDG-PET zeigt einen (im weiteren Verlauf als richtig bestätigt) negativen Befund

kelzellen TSH-abhängig ist und daß die funktionelle Aktivität der Glukosetransporter unter Hypothyreose gesteigert ist (Matthaei et al. 1995), würde man eine höhere Sensitivität unter TSH-Stimulation erwarten. Entscheidend ist aber wohl vielmehr die absolute Verminderung der Glukosetransporter (Matthaei et al. 1995) und der generell reduzierte metabolische Bedarf aller Gewebe unter Hypothyreose, der auch die Tumorzellen und damit deren Detektierbarkeit mittels FDG betrifft. Tatsch et al. (1996) beobachteten in einem kleinen Kollektiv mit Radiojod- und MIBI-negativen Fällen eine etwas höhere Nachweisbarkeit papillärer im Vergleich zu follikulären Tumoren. In größeren Patientengruppen ließ sich dieser Trend allerdings nicht bestätigen, so daß sich keine signifikante Differenz zwischen papillären und follikulären Tumoren in bezug auf Sensitivität und Spezifität ergibt.

Tabelle 5.3.4. Ergebnisse, die bei Indikationsstellung und Beurteilung für die FDG-PET beim differenzierten Schilddrüsenkarzinom vorliegen sollten

Obligat	Fakultativ
Tg-Serumspiegel (mit Wiederfindung und ggf. Verdünnung)	CT (ohne Kontrastmittel!) von Hals/Thorax
Sonographie von Schilddrüsenbett und assoziierten Lymphknotenkompartimenten	MRT des Halses
Radiojodszintigramm (wenn möglich, mit therapeutischen Aktivitätsdosen)	MIBI-/Tetrofosmin-/Thallium- Szintigraphie inkl. SPECT von Hals/Thorax
Thorax-Röntgenbild	Skelettszintigraphie Morphologische Bildgebung weiterer Organsysteme bei Metastasenhinweis (z. B. Leber)

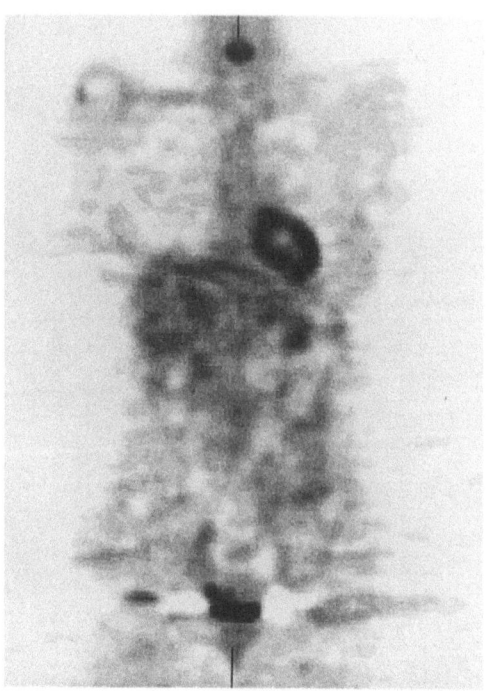

Abb. 5.3.7. „Pitfall" im Bereich der Schilddrüsenregion: Intensive Anreicherung im Larynx, bedingt durch Sprechen nach Tracerinjektion

5.3.6
Grenzen der Interpretation

Wie oben bereits ausgeführt, ist die Beurteilung von Regionen mit hoher physiologischer Tracerspeicherung (Gehirn, Speicheldrüsen, Niere, Blase) insgesamt eingeschränkt. Bei der Beurteilung der Schilddrüsenregion und der assoziierten Lymphknotenkompartimente ist darüber hinaus die unspezifische Speicherung im Larynx, in der Halsmuskulatur und gelegentlich im Thymus zu bedenken. Für die Durchführung der Untersuchung ist es daher wichtig, daß die Patienten nach der Tracerinjektion nicht sprechen, um eine Aktivierung der Larynxmuskulatur zu vermeiden (Abb. 5.3.7), und möglichst entspannt liegen, um die Glukoseutilisation der Halsmuskulatur zu minimieren. Ansonsten müssen natürlich die generellen Vorgaben für die Ganzkörper-FDG-PET eingehalten werden.

Literatur

Adams S, Baum R, Rink T, Schumm-Dräger PM, Usadel KH, Hör G (1998) Limited value of fluorine-18 fluorodeoxyglucose positron emission tomography for the imaging of neuroendocrine tumours. Eur J Nucl Med 25: 79–83

Adler LP, Bloom AD (1993) Positron emission tomography of thyroid masses. Thyroid 3: 195–200

Akslen LA (1993) Prognostic importance of histological grading in papillary carcinoma. Cancer 72: 2680–2685

Balone HR, Fing-Bennett D, Stoffer SS (1992) ^{99m}Tc-sestamibi uptake by recurrent Hürthle cell carcinoma of the thyroid. J Nucl Med 33: 1393–1395

Baqai FH, Conti PS, Singer PA, Spencer CA, Wang CC, Nicoloff JT (1994) ^{18}F-FDG-PET scanning – a diagnostic tool for detection of recurrent and metastatic differentiated thyroid cancers. Abstract, 68th annual meeting of the American Thyroid Association, Chicago, p 9

Becker W, Spiegel W, Reiners C, Börner W (1986) Besonderheiten bei der Nachsorge des C-Zell-Karzinoms. Nuklearmediziner 9: 167–181

Biersack HJ, Hotze A (1991) The clinician and the thyroid. Eur J Nucl Med 18: 761–778

Briele B, Hotze AL, Kropp J et al. (1991) A comparison of ^{201}Tl and ^{99m}Tc-MIBI in the follow-up of differentiated thyroid carcinoma. Nucl Med 30: 115–124

Conti PS, Durski JM, Grafton ST, Singer PA (1996) PET imaging of locally recurrent and metastatic thyroid cancer. J Nucl Med 37: 135P

Dadparvar S, Chevres A, Tulchinsky M, Krishna-Badrinath L, Khan AS, Slizofski WJ (1995) Clinical utility of technetium-99 m methoxyisobutylisonitrile imaging in differentiated thyroid carcinoma: comparison with thallium-201 and iodine-131 Na scintigraphy, and serum thyroglobulin quantitation. Eur J Nucl Med 22: 1330–1338

Dai G, Levy O, Carrasco N (1996) Cloning and characterization of the thyroid iodide transporter. Nature 379: 458–460

Dietlein M, Scheidhauer K, Voth E, Theissen P, Schicha H (1997) Fluorine-18 fluorodeoxyglucose positron emission tomography and iodine-131 whole-body scintigraphy in the follow-up of differentiated thyroid cancer. Eur J Nucl Med 24: 1342–1348

Easton E, Coates D, McKusick A, Borchert R, Zuger J (1995) Concurrent FDG F-18 thyroid PET imaging in I-131 therapy patients. J Nucl Med 36: 197

Feine U, Lietzenmayer R, Hanke JP, Held J, Wöhrle H, Müller-Schauenburg W (1996) Fluorine-18-FDG and iodine-131-iodide uptake in thyroid cancer. J Nucl Med 37: 1468–1472

Gallowitsch HJ, Kresnik E, Mikosch P, Pipam W, Gomez I, Lind P. (1996) Tc-99 m tetrofosmin scintigraphy: an alternative scintigraphic method for following up differentiated thyroid carcinoma – preliminary results. Nucl Med 35: 230–235

Georgi P, Emrich D, Heidenreich P, Moser E, Reiners C, Schicha H (1992) Radiojodtherapie des differenzierten Schilddrüsenkarzinoms. Empfehlungen der Arbeitsgemeinschaft Therapie der Deutschen Gesellschaft für Nuklearmedizin. Nuklearmedizin 31: 151–153

Grünwald F, Menzel C, Bender H et al. (1998) Redifferentiation induced radioiodine uptake in thyroid cancer. J Nucl Med, im Druck

Grünwald F, Menzel C, Bender H et al. (1997) Comparison of ^{18}FDG-PET with ^{131}Iodine and ^{99m}Tc-sestamibi scintigraphy in differentiated thyroid cancer. Thyroid 7: 327–335

Grünwald F, Ruhlmann J, Ammari B, Knopp R, Hotze A, Biersack HJ (1988) Experience with a high-dose concept of differentiated metastatic thyroid cancer therapy. Nucl Med 27: 266–271

Grünwald F, Schomburg A, Bender H et al. (1996) Fluorine-18 fluorodeoxyglucose positron emission tomography in the follow-up of differentiated thyroid cancer. Eur J Nucl Med 23: 312–319
Joensuu H, Ahonen A (1987) Imaging of metastases of thyroid carcinoma with fluorine-18 fluorodeoxyglucose. J Nucl Med 28: 910–914
Konsensus – Onko-PET (1997) Ergebnisse der 2. interdisziplinären Konsensuskonferenz im Ulm, 12.9.97. Nuklearmedizin 36: 45–46
Köster C, Ehrenheim C, Burchert W, Oetting G, Hundeshagen H (1996) F-18-FDG-PET, MRT und CT in der Nachsorge des medullären Schilddrüsenkarzinoms. Nuklearmedizin 35: A60
Kubota R, Kubota K, Yamada S, Tada M, Ido T, Tamahashi N (1994) Microautoradiographic study for the differentiation of intratumoral macrophages, granulation tissues and cancer cells by the dynamics of fluorine-18-fluorodeoxyglucose uptake. J Nucl Med 35: 104–112
Kubota R, Kubota K, Yamada S, Tada M, Takahashi T, Iwata R, Tamahashi N (1995) Methionine uptake by tumor tissue: a microautoradiographic comparison with FDG. J Nucl Med 36: 484–492
Matthaei S, Trost B, Hamann A et al. (1995) Effect of in vivo thyroid hormone status on insuline signalling and GLUT1 and GLUT4 glucose transport systems in rat adipocytes. J Endocrinol 144: 347–357
Menzel C, Grünwald F, Schomburg A, Palmedo H, Bender H, Späth G, Biersack HJ (1996) „High-dose" radioiodine therapy in advanced differentiated thyroid carcinoma. J Nucl Med 37: 1496–1503
Messa C, Landoni C, Fridrich L, Lucignani G, Striano G, Riccabona G, Fazio F (1996) [F-18]FDG uptake in metastatic thyroid carcinoma prior and after I-131 therapy. Eur J Nucl Med 23: 1097
Nemec J, Nyvltova O, Blazek Tb et al. (1996) Positive thyroid cancer scintigraphy using technetium-99 m methoxyisobutylisonitrile. Eur J Nucl Med 23: 69–71
Pirro JP, Di Rocco RJ, Narra RK, Nunn AD (1994) Relationship between in vitro transendothelial permeability and in vivo single-pass brain extraction. J Nucl Med 35: 1514–1519
Piwinica-Worms D, Kronauge JF, Chiu ML (1990) Uptake and retention of hexakis (2-methoxyisobutyl isonitrile) technetium (I) in cultured chick myocardial cells, mitochondrial and plasma membrane potential dependence. Circulation 82: 1826–1838
Platz D, Lübeck M, Beyer W, Grimm C, Beuthin-Baumann B, Gratz KF, Hotze LA (1995) Einsatz der [^{18}F]-deoxyglucose-PET (FDG-PET) in der Nachsorge von Patienten mit differenziertem und medullärem Schilddrüsencarcinom. Nucl Med 34: 152
Raue F (1997) Chemotherapie bei Schilddrüsenkarzinomen: Indikation und Ergebnisse. Onkologe 3: 55–58
Raue F, Frank-Raue K (1997) Gehört die Calcitoninbestimmung zur Abklärung der Struma nodosa? Dtsch Ärztebl 94: 855–856
Reiners C (1993) Radiojodtherapie – Indikation, Durchführung und Risiken. Dtsch Ärztebl 90: 2217–2221
Schober O, Heintz P, Schwarzrock R, Dralle H, Gratz KF, Döhring W, Hundeshagen H (1986) Schilddrüsen-Carcinom: Rezidiv- und Metastasensuche; Sonographie, Röntgen und CT. Nuklearmediziner 9: 139–148
Simon D (1997) Von limitierter bis erweiterter Radikalität der Operation beim Schilddrüsenkarzinom. In: Roth et al. (eds) Klinische Onkologie. Huber, Bern: 347–357
Simon D, Köhrle J, Schmutzler C, Mainz K, Reiners C, Röher HD (1996) Redifferentiation therapy of differentiated thyroid carcinoma with retinoic acid: basics and first clinical results. Exp Clin Endocrinol Diabetes 104 [Suppl 4]: 13–15
Sisson JC, Ackermann RJ, Meyer MA (1993) Uptake of 18-fluoro-2-deoxy-D-glucose by thyroid cancer: implications for diagnosis and therapy. J Clin Endocrin Metabol 77: 1090–1094
Spiessl B, Beahrs OH, Hermanek P, Hutter RVP, Scheibe O, Sobin LH, Wagner G (1993) TNM-Atlas. Illustrierter Leitfaden zur TNM/pTNM-Klassifikation maligner Tumoren/International Union Against Cancer/Union Internationale Contre le Cancer (UICC). Springer, Berlin Heidelberg New York, p 58
Tatsch K, Weber W, Rossmüller B, Langhammer H, Ziegler S, Hahn K, Schwaiger M (1996) F-18 FDG-PET in der Nachsorge von Schilddrüsencarcinom-Patienten mit hTg-Anstieg aber fehlender Iod- und Sestamibi-Speicherung. Nuklearmedizin 35: A34
Yoshioka T, Takahashi H, Oikawa H et al. (1994) Accumulation of 2-deoxy-2[^{18}F]fluoro-D-glucose in human cancer heterotransplanted in nude mice: comparison between histology and glycolytic status. J Nucl Med 35: 97–103

5.4 Lungenrundherde und nichtkleinzelliges Bronchialkarzinom

R.P. Baum, N. Presselt und R. Bonnet

Die bildgebende Diagnostik des Lungenkarzinoms ist bisher nahezu ausschließlich eine Domäne morphologisch orientierter Verfahren, insbesondere der hochauflösenden Röntgen-CT, die heute zunehmend in Spiraltechnik durchgeführt wird.

Nuklearmedizinische Verfahren spielen bislang eine Rolle in der operativen Planungsphase (Quantifizierung des Perfusions-/Ventilationsausfalls), zum Nachweis von ossären Metastasen (Skelettszintigraphie) sowie vereinzelt in der Dignitätsbeurteilung von fokalen Lungenveränderungen (^{201}Tl-SPECT, Gallium-Szintigraphie, Immunszintigraphie) und in der Rezidivdiagnostik. Szintigraphische Methoden konnten sich jedoch zur allgemeinen Diagnostik des Bronchialkarzinoms bisher nicht durchsetzen.

Mit Einführung der PET steht erstmals eine auf biochemischen Veränderungen beruhende Bildgebung zur Verfügung, die Primärtumor und Metastasen aufgrund metabolischer Alterationen mit relativ hoher Auflösung in Ganzkörpertechnik nachweisen kann.

5.4.1 Epidemiologie und Ätiologie des Lungenkarzinoms

Das Lungenkarzinom zählt zu den häufigsten Krebserkrankungen: Weltweit muß mit über 1 Mio. Todesfällen/Jahr gerechnet werden.

In Deutschland ist der Lungenkrebs weiterhin die häufigste Krebstodesursache beim Mann nach dem 45. Lebensjahr (etwa 26.000 Lungenkrebstote jährlich, wobei in letzter Zeit ein Plateau bzw. ein leichter Abfall aufgrund der Veränderung der Rauchgewohnheiten festzustellen ist); bei Frauen hat die Häufigkeit des Lungenkarzinoms in den letzten Jahren in Parallelität mit dem Zigarettenkonsum stark zugenommen und in vielen westlichen Ländern das Mammakarzinom in der Krebssterblichkeit überholt. In England sterben jährlich über 30.000, in den USA (über 170.000 Neuerkrankungen jährlich) mehr als 150.000 Menschen an Lungenkrebs.

Die Inzidenz beträgt in der BRD über 50 pro 100.000. Das Lungenkarzinom ist beim Mann (noch) 4- bis 5mal häufiger als bei der Frau. Der Häufigkeitsgipfel liegt in der Altersgruppe der 60- bis 70jährigen (Median bei etwa 61 Jahren). In den alten Bundesländeern sterben jährlich über 36.000 Menschen an dieser Erkrankung.

Ätiologisch spielt die Inhalation exogener chemischer Karzinogene, vor allem das inhalative Tabakrauchen die größte Rolle: 85% aller Lungenkrebstodesfälle werden auf das Rauchen zurückgeführt. Auch genetische Faktoren spielen eine Rolle; diskutiert wird u. a. auch eine familiäre Prädisposition.

5.4.2
Prognose/Histologie und Stadieneinteilung

Die mittlere Überlebenszeit beim unbehandelten Lungenkrebs beträgt lediglich 6 Monate. Die 5-Jahres-Überlebensrate liegt bei Männern um 17%, bei Frauen um 9%; für beide Geschlechter (alle Lungenkarzinom) beträgt sie lediglich 13%.

Entscheidende prognostische Parameter sind der histologische Tumortyp (Tabelle 5.4.1), die Tumorausdehnung (Stadium; Tabelle 5.4.2) sowie der Leistungsindex des Patienten (Karnofsky-Index, ECOG-Skala). Weitere Faktoren sind der Malignitätsgrad (Grading), die Tumorverdopplungszeit, das Vorhandensein klinischer Symptome u. a.

Die 5-Jahre-Überlebensrate des chemotherapierten Lungenkarzinoms beträgt nur 5–10% (Whitehouse 1994; Cullen 1995), was größtenteils auf die frühe Metastasierung zurückzuführen ist.

Auch nach offensichtlich kompletter chirurgischer Tumorresektion beträgt die 5-Jahre-Überlebensrate nicht mehr als 40% (Lee u. Hong 1992). Im Stadium I werden Überlebensraten von 70%, im Stadium II von 40% berichtet, im Stadium IIIa (mit negativer Mediastinoskopie) werden 5-Jahres-Überlebensraten von etwa 30% erreicht (Morgan 1995).

5.4.3
Diagnostik des Lungenkarzinoms

Screening

Allgemein gilt die Auffassung, daß Früherkennungsprogramme wenig dazu betragen, die Überlebensrate beim Lungenkrebs zu erhöhen. Eine Studie an der Mayo Clinic zeigte allerdings, daß die Mortalität bei

Tabelle 5.4.1. Histologische Klassifikation des Bronchialkarzinoms (nach WHO)

Histologische Klassifikation	ICD-Nummer
Plattenepithelkarzinom Variante: Spindelzellkarzinom	ICD Nr. 8070/3

Adenokarzinom
  Azinäres Adenokarzinom
  Papilläres Adenokarzinom
  Solides Karzinom mit Schleimbildung
	ICD Nr. 8140/3

Großzelliges Karzinom
  Riesenzellkarzinom
  Klarzellkarzinom
	ICD Nr. 8012/3

Adenosquamöses Karzinom	ICD Nr. 8560/3
Bronchioloalveoläres Adenokarzinom	ICD Nr. 8250/3
Adenoidzystisches Karzinom	ICD Nr. 8200/3
Mukoepidermoides Karzinom	ICD Nr. 8430/3

Tabelle 5.4.2. Klinische Einteilung des Bronchialkarzinoms (nach UICC/AJCC/ISSLC 1997)

Stadium	Stadiengruppierung		
Okkultes Karzinom	TX	N0	M0
Kein Primärtumor	T0	–	M0
Stadium 0 Carcinoma in situ	Tis	N0	M0
Stadium I A	T1	N0	M0
Stadium I B	T2	N0	M0
Stadium II A	T1	N1	M0
Stadium II B	T2	N1	M0
Stadium III A	T1	N2	M0
	T2	N2	M0
	T3	N1, N2	M0
Stadium III B	Jedes T	N3	M0
	T4	Jedes N	M0
Stadium IV	Jedes T	Jedes N	M1

Patienten, bei denen eine chirurgische Therapie im Frühstadium aufgrund eines beim Screening entdeckten Lungenkarzinoms erfolgte, um etwa 18% geringer war als bei einer Vergleichsgruppe (Flehinger u. Melamed 1994).

Klinische Symptomatik/Untersuchung

Charakteristische Frühsymptome existieren kaum. Reizhusten, Hämoptyse, Fieber und nächtliche Hyperhidrosis treten als häufigste Symptome auf, daneben Gewichtsverlust, Leistungsknick, Thoraxschmerzen, Dyspnoe, Dysphagie, Heiserkeit, obere Einflußstauung, Horner- oder Pancoast-Syndrom.

Anamnese und klinische Untersuchung werden nach den gültigen onkologischen Richtlinien durchgeführt, wobei besonders nach den oben genannten Symptomen gefragt und gefahndet werden sollte, zusätzlich erfolgt eine sorgfältige Palpation der zugänglichen Lymphknotengruppen.

Apparative Diagnostik

Diagnostik und Staging des Bronchialkarzinoms beinhalten zahlreiche Untersuchungen, wobei im Vordergrund immer die mögliche therapeutische Konsequenz und die individuelle Belastbarkeit des Patienten stehen sollten. Klinisch hat sich die Unterteilung in Basisdiagnostik (s. Übersicht), weiterführende Diagnostik (s. Übersicht) und Funktionsdiagnostik (Lungenfunktion, Bodyplethysmographie, Lungenperfusions-, Ventilationsszintigraphie, EKG) bewährt (Drings 1988).

5.4.4
Therapie des nichtkleinzelligen Bronchialkarzinoms

Chirurgische Behandlung

Beim nichtkleinzelligen Bronchialkarzinom, das mit 75% aller Lungenkarzinome dominiert, wird die anatomiegerechte radikale chirurgische Reaktion des/der tumortragenden Lungenlappen(s) mit der onkologischen Zielsetzung R_0 empfohlen. Dies trifft für alle Tumorstadien zu, bei denen der kontralaterale Lymphknotenbefall im Sinne N_3 präoperativ ausgeschlossen wurde. In jedem Fall gehört zur anatomiegerechten radikalen Resektion die systematische Lymphadenektomie des Mediastinums zum fe-

Basisdiagnostik beim Bonchialkarzinom

- Anamnese (Risikofaktoren: Inhalatives Rauchen, familiäre Disposition, berufliche Noxen
- Klinische Untersuchung (pulmonale, thorakale, paraneoplastische, unspezifische Symptome)
- Laboruntersuchungen
- Röntgenaufnahme des Thorax in 2 Ebenen
- CT von Thorax und Oberbauch (mit Kontrastmittel)
- Bronchoskopie (mit Gewinnung von Material zur zytologischen und histologischen Untersuchung und Stagingbiopsien bei zentralen Tumoren)
- Skelettszintigraphie
- Kardiale Funktionsdiagnostik (Spirometrie oder Bodyplethysmographie), arterielle Blutgasanalyse, EKG
  - Belastungs-EKG (fakultativ)
  - Spiroergometrie (fakultativ)
  - Echokardiographie (fakultativ)
  - Herzkatheter (fakultativ)

Apparative/bildgebende Diagnostik beim Bronchialkarzinom

- Ganzkörper-PET
- CT von Thorax und Oberbauch (mit Kontrastmittel)
- Bronchoskopie
- Oberbauchsonographie
- Evtl. Schädel-CT (bei Symptomen und/oder Adenokarzinom)
- Skelettszintigraphie
- Quantitative Lungenperfusionsszintigraphie (fakultativ)
- Mediastinoskopie (fakultativ)
- Thorakoskopie (fakultativ)
- Diagnostische Thorakoskopie (fakultativ)
- Pulmonalisangiographie, obere Kavographie (fakultativ)
- MRT-Untersuchung (fakultativ)

Operativen Therapie des nichtkleinzelligen Bronchialkarzinoms (nach den Leitlinien der Gesellschaft für Thoraxchirurgie)

> - Operativ
>   - Beim nichtkleinzelligen Bronchialkarzinom im Tumorstadium I und II sowie bei T3 N0 und T3 N1-Tumoren des Stadiums IIIA (insbesondere wenn T3 über die Hauptkarina definiert ist)
>   - Bei Verdacht auf N2 (d. h. Lymphknoten im CT von >1 cm Durchmesser) sollte eine Mediastinoskopie erfolgen. Die positive Mediastinoskopie erfordert eine multimodale Behandlung. Mediastinale „bulky disease" sollte primär nicht operiert werden.
>
> Voraussetzung für die Indikation zur Operation ist die funktionelle Operabilität.
> - Operationsprinzip
>   - Resektion des/der befallenen Lungenlappen(s)
>   z. B. Lobektomie, Bilobektomie, Manschettenresektion, Pneumonektomie
>   - Nur bei stark eingeschränkter Lungenfunktion:
>   Segmentresektion, Keilresektion
>
> Eine systematische Lymphadenektomie ist Bestandteil der Operation.
> Die Möglichkeit zur Schnellschnittuntersuchung muß gegeben sein.

sten Operationsbestandteil (s. Übersicht). In diesem Sinne primär operabel sind jedoch nur 10–20% aller Patienten (Morgan 1995). Um das angestrebte Ziel einer R_0-Resektion (kein histologischer Nachweis von Tumorzellen an den Resektionsrändern bzw. erfolgreiche radikale Lymphknotendissektion) zu erreichen, müssen bronchoplastische bzw. gefäßplastische Eingriffe beherrscht werden, einschließlich erweiterter Resektionsverfahren an Nachbarorganen der Lunge, insbesondere des Mediastinums und der Thoraxwand.

In einigen Zentren wird ein aggressiveres chirurgisches Vorgehen auch in fortgeschritteneren Stadien, wie Stadium IIIB und T4, postuliert (Ginsberg 1991), wobei ausgedehnte T3/T4- sowie N2/N3-Stadien und extrathorakale Metastasen (wie insbesondere isolierte Hirnfiliae) verstanden werden. In Einzelfällen wurden Heilungserfolge erzielt.

Chemotherapie

Aufgrund der häufig stattfindenden Metastasierung bietet sich die Chemotherapie als palliative und gelegentlich lebensverlängernde Option an. Standardchemotherapeutika haben allerdings beim nichtkleinzelligen Bronchialkarzinom nur eine geringe Wirksamkeit: Substanzen wie Ifosfamid, Mitomycin, Cisplatin, Etoposid, Vinblastin und Vindesin zeigen als Einzelsubstanzen bei lediglich 15–20% der behandelten Patienten einen „major response" (Cullen 1995). Neuere Chemotherapeutika wie Paclitaxel, Vinorelbin und Gemcitabin sind vielversprechender (Ansprechrate bis über 30%). Bei kombinierter (cisplatinhaltiger) Chemotherapie liegen die Ansprechraten bei etwa 25–50% (komplette Remissionen finden sich in 10% oder weniger), jedoch liegt kaum ein statistisch gesicherter signifikanter Überlebensvorteil vor (Crino 1995; Thatcher et al. 1995).

Randomisierte Studien (und Metaanalysen) existieren zur adjuvanten Chemotherapie nach „kurativer" Resektion, zur neoadjuvanten Therapie vor Exstirpation ausgedehnter Karzinome, zur Chemotherapie von inoperablen (jedoch lokalisierten Karzinomen) und zur kombinierten Radiochemotherapie.

Radiotherapie

Eine primäre Strahlentherapie erfolgt als (potentiell kuratives) Behandlungsverfahren bei medizinisch inoperablen Patienten (oder falls der Patient einer Operation nicht zustimmt). Hiermit sind 5-Jahres-Überlebensraten von 5–40% bei Tumordosen von 60 Gy und mehr erreichbar. Bei Patienten mit mediastinalen Lymphknotenmetastasen oder inkompletter Tumorresektion wird die Radiotherapie als ergänzende Maßnahme durchgeführt; hierdurch kann die Lokalrezidivrate um etwa 10% gesenkt werden.

Zur palliativen Therapie sind Tumordosen von 40–50 Gy ausreichend; hierdurch können sekundäre Tumorsymptome bei einem Großteil der Patienten vorübergehend günstig beeinflußt werden.

Intensiv untersucht wird die kombinierte Radiochemotherapie insbesondere beim Stadium III.

5.4.5
Positronenemissionstomographie

Metabolische Tracer

2-F-18-Fluoro-2-deoxy-D-glucose (^{18}F-FDG) ist im klinischen Einsatz etabliert. Dieses Glukoseanalogon hat sich in vielen Untersuchungen sowohl in der Differentialdiagnose von Lungenrundherden, zum Nachweis des primären Bronchialkarzinoms, zur Detektion von Lymphknoten und Fernmetastasen und in der Rezidivdiagnostik sowie zur Evaluierung des Ansprechens auf eine Therapie aufgrund des hohen Tumor-Uptakes (SUV, Tabelle 5.4.3) und der damit einhergehenden hohen Sensitivität, die zum Primärtumor-Nachweis nahezu 100% erreicht, bewährt.

Ein erhöhter Glukosemetabolismus ist jedoch nicht nur bei malignen Tumoren, sondern auch bei akut inflammatorischen Reaktionen (z. B. floride Lymphknotentuberkulose) nachzuweisen. Von einigen Arbeitsgruppen wurde wegen der angeblich geringeren Aufnahme in entzündlichen Läsionen daher S-Methyl-C-11-Methionin (MET) empfohlen, das außerdem eine schnellere Blut-Clearance als FDG aufweist.

Kürzliche Untersuchungen von Weber et al. (1998), die bei 19 Patienten mit Lungenkarzinomen FDG-PET, MET-PET (und CT) intraindividuell im Direktvergleich untersuchten, zeigten jedoch, daß die geringere Tumoraufnahme von MET (SUV 4,3) im Vergleich zu FDG (SUV 7,9) trotz der schnelleren Clearance nicht zu einem höheren Bildkontrast führt und hinsichtlich des Nachweises von mediastinalen Lymphknotenmetastasen ^{18}F-FDG sogar überlegen ist. Auch wurde MET ebenso wie FDG in floride entzündlich veränderten Lymphknoten angereichert.

Andere PET-Tracer, wie z. B. positronenmarkierte Antikörper (Immun-PET) oder Rezeptorliganden (Rezeptor-PET) sowie markierte Aminosäuren oder Chemotherapeutika, wurden bislang nur sehr vereinzelt präklinisch eingesetzt und spielen in der Routinediagnostik bisher keine Rolle.

Technische Durchführung

Von eminenter Bedeutung zur Erreichung einer hohen diagnostischen Sensitivität (und Spezifität) ist die akkurate technische Durchführung der Ganzkörper-PET. Strikt beachtet werden müssen zum einen die optimale Vorbereitung des Patienten (Nüchternzeit, Hydrierung, Diuretikaapplikation, körperliche Immobilität), eine ausreichende Wartezeit (Lowe et al. 1995) bis zur Akquisition (Blut-Clearance von FDG, insbesondere im Mediastinum und der Lunge) sowie die optimale Aufnahmedauer hinsichtlich Emissions- und Transmissionsstudie (Einzelheiten s. Übersicht).

Auf eine schwächungskorrigierte Aufnahme zumindest der Thoraxregion, am besten des Ganzkörpers, sollte nach unserer Erfahrung auf keinen Fall verzichtet werden, da sich insbesondere kleine mediastinale Lymphknotenmetastasen gelegentlich nur bei transmissionskorrigierten Aufnahmen nachweisen lassen. Auch treten bei sehr intensivem Uptake in primären Bronchialkarzinomen gelegentlich massive Rekonstruktionsartefakte (Distorsion, besonders bei nicht-iterativer Rekonstruktion) bei alleiniger Emissionsaufnahme auf, welche die korrekte Beurteilung umliegender Regionen oder nahe beim Primärtumor lokalisierter Lymphknotenmetastasen erschweren.

Auf eine penible Auswertung (s. Übersicht), die beim Nachweis von Metastasen recht zeitaufwendig ist (insbesondere bei Durchführung von Bildüberlagerungen mit CT), muß ebenso großer Wert gelegt werden. Sinnvoll ist es, transmissionskorrigierte und nicht-transmissionskorrigierte Studien getrennt auszuwerten, da der Kontrast bei oberflächlich gele-

Tabelle 5.4.3. FDG-PET bei Patienten mit malignen und benignen pulmonalen Herden: Standardized Uptake Values (SUV)

Autor	Anzahl	Maligne	Benigne	SUV
Gupta (1992)	20	5,6±2,38	0,56±0,27	<0,001
Gupta (1993)	32	5,52,38	1,20,9	<0,001
Patz (1993)	51	6,52,9	1,71,2	
Hübner (1995)	52	6,43,0	2,82,2	<0,001
Minn (1995)	10	8,33,8	Keine Angaben	Keine Angaben

**Technische Durchführung
der ¹⁸F-FDG-Ganzkörper-PET**

- Patientenvorbereitung
  - Nüchternzeit 12 h (mindestens 4–6 h), Blutzuckerkontrolle *vor* FDG-Applikation (BZ möglichst mg %)
  - Kalorienfreie Getränke (Mineralwasser) erlaubt
  - Injektion von 300–500 MBq ¹⁸F-FDG (2D-Technik, Vollring-Scanner)
  - Ruhephase (körperliche Immobilität) von mindestens 45–60 min (optimal 90–120 min) vor Emissions-Scan
  - Hydrierung (0,75–1 l Mineralwasser, Beginn etwa 15 min vor FDG-Injektion)
  - i.v.-Applikation eines Diuretikums (Furosemid [Lasix] 20–40 mg) etwa 20 min nach FDG-Injektion
- Aufnahmetechnik
  - Transmissions-Scan (5–10 min, etwa 50% der für die Emissionsaufnahme benötigten Zeit) als „hot transmission scan", bei Bedarf auch nach dem Emissions-Scan
  - Emissions-Scan: 8–15 min pro Bettposition (je nach abgelaufener Zeit p.i.) von Oberschenkelmitte bis Schädelbasis
- Optionen
  - Transmissions-Scan vor FDG-Injektion („cold transmission scan"), evtl. mit späterer Repositionierung des Patienten
  - Gesonderte Aufnahme des Gehirns (Beginn etwa 30–45 min p.i.)
  - Reduzierte ¹⁸F-Aktivität bei Aufnahme in 3D-Technik oder mit Koinzidenzkameras

**Auswertung/Dokumentation
der FDG-Ganzkörper-PET**

- *Grundsätzlich* Auswertung durch den *Arzt* am *Monitor-Display*
- Durchsicht *aller* transversalen und koronalen (und sagittalen) Schichten, von der Schädelbasis bis zu den Femora
- Korrelation mit morphologischem Schnittbildverfahren (Spiral-CT), falls möglich als koregistrierte Bilder am gleichen Display oder als Fusionsbild (Image Fusion), insbesondere bei der Beurteilung von Lymphknotenmetastasen
- Dokumentation sämtlicher pathologischer Befunde als Farbausdruck (gezoomte Schnitte) – falls vorhanden zusätzlich als PET-CT-Fusionsbild
- Visuelle Auswertung für die Routine ausreichend, für spezielle wissenschaftliche Fragestellungen sind zusätzlich quantitative Auswertungen (standardized uptake value [SUV] oder Patlak-Plot) notwendig. Zum Zweck der Therapiekontrolle ist eine semiquantitative Evaluierung charakteristischer Tumorherde (Durchmesser möglichst >1,5–2 cm) mittels SUV-Verlauf sehr hilfreich.

5.4.6
Klinische Indikationen zur Positronenemissionstomographie

*Solitärer Lungenrundherd und Primärtumornachweis
(Abb. 5.4.1)*

Lungenrundherde sind zu annähernd 75% Zufallsbefunde, die häufig im Rahmen einer routinemäßigen Thorax-Röntgenuntersuchung wegen nicht pulmonaler Erkrankungen entdeckt werden. Eine auf die Lunge hinweisende Symptomatik ist nur bei etwa 20–25% der Patienten mit solitären Lungenrundherden zu finden (meist Hustenreiz, Hämoptysen oder thorakale Schmerzen als uncharakteristische Symptome). Nach früheren Untersuchungen an über 1.000 Patienten mit peripheren Rundherden ergab sich bis zur definitiven Abklärung eine durchschnittliche Zeitdauer von 7 Monaten, wobei die

genen Metastasen in nicht schwächungskorrigierten Bildern z. T. höher ist (Bengel et al. 1997).

Hinsichtlich der Frage, ob eine quantitative oder semiquantitative Auswertung der rein visuellen Bildanalyse überlegen ist, kann festgestellt werden, daß die visuelle Bildbeurteilung in der Regel die gleiche (oder sogar höhere) Sensitivität besitzt (Lowe et al. 1994). Durch (aufwendige) Patlak-Analysen läßt sich die Spezifität sogar um etwa 10% verbessern, wofür allerdings eine Einbuße bei der Sensitivität hingenommen werden muß (Hübner et al. 1996).

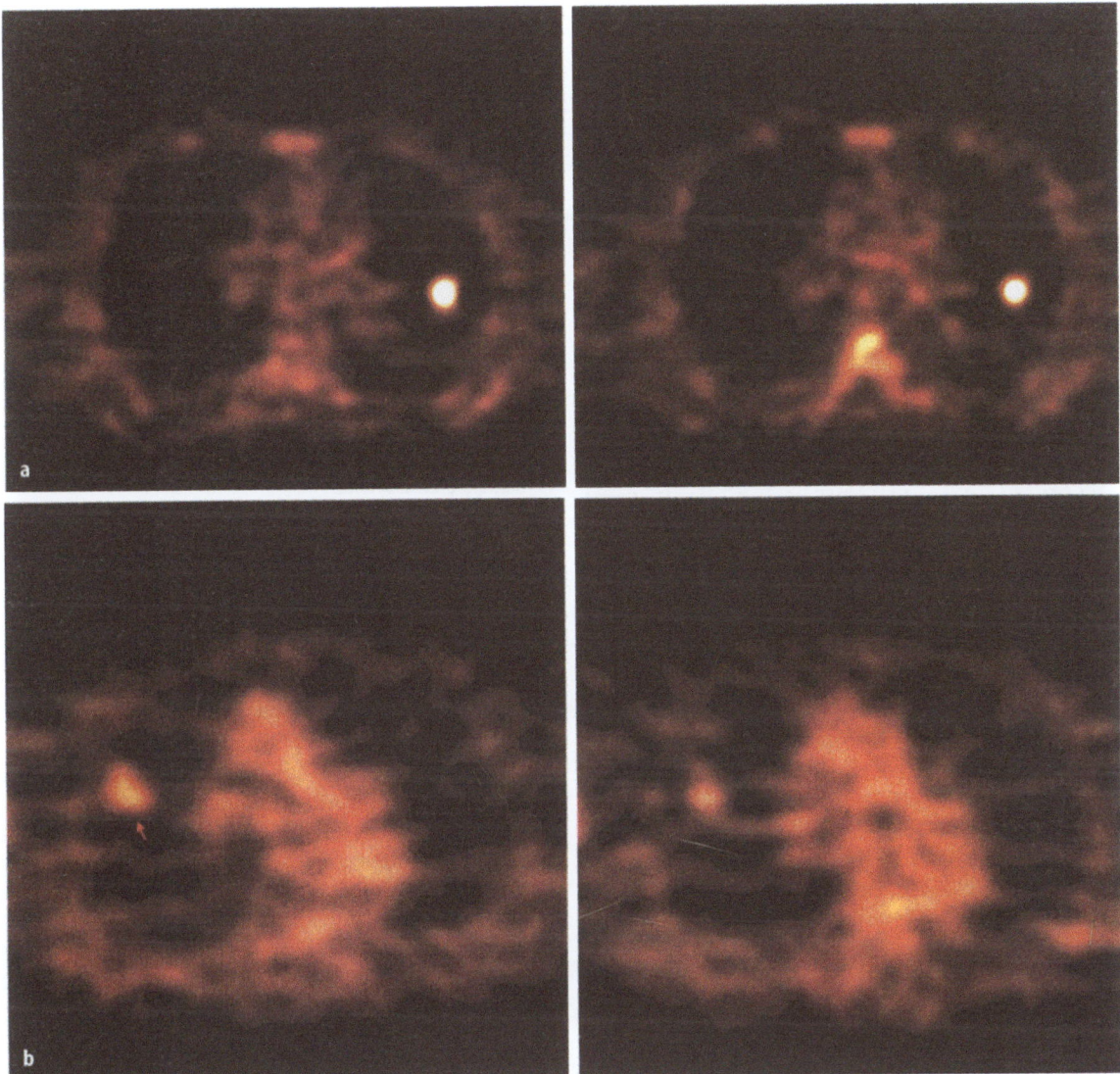

Abb. 5.4.1. a Singulärer, links pulmonal lokalisierter Rundherd unklarer Ätiologie (im CT-Thorax „indeterminate SPN"). Intensiv hypermetaboler, tumortypischer Herdbefund (SUV 7,8) im transmissionskorrigierten transversalen FDG-PET. Histologische Diagnose: mäßig differenziertes, adenosquamöses Karzinom (Durchmesser 1,6 cm). **b** Singulärer Lungenrundherd rechts pulmonal, CT-Befund hinsichtlich der Genese mehrdeutig; transthorakale Punktion erfolglos. Im schwächungskorrigierten FDG-PET (transversale Schnittführung) gering glukosekonsumptiver Herdbefund (SUV: 2,3). Definitive Diagnose: aktiviertes Tuberkulom

Verschleppungszeit um so länger war, je jünger der Patient und je kleiner der Rundherd war. Da in Mitteleuropa bei etwa 50% der Patienten eine maligne Genese des Lungenrundherdes vorliegt, geht hier wertvolle Zeit verloren.

Differentialdiagnostisch werden in der Literatur etwa 80 Erkrankungen in unterschiedlicher Häufigkeit als Ursache eines Lungenrundherdes mitgeteilt. Hinweise in die eine oder andere Richtung können Alter, Anamnese und sogar Nationalität des Patienten ergeben (z. B. im Orient Echinokokkus-Zyste, auf dem amerikanischen Kontinent in bestimmten Regionen Pilzerkrankungen).

Wie eine Analyse von 950 solitären Lungenrundherden ergab (Toomes et al. 1981), handelt es sich bei der Hälfte der Lungenrundherde um maligne Tumoren, bei der anderen Hälfte um benigne Befunde (Tabelle 5.4.4 und 5.4.5).

Nach Schätzungen (Dewan et al. 1993) werden in den USA jährlich etwa 130.000 solitäre pulmonale Rundherde (SPN) entdeckt (Inzidenz etwa 52/100.000 Einwohner), von denen etwa 30-50% maligne sind. Vor der CT-Ära waren etwa 60% aller operativ entfernten SPN benigne. Diese hohe Rate konnte durch die hochauflösende CT auf etwa 20-40% reduziert werden, doch ist auch heute vielerorts die invasive Abklärung üblich.

Die Bronchoskopie erzielt lediglich eine Sensitivität von 65% zum Nachweis maligner Herde, und auch die transbronchiale Biopsie vermag die Sensitivität auf lediglich 79% zu erhöhen (Salathe et al. 1992).

Die transthorakale Feinnadelpunktion (TTFP) erreicht eine Sensitivität von 94-98% und eine Spezifität von 91-96% (Wang et al. 1988), beinhaltet jedoch zu 19-26% das Risiko eines Pneumothorax, wobei 10-15% dieser Patienten eine Pleuradrainage benötigen, was einen stationären Aufenthalt und damit erhebliche Mehrkosten verursacht. In einer Untersuchung bei 181 Patienten mit diskreten pulmonalen Läsionen, die mittels TTFP abgeklärt wurden, war die TTFP bei 40% aller Biopsien nicht in der Lage, definitiv einen Tumor auszuschließen, und bei 40% dieser Herde zeigte sich später histologisch ein maligner Befund (Winning et al. 1986).

Die prinzipielle Möglichkeit, mittels FDG-PET zwischen benignen und malignen Lungenrundherden zu differenzieren (Tabelle 5.4.6), wurde bereits vor Jahren aufgezeigt (Kubota et al. 1990; Gupta et al. 1992, 1993; Patz et al. 1993; Dewan et al. 1993).

Im März 1998 wurde im *Journal of Clinical Oncology*, einer der angesehensten onkologischen Zeitschriften, eine prospektive Multizenterstudie an 9 universitären Zentren in den USA publiziert (Lowe et al. 1998).

Die visuelle Auswertung der PET-Untersuchungen von 89 Patienten mit singulären Lungenrundherden ungeklärter Ätiologie (trotz zuvor durchgeführter Lungenübersichtsaufnahme und CT-Untersuchung) ergab eine Sensitivität der PET von 98% zum Tumornachweis. Die semiquantitative SUV-Analyse ergab eine Sensitivität von 92% und eine Spezifität von 90%.

Von besonderer Bedeutung ist, daß auch kleine Rundherde (unter 1,5 cm) mit sehr hoher Empfindlichkeit detektiert werden können (Sensitivität bei visueller Auswertung 100%).

Diese prospektive Multizenterstudie schlußfolgerte, daß die FDG-PET mit hoher diagnostischer

Tabelle 5.4.4. Benigne histologische Befunde bei 955 operierten Lungenrundherden (Toomes et al. 1981)

Benigne Erkrankungen	n=486
Benigne Tumoren	n=132
Chondrome	74
Neurogene Tumoren	22
Bronchusadenome	11
Benigne Mesotheliome	5
Sonstige	20
Tuberkulose	n=225
Sonstige	n=129
Chronische Pneumonie (Abszeß)	23
Echinokokkuszysten	22
Bronchuszysten	21
Aspergillome	13
Zwerchfellhernien	11
Sonstige	39

Tabelle 5.4.5. Maligne histologische Befunde bei 955 operierten Lungenrundherden (Toomes et al. 1981)

Maligne Erkrankungen	n=469
Bronchuskarzinome	n=364
Plattenepithelkarzinome	74
Adenokarzinome	127
Alveolarzellkarzinome	22
Sonstige	44
Sonstige	20
Metastasen	n=89
Adenokarzinome	40
Plattenepithelkarzinome	32
Sarkome	12
Sonstige	5
Sonstige	n=16
Primäre Lungensarkome	6
Solitäre Plasmozytome	2
Morbus Hodgkin	2
Teratome	2
Sonstige	4

Tabelle 5.4.6.
Lungenkarzinom: Singulärer Lungenrundherd und Nachweis des primären Lungenkarzinoms mittels FDG-PET

Patienten (n)	Sensitivitiät [%]	Spezifität [%]	Autor
20	100	100	Gupta (1992)
30	95	80	Dewan (1993)
51	89	100	Patz (1993)
33	100	78	Dewan (1995)
87	97	82	Duhaylongsod (1995)
23	100	67	Hübner (1995)
61	93	88	Gupta (1996)
48	100	63	Knight (1996)
82	100	52	Sazon (1996)
46	94	86	Guhlmann (1997)
109	98	89	Rigo (1997)
98	92	90	Lowe (1998)
Σ=682	97	81	Mittelwert

Genauigkeit einzelne pulmonale Lungenrundherde hinsichtlich ihrer Ätiologie (benigne/maligne) zu differenzieren vermag und daß hierdurch unnötige invasive Eingriffe vermieden werden können; nach Schätzungen des Institute for Clincial PET (ICP) würden hierdurch pro Jahr etwa 10.126 unnötige operative Eingriffe (wegen benigner pulmonaler Rundherde) vermieden und zwischen 30 und 236 Mill. USD eingespart (Abb. 5.4.2).

Die vorliegende Untersuchung führte u. a. dazu, daß in den USA seit Januar 1998 PET-Untersuchungen bei der Fragestellung SPN (und auch beim primären Staging des Lungenkarzinoms) von der Krankenkasse (Medicare) erstattet werden. Auch in der Schweiz wird diese Indikation von den Kostenträgern vergütet. Lediglich in der BRD ist (trotz eindeutiger Stellungnahme der Konsensuskonferenz, s. Tabelle 5.4.10) weiterhin eine Einzelantragsstellung bei GKV-Patienten erforderlich.

Lymphknotenstaging

Neben der Differentialdiagnostik von solitären Lungenrundherden und damit dem Primärtumornachweis ist das präoperative Lymphknotenstaging eine weitere, klinisch äußerst bedeutsame Indikation zur Durchführung einer ^{18}F-FDG-PET.

Hierfür gibt es eine Reihe von Gründen:

- Entscheidung über Operabilität oder Inoperabilität des Patienten, je nachdem, welche Lymphknoten tumorbefallen sind (hier insbesondere die Unterscheidung zwischen ipsilateralem und kontralateralem Befall bzw. Unterscheidung von N1-, N2- und N3-Stadium.

Während ein ipsilateraler Befall (N1- bzw. limitiertes N2-Stadium) noch als eine Indikation zur Operation gilt, wird ein kontralateraler Befall (oder zervikale Lymphknotenmetastasen) als eine Kontrainidikation angesehen, da diese Patienten prognostisch nicht von der Operation profitieren. Die Inzidenz von Lymphknotenfiliae beim operierten Lungenkarzinom betrug noch 1978 zwischen 31 und 71% und erreichte 75-94% bei autoptischen Untersuchungen (Naruke et al. 1978).

- Der Lymphknotenstatus ist ein bedeutsamer prognostischer Parameter.

Die etablierten bildgebenden Verfahren (insbesondere CT) haben anerkanntermaßen eine unzureichende Sensitivität und Spezifität zum Nachweis von Lymphknotenmetastasen, da die Lymphknotengröße nur unzureichend mit einem Tumorbefall korreliert.

Eine prospektive, mit Unterstützung des NIH durchgeführte RDOC-Untersuchung (Webb et al. 1991) ergab für CT und MRT eine geringe Sensitivität zum Nachweis von mediastinalen Lymphknotenmetastasen (etwa 50%) bei ebenfalls unzureichender Spe-

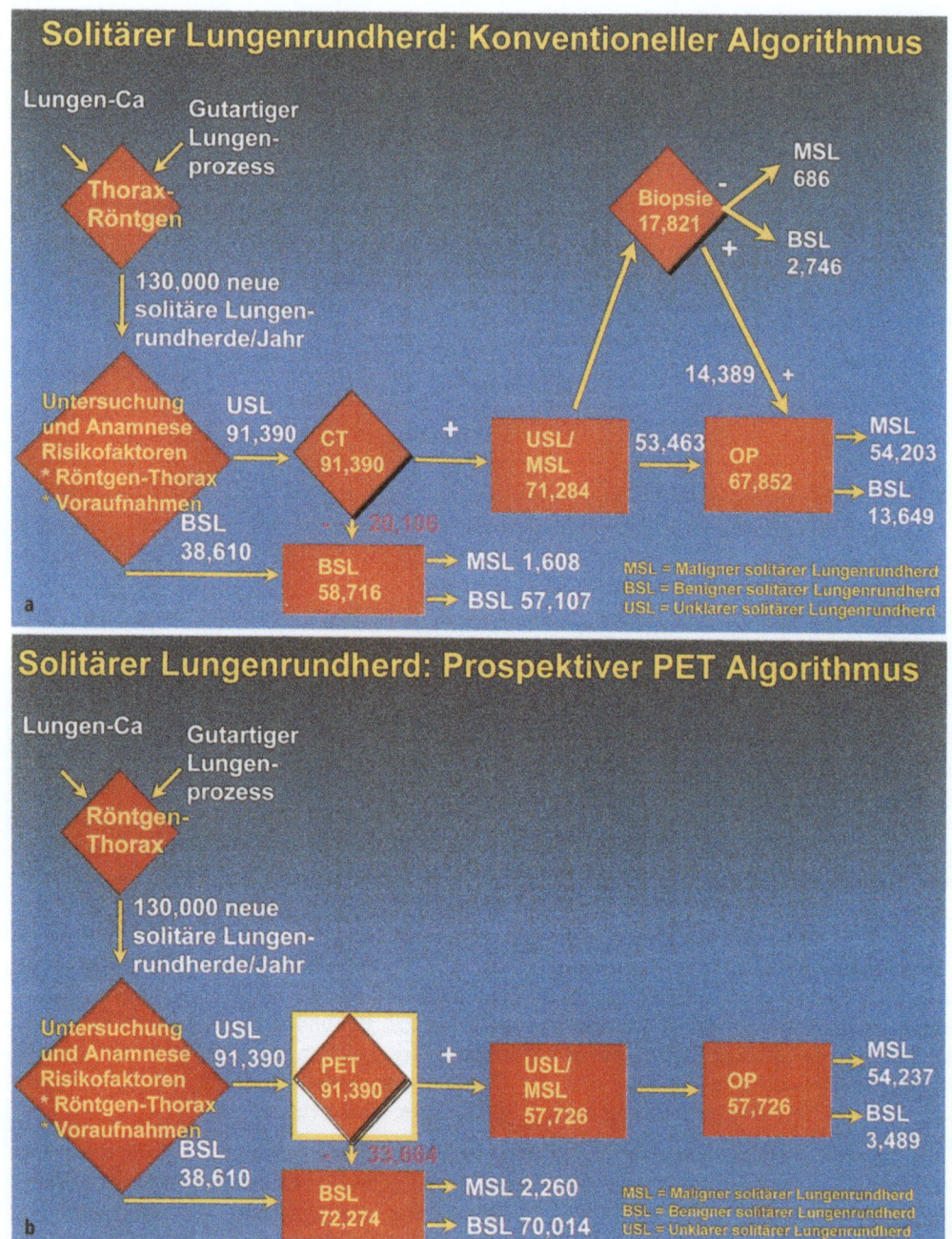

Abb. 5.4.2 a, b. Diagnostischer Algorithmus und Kostenersparnis mit FDG-PET beim nichtkleinzelligen Lungenkarzinom (ICP 1994)

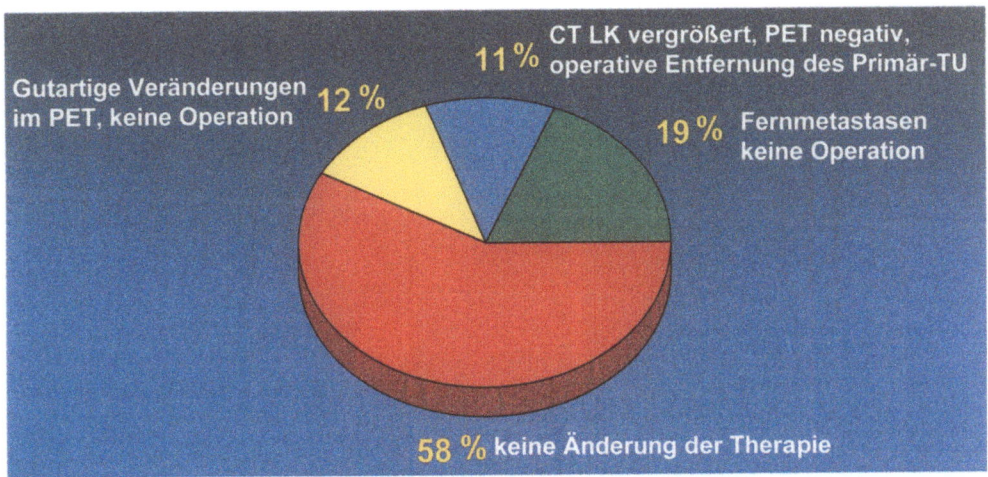

Abb. 5.4.3. Staging des nichtkleinzelligen Bronchialkarzinoms mit FDG-PET. Änderung des therapeutischen Procedere bei 11/26 Patienten (42%)

zifität (65%). Andererseits weisen etwa 30% aller vergrößerten Lymphknoten (Durchmesser 2–4 cm) histopathologisch keine Tumorzellen auf (Schiepers 1997).

Erste Untersuchungen der Heidelberger Arbeitsgruppe (Knopp et al. 1992) deuteten bereits auf eine hohe diagnostische Genauigkeit der PET zum mediastinalen Staging des Bronchialkarzinoms hin. So fand sich bei 49 Patienten eine Sensitivität von 98% und eine Spezifität von 94% (histologisch gesichert). Eine Veränderung der CT-Klassifikation der Patienten ergab sich nach der PET-Untersuchung in 33% der Fälle.

Die Frankfurter Arbeitsgruppe (Abb.5.4.3) fand eine Änderung des therapeutischen Procedere bei 30% aller Patienten (Baum et al. 1996b) und unter Einschluß der Fernmetastasen bei 42% der untersuchten Patienten (Baum et al. 1996a).

Prospektive Untersuchungen von Wahl et al. (1994) zeigten bereits, daß die metabolische Charakterisierung des mediastinalen Lymphknotenbefalls über den FDG-Stoffwechsel genauer war als CT-Untersuchungen: Bei 23 Patienten ergab sich für die PET eine Sensitivität von 82% bei einer Spezifität von 81% und einer diagnostischen Genauigkeit von 81% (CT 64/44/52%; $p<0.05$). Interessanterweise konnten mittels PET auch im CT normal große Lymphknoten als tumorbefallen nachgewiesen werden und andererseits mittels PET eine Metastasierung in computertomographisch vergrößerten Lymphknoten oftmals ausgeschlossen werden.

Tabelle 5.4.7. Lungenkarzinom: mediastinales/hiläres Lymphknotenstaging mittels FDG-PET im Vergleich zu CT

Patienten (n)	PET SE [%]	PET SP [%]	CT SE [%]	CT SP [%]	Autor
23	82	81	64	44	Wahl (1994)
30	78	81	56	86	Chin (1995)
29	76	98	65	87	Sasaki (1996)
16	100	100	81	56	Sazon (1996)
47	89	99	57	94	Steinert (1997)
46	80	100	50	75	Guhlmann (1997)
75	88	88	73	68	Rigo (1997)
50	93	97	67	59	Vansteenkiste (1997)
Σ=316	86	93	64	71	Mittelwert

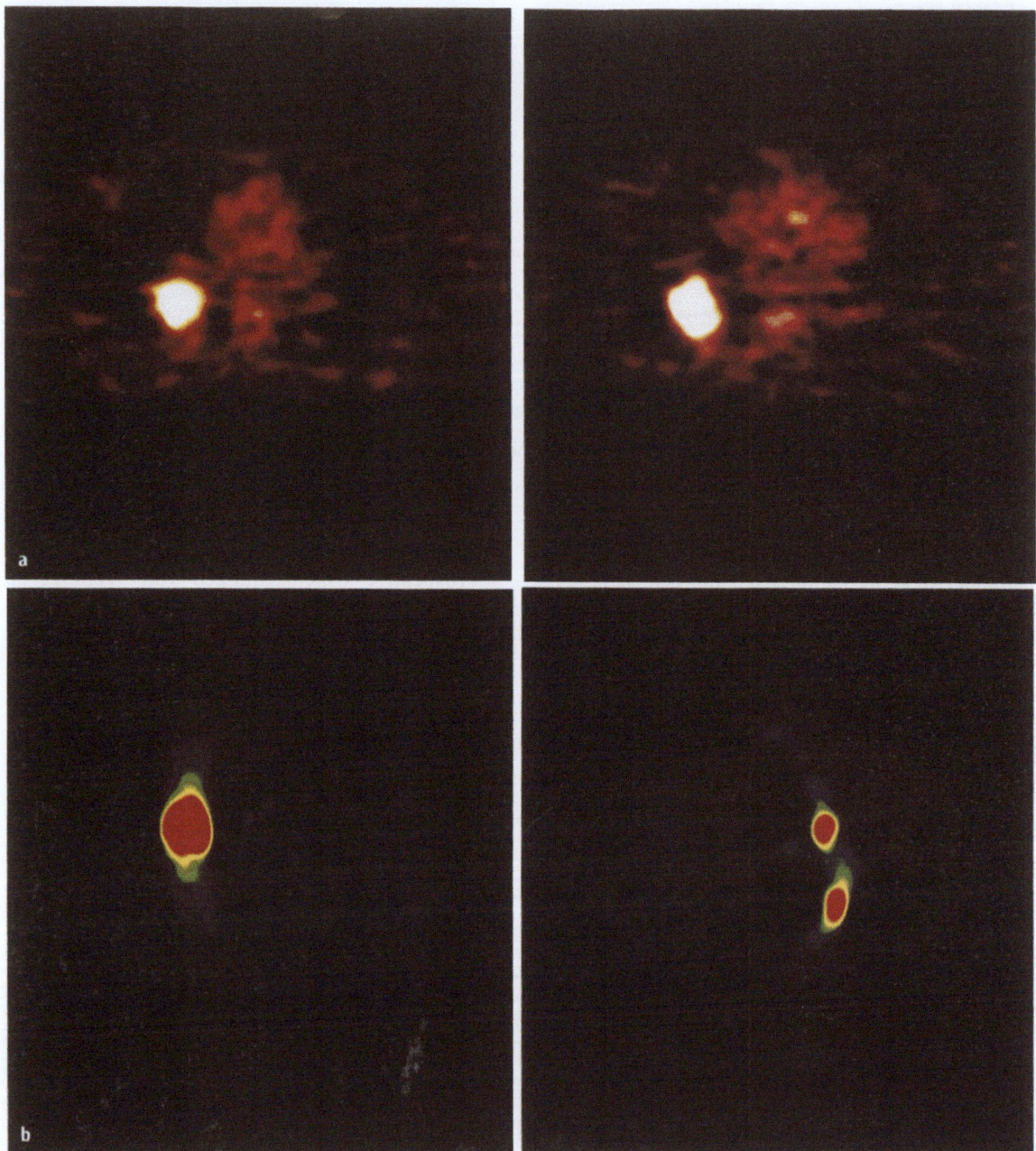

Abb. 5.4.4. a Transbronchial bioptisch gesichertes Plattenepithelkarzinom im rechten Lungenunterlappen. Im CT-Thorax kontralateral vergrößerte hiläre Lymphknoten (N3-Stadium). Die transmissionskorrigierte PET zeigt den hochgradig FDG-aufnehmenden Primärtumor (SUV 6,4), jedoch keine Lymphknotenmetastasen. Die nachfolgende, durch die PET-Untersuchung induzierte Operation bestätigte ein N0-Stadium. Der Primärtumor (Durchmesser 4,3 cm) konnte komplett reseziert werden. Bislang ist der Patient rezidivfrei (Beobachtungszeitraum 32 Monate). **b** Intensiv FDG-konsumptives Plattenepithelkarzinom im rechten Lungenunterlappen (pT2) sowie synchrones, großzelliges Adenokarzinom der linken Lungen mit mediastinaler Lymphknotenmetastase (im CT war zunächst lediglich der Tumor in der rechten Lunge nachgewiesen worden)

Nachfolgende Untersuchungen (Tabelle 5.4.7) bestätigten sämtlich die höhere diagnostische Genauigkeit der FDG-PET gegenüber der CT (auch in Spiraltechnik), wobei die kürzliche Veröffentlichung der Züricher Arbeitsgruppe (Steinert et al. 1997) besonders hervorzuheben ist, da sie den direkten präoperativen Vergleich von FDG-PET und CT (der neuesten Generation) einschließlich Bildüberlagerung und die definitive histologische Sicherung (nach Lymphknotenstationen getrennt, Lymphknotensampling von 599 Lymphknoten aus 199 Lymphknotenstationen) mit einschließt. Diese prospektive Studie fand eine Sensitivität der PET zum Nachweis von mediastinalen N2- oder N3-Lymphknotenmetastasen von 89% (CT 57%), die Spezifität erreichte für die PET 99% (CT 94%). Mittels PET gelang es zu 96%, den korrekten Lymphknotenstatus der Patienten mit Bronchialkarzinom zu erfassen, mit der CT nur in 79%.

Nachweis von Fernmetastasen (Abb. 5.4.4)

Ein erheblicher Vorteil der PET gegenüber anderen bildgebenden Verfahren ist darin zu sehen, daß PET prinzipiell eine Ganzkörper-Untersuchungsmethode ist und somit neben Primärtumor und Lymphknotenmetastasen auch distante Filiae nachweisen kann. Von besonderer Bedeutung ist hierbei, daß sich Metastasen des Bronchialkarzinoms mit sehr gutem Kontrast (hoher FDG-Uptake) darstellen lassen, und zwar weitgehend unabhängig von der Lokalisation („all organ imaging"). So können Nebennierenmetastasen mit hoher Sensitivität (und Spezifität) detektiert werden, ebenso Leber-, Knochen- und parenchymatöse Lungenmetastasen (Bury et al. 1997), aber auch abdominelle und zervikale Lymphknotenmetastasen bzw. Hirnmetastasen, wie eigene Erfahrungen zeigen.

Dies ermöglicht eine bessere Selektion der Patienten vor einer geplanten Primärtumor-Operation. Obgleich die Literatur nicht ganz so umfangreich ist wie die zur SPN-Problematik oder zum Lymphknotenstaging, zeigen die vorliegenden Daten einheitlich eine sehr hohe diagnostische Genauigkeit der PET zur Detektion von Fernmetastasen (Valk et al. 1996) und eine Veränderung des therapeutischen Vorgehens bei 10–18% durch den Nachweis zuvor unbekannter distanter Filiae mittels PET (Tabelle 5.4.8).

Tabelle 5.4.8. Lungenkarzinom: Nachweis von Fernmetastasen beim primären Staging mittels FDG-PET

Patienten (n)	Ergebnis	Autor
34	10 Patienten (23%) mit zusätzlichen Läsionen, bei 14 Patienten (41%) Änderung des therapeutischen Vorgehens, davon 6 Patienten (18%), bei denen aufgrund des PET-Befundes keine chirurgische Therapie erfolgte	Lewis (1994)
61	Im Vergleich zur konventionellen Diagnostik: Änderung des N-Stadiums bei 13 Patienten (21%) und des M-Stadiums bei 6 Patienten (10%)	Bury (1996)
39	59 Läsionen (Leber, Knochen, Lunge, Nebennieren, Lymphknoten, Varia) Sensitivität 100%, Spezifität 94% Bei 14% der Patienten Veränderung des M-Stadiums durch PET	Rigo (1997)
99	Nachweis zuvor unbekannter Fernmetastasen bei 11/99 (11%) Bestätigung von (unsicheren) Filiae bei 7 Patienten Bei 16/17 im CT vermuteter Metastasen ohne erhöhten FDG-Uptake fand sich histologisch ein benigner Befund	Valk (1996)

Rezidivdiagnostik

Der Nachweis des lokalen Rezidivs eines zuvor operierten Lungenkarzinoms ist nach Angaben der vorliegenden Literatur (Tabelle 5.4.9) mit einer Sensitivität von 83–100% (Mittel 95%) und einer Spezifität von 62–100% (Mittel 81%) möglich.

Klinisch von hohem Interesse ist die Möglichkeit, neben dem Lokalrezidiv auch Fernmetastasen bei der Ganzkörper-Untersuchung nachzuweisen, was für die weitere Therapieentscheidung (Strahlentherapie/Chemotherapie oder nochmalige chirurgische Resektion) von erheblicher Bedeutung sein kann.

Tabelle 5.4.9. Lungenkarzinom: Nachweis eines Lokalrezidivs/Resttumors mittels FDG-PET

Patienten (n)	SE [%]	SP [%]	Autor
43	97	100	Patz (1994)
16	100	82	Duhaylongsod (1995)
38	100	62	Inoue (1995)
13	83	80	Hübner (1995)
Σ=110	95	81	Mittelwert

Therapiekontrolle

Die Veränderung des Metabolismus geht grundsätzlich der Veränderung der Morphologie voraus. Die Erfassung des Aminosäurestoffwechsels, der Tumorperfusion oder des Glukosemetabolismus mittels PET ist daher prinzipiell in der Lage, ein Ansprechen des Tumors auf die stattgehabte Therapie sensitiv zu erfassen (Strauss 1996).

Kubota et al. (1993) zeigten bei 21 Patienten (43 Untersuchungen) mit Lungenkarzinom, daß mittels ^{11}C-Methionin-PET nach Chemo- oder Strahlentherapie eine Gruppe von Frührezidiven von einer Gruppe mit einem späten Rezidiv differenziert werden kann. Mittels ^{18}F-FDG-PET war es Hebert et al. (1996) möglich, bei 20 Patienten vor Radiotherapie das Tumorvolumen deutlich genauer zu erfassen, als dies mittels Röntgen-CT möglich war. Auch zeigte sich eine Abnahme des FDG-Stoffwechsels, die mit dem Therapieerfolg korrelierte.

Problematisch sind inflammatorische Veränderungen in den ersten Wochen nach Strahlentherapie („Strahlenpneumonitis"), die ebenfalls zu einem gesteigerten Glukosemetabolismus führen.

Es ist daher empfehlenswert, PET-Untersuchungen nach Chemotherapie erst 4–6 Wochen und bei Strahlentherapie 3 Monate nach stattgehabter Therapie zu wiederholen. Eine Arbeitsgruppe der EORTC (PET Study Group) widmet sich speziell diesem Problem.

5.4.7
Positronenemissionstomographie: Limitationen und Pitfalls

Obgleich die PET mit ^{18}F-FDG das Potential hat, die Diagnostik und Therapiekontrolle des Lungenkarzinoms zu revolutionieren, muß eine sorgfältige Indikationsstellung erfolgen – derzeit vor allem aus Kapazitätsgründen. Nach den Empfehlungen der Konsensuskonferenz (Ulm 1997; Tabelle 5.4.10) ist die FDG-PET sowohl zur Abklärung eines unklaren pulmonalen Rundherdes geeignet als auch zum primären (vor allem lymphonodalen) Staging und – wie neuere Untersuchungen zeigen – zur Detektion von Fernmetastasen und Rezidiven. Inwieweit die FDG-PET sensitiver und genauer eine Beurteilung des Therapieerfolges zu erfassen in der Lage ist, als

Tabelle 5.4.10. Lungenkarzinom: Empfehlungen der Konsensuskonferenz (Ulm 1997)[a]

	Klasse
Primärtumor	
Peripherer Rundherd	1a
Lokalrezidiv	1a
Staging	1a
N	2b
M	
Therapiekontrolle	2a

[a] Klasse 1a: Angemessen und von klinischem Nutzen
Klasse 1b: Akzeptabel, der Nutzen ist jedoch weniger gut belegt
Klasse 2a: Überwiegende Aussagekraft spricht für klinischen Nutzen
Klasse 2b: Kann hilfreich sein, der Nutzen ist jedoch weniger gut belegt
Klasse 3: Im allgemeinen ohne Nutzen

dies bisher mit CT geschieht, müssen zukünftige Studien an größeren Patientenzahlen belegen.

Aufgrund der begrenzten anatomischen Information, die PET-Bilder beinhalten, sollte grundsätzlich eine ergänzende CT-Thoraxuntersuchung erfolgen. Die optimale Information erhält man durch Bildüberlagerung von PET (Metabolismus) und CT (Morphologie), so daß künftig vor allem präoperativ die Image Fusion als Routinemethode eingefordert werden wird (Abb. 5.4.5).

Trotz der relativ leichten Interpretierbarkeit von PET-Untersuchungen (belegt auch durch eine geringe Interobserver-Varianz von unter 5%) aufgrund des im allgemein hohen Tumorkontrasts ist eine erhebliche Erfahrung in der Interpretation von FDG-Untersuchungen notwendig, wobei eine Reihe von Pitfalls (s. Übersicht) zu beachten ist. Auch sollte der Zeitaufwand (insbesondere bei Ganzkörper-Untersuchungen) einschließlich Vorbereitungszeit bis zu 2 h nicht unterschätzt werden.

Ob künftig mit der Koinzidenztechnologie unter Verwendung von Doppelkopfkameras eine ähnlich hohe Sensitivität wie mit Ringtomographen zu erreichen ist, bleibt offen. Erste Ergebnisse (Shreve et al. 1998) zeigten eine deutlich geringere Sensitivität der Koinzidenzkameras (55% derjenigen der „dedicated" PET), wobei allerdings pulmonale Tumorläsionen am besten nachzuweisen waren (13/14=93%), hingegen lediglich 20/31 (65%) der mediastinalen Lymphknotenmetastasen.

Auch hier können technologische Verbesserungen wie die Schwächungskorrektur (Karp et al. 1995) zukünftig weitere Verbesserungen erzielen.

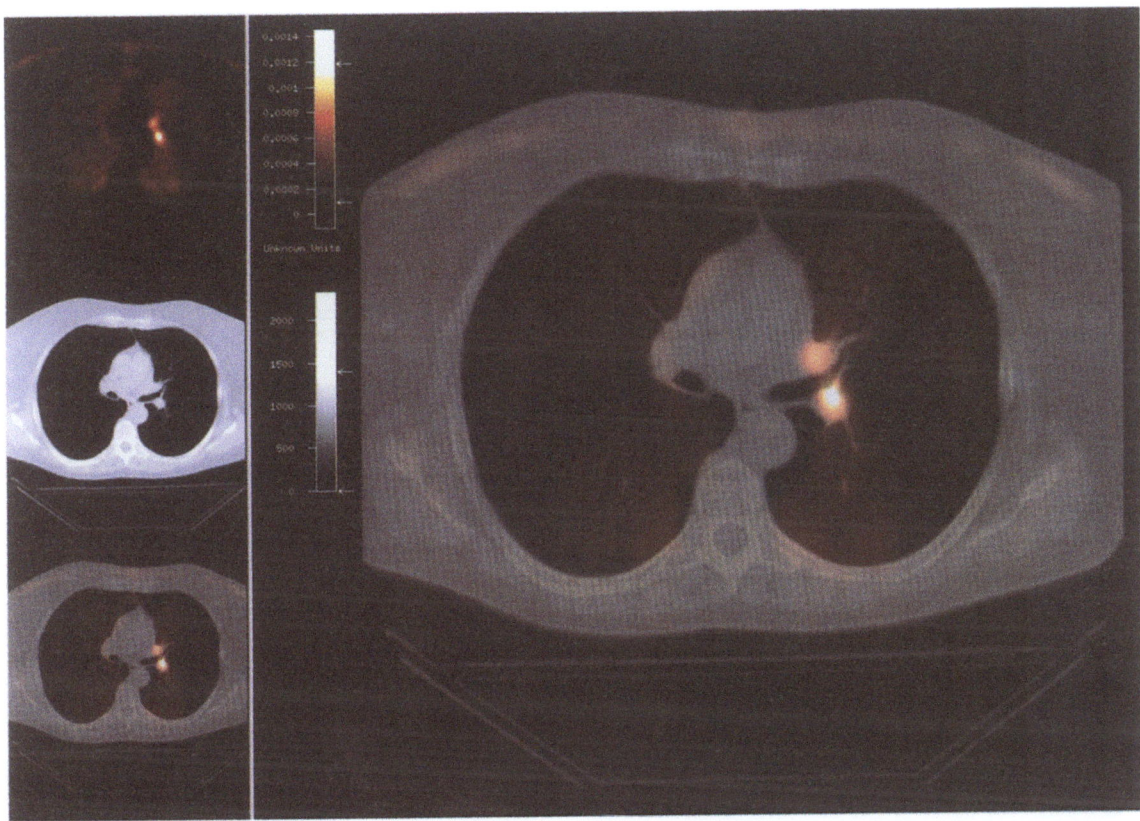

Abb. 5.4.5. Zentrales Bronchialkarzinom links bronchohilär (Durchmesser etwa 15 mm). Erstnachweis mittels FDG-Ganzkörper-PET bei zunächst bestehendem UPT-Syndrom (Halslymphknotenmetastase eines unbekannten Primärtumors). Desweiteren Nachweis einer isolierten Lymphknotenmetastase links paraaortal (Durchmesser 13 mm). Erst die Bildfusion PET/CT erlaubt die genaue anatomische Zuordnung der Tumorherde.

**FDG-PET beim Lungenkarzinom. Pitfalls:
Erhöhter Glukosestoffwechsel bei benigenen Erkrankungen**

- Aktive Tuberkulose (insbesondere Lymphknoten-Tbc)
- Aktive Sarkoidose; Nokardiose
- Entzündliche Anthrosilikose
- Putride Bronchiektasien, floride Pneumonie
- Andere Herde mit erhöhtem Glukosestoffwechsel (Abszesse, entzündliche Hämatome, radiogene Pneumonitis)

Danksagung

Die PET-Bilder dieses Betrags entstanden während meiner Tätigkeit in der Klinik für Nuklearmedizin (Direktor: Prof. Dr. G. Hör) des Klinikums der Johann Wolfgang GoetheUniversität Frankfurt am Main. Ich danke allen ehemaligen Kollegen und Mitarbeitern für die jahrelange, vertrauensvolle Zusammenarbeit im Interesse der Patienten.

Literatur

Abe Y, Matzuzawa T, Fujiwara T (1990) Clinical assessment of therapeutic effects on cancer using FDG and PET: preliminary study of lung cancer. Int J Radiat Oncol Bio Phys 19: 1005–1010

Abdel-Dayem HM, Scott A, Macapinlac H, Larson S (1995) Tracer imaging in lung cancer. Eur J Nucl Med 22: 1355

Baum RP, Rust M, Adams S et al. (1996a) Wertigkeit der Fluor-18-Fluor-Deoxy-Glukose (FDG) Ganzkörper-PET zum präoperativen Staging von Bronchialkarzinomen und Einfluß auf das therapeutische Procedere. Nucl Med 35: A19

Baum RP, Rust M, Adams S et al. (1996b) Influence on patients' management by whole-body F-18 FDG PET for preoperative staging of non small cell lung cancer. J Nucl Med 37: 121P

Bengel FM, Ziegler SI, Avril N, Weber W, Laubenbacher C, Schwaiger M (1997) Whole-body positron emission tomography in clinical oncology: comparison between attenuation-corrected and uncorrected images. Eur J Nucl Med 24: 1091–1098

Bleehan NM (1992) Current radiotherapy for non-small-cell lung cancer. Lung Cancer Ther 1: 1–3

Bury T, Dowlati A, Paulus P, Hustinx R, Radermecker M, Rigo P (1996) Staging of non-small-cell lung cancer by whole-body fluorine-18 deoxyglucose positron emission tomography. Eur J Nucl Med 23: 204–106

Castella J, Buj J, Puzo C, Antón PA, Burgués C (1995) Diagnosis and staging of bronchogenic carcinoma by transtracheal and transbronchial needle aspiration. Ann Oncol 6 [Suppl 3]: S21–S24

Chin R, Ward R, Keyes JW et al. (1995) Mediastinal staging of non-small-cell lung cancer with positron emission tomography. Am J Respir Crit Care Med 152: 2090–2096

Clorius HH, Lührs H (1990) Das Bronchialkarzinom – Nuklearmedizinische Diagnostik. Radiologe 30: 164–168

Crino L (1995) Chemotherapy on advanced non-small cell lung cancer. The experience of Italian Cooperative Groups. Ann Oncol 6 [Suppl 3]: S45–S47

Cullen MH (1995) Adjuvant and neo-adjuvant chemotherapy of non-small cell carcinoma. Ann Oncol 6 [Suppl 1]: S43–S48

Dewan NA, Gupta NC, Redepenning LS, Phalen JJ, Frick MP (1993) Diagnostic efficacy of PET-FDG imaging in solitary pulmonary nodules. Potential role in evaluation and management. Chest 104/4: 997–1002

Dewan NA, Reeb SD, Gupta NC, Gobar LS, Scott WJ: (1995) PET-FDG imaging and transthoracic needle lung aspiration biopsy in evaluation of pulmonary lesions. Chest 108: 441–446

Duhaylongsod FG, Lowe VL, Patz EF, Vaugh AL, Coleman RE, Wolfe WG (1995) Detection of primary and recurrent lung cancer by means of F-18 fluorodeoxyglucose positron emission tomography (FDG PET). J Thorax Cardiovasc Surg 110: 130–140

Drings P, Voigt-Moykopf I (1988) Das nicht kleinzellige Bronchialkarzinom. Dtsch Ärztebl 85: B-1469–B-1473

Flehinger BJ, Melamed MR (1994) Current status of screening for lung cancer. Chest Surg Clin North Am 4: 1–15

Frank A, Lefkowitz D, Jaeger S (1995) Decision logic for retreatment of asymptomatic lung cancer recurrence based on positron emission tomography findings. Int J Radiat Oncol Biol Phys 32: 1495–1512

Gambhir SS, Hoh CK, Phelps ME, Madar I, Maddahi J (1996) Decision tree sensitivity analysis for cost – effectiveness of FDG-PET in the staging and management of non-small-cell lung carcinoma. J Nucl Med 37: 1428–1436

Ginsberg RJ (1991) Surgery of higher stage lung cancer. Chest Surg Clin North Am 1: 61–69

Graham EA, Singer JJ (1933) Successfull removal of an entire lung for carcinoma of the bronchus. JAMA 101: 1371

Guhlmann A, Storck M, Kotzerke J, Moog F, Sunder-Plassmann L, Reske SN (1997) Lymph node staging in non-small-cell lung cancer: evaluation by F-18 FDG positron emission tomography (PET). Thorax 52: 438–441

Gupta NC, Frank AR, Dewan NA et al. (1992) Solitary pulmonary nodules: detection of malignancy with PET with 2-(F-18)-Fluoro-2-deoxy-D-glucose. Radiology 184: 441–444

Gupta NC, Dewan NA, Frank A (1993) Diagnostic evaluation of suspected solitary nodules (SPN) using PET FDG imaing. Chest 104: 119 S

Gupta NC, Maloof J, Gunel E (1996) Probability of malignancy in solitary pulmonary nodules using fluorine-18-FDG and PET. J Nucl Med 37: 943–948

Hebert ME, Lowe VJ, Hoffmann JM, Patz EF, Anscher MS (1996) Positron emission tomography in the pretreatment evaluation and follow-up of non-small-cell lung cancer patients treated with radiotherapy: preliminary findings. Am J Clin Oncol 19: 416–421

Hoh CK, Hawkins RA, Glaspy JA at al. (1993) Cancer detection with whole-body PET using 2-(F-18)-fluoro-2-deoxy-D-glucose. J Comput Assist Tomogr 17: 582–589

Hoh CK, Schiepers C, Seltzer MA et al. (1997) PET in oncology. Will it replace the other modalities? Sem Nucl Med 27: 94–106

Hör G (1993) Positronen-Emissions-Tomographie (PET) – Von der Forschung zur Klinik. Dtsch Ärztebl 90: 1883–1892

Hör G, Adams S, Baum RP, Hertel A, Adamietz IA, Böttcher HD, Kollath J (1994) Impact of single-photon-emission computed tomography and positron emission tomography on diagnostic oncology. Diagn Oncol 4: 297–321

Hübner KF, Buonocore E, Singh SK, Gould HR, Cotten DW (1995) Characterization of chest masses by FDG positron emission tomography. Clin Nucl Med 20: 293–298

Hübner KF, Buonocore E, Gould HR, Thie J, Smith GT, Stephens S, Dickey J (1996) Differentiating benign from malignant lung lesions using „quantitative" parameters of FDG PET images. Clin Nucl Med 21/12: 941–949

Hughes JMB (1996) F-18-fluorodeoxyglucose PET scans in lung cancer. Thorax 51: S16–S22

Ichiya Y, Kuwabara Y, Otsuka M et al. (1991) Assessment of response to cancer therapy using fluorine-18-fluorodeoxyglucose and positron emission tomography. J Nucl Med 32: 1655–1660

Inoue T, Kim EE, Komaki R et al. (1995) Detection of recurrent or residual lung cancer with FDG-PET. J Nucl Med 36: 788–793

Karp JS, Muehllehner G, Qu H, Yan XH (1995) Singles transmission in volume-imaging PET with ^{137}Cs source. Phys Med Biol 40: 929–944

Knight SB, Delbeke D, Stewart JR, Sandler MP (1996) Evaluation of pulmonary lesions with FDG-PET. Chest 109: 982–988

Knopp MV, Strauss LG, Haberkorn U (1990) PET of the thorax: assessment of its clinical application in tumor staging. Radiology 177: 174

Knopp MV, Bischoff H, Ostertag H et al. (1992) Mediastinal lymph node mapping using F-18 deoxyglucose PET. J Nucl Med 33: 828

Knopp MV, Bischoff H, Oberdorfer F, van Kaick G (1992) Positronen Emissions Tomographie des Thorax. Derzeitiger klinischer Stellenwert. Radiologe 32: 290–295

Kubota K, Matsuzawa T, Fujiwara T et al. (1990) Differential diagnosis of lung tumors with positron emission tomography: a prospective study. J Nucl Med 31/12: 1927–32

Kubota K, Yamada S, Ishiwata K, Ito M, Ido T (1992) Positron emission tomography for treatment evaluation and recurrence detection compared with CT in long-term follow-up cases of lung cancer. Clin Nucl Med 17: 877–881

Kubota K, Yamada S, Ishiwata K et al. (1993) Evaluation of the treatment response of lung cancer with positron emission tomography and L-(methyl-C-11) methionine: a preliminary study. Eur J Nucl Med 20: 495–501

Lee JS, Hong WK (1992) Prognostic factors in lung cancer. N Engl J Med 327: 47–48

Lewis P, Griffin S, Marsden P, Gee T, Nunan T, Malsey M, Dussek J (1994) Whole-body F-18 fluorodeoxyglucose positron emission tomography in preoperative evaluation of lung cancer. Lancet 344: 1265–1266

Lowe VJ, Hoffman JM, De Long DM, Patz EF, Coleman RE (1994) Semiquantitative and visual analysis of FDG-PET images in pulmonary abnormalities. J Nucl Med 35/11: 1771-1776

Lowe VJ, De Long DM, Hoffman JM, Coleman RE (1995) Optimum scanning protocol for FDG-PET evaluation of pulmonary malignancy. J Nucl Med 36/5: 883-887

Lowe VJ, Duhaylongsod FG, Patz EF, Delong DM, Hoffmann JM, Wolfe WG, Coleman RE (1997) Pulmonary abnormalities and PET data analysis: A retrospective study. Radiology 202: 435-439

Lowe VJ, Fletcher JW, Gobar L et al. (1998) Prospective investigation of positron emission tomography in lung nodules. J Clin Oncol 16: 1075-1084

Maul FD, Müller D, Lorenz W, Hör G (1980) Erste Erfahrungen mit Tl-201 in der szintigraphischen Diagnostik von Bronchialtumoren. Nuklearmediziner 4: 335-339

Morgan WE (1995) The surgery of lung cancer. Ann Oncol 6 [Suppl 1]: S33-S36

Mountain CF (1986) A new international staging system for lung cancer. Chest 89 [Suppl 4]: 225 S-233 S

Mountain CF (1997) Revisions in the international system for staging lung cancer. Chest 111: 1710-1717

Naruke T, Suemasu K, Ishikawa S (1978) Lymph node mapping and curability at various levels of metastasis in resected lung cancer. J Thor Cardiovasc Surg 76: 832-839

Nolop KB, Rhodes CG, Brudin LH, Peaney RP, Krausz T, Jones T, Hughes JMB (1987) Glucose utilization in vivo by human pulmonary neoplasms. Cancer 60: 2682-2689

Patz EF Jr, Lowe VJ, Hoffman JM, Paine SS, Burrowes P, Coleman RE, Goodman PC (1993) Focal pulmonary abnormalities: evaluation with F-18 fluorodeoxyglucose PET scanning. Radiology 188/2: 487-490

Patz EF, Lowe VJ, Hoffmann JM, Paine SS, Harries LK, Goodman PC (1994) Persistent or recurrent bronchogenic carcinoma: detection with PET and 2-(F-18)-2-deoxy-D-glucose. Radiology 191: 379-382

Quint LE, Francis IR, Wahl RL, Gross BH, Glazer GM (1995) Preoperative staging of non-small-cell carcinoma of the lung: imaging methods. AJR 164: 1349-1359

Ramanna L (1986) Interest growing in new aerosol imaging methods. Diagn Imag Int 3/4: 3437

Rege SD, Hoh CK, Glaspy JA et al. (1993) Imaging of pulmonary mass lesions with whole-body positron emission tomography and fluorodeoxyglucose. Cancer 72: 82-90

Salathe M, Soler M, Bolliger CT et al. (1992) Transbronchial needle aspiration in routine fiberoptic bronchoscopy. Respiration 59: 5-8

Sasaki M, Ichiya Y, Kuwabara Y et al. (1996) The usefulness of FDG positron emission tomography for the detection of mediastinal lymph node metastases in patients with non-small-cell lung cancer: a comparative study with x-ray computed tomography. Eur J Nucl Med 23: 741-747

Sazon DA, Santiago SM, Soo Hoo GW (1996) FDG-PET in the detection and staging of lung cancer. Am J Respir Crit Care Med 153: 417-421

Schiepers C (1997) Role of positron emission tomography in the staging of lung cancer. Lung Cancer 17 [Suppl 1]: S29-S35

Scott WJ, Schwabe JL, Gupta NC, Dewan NA, Reeb SD, Sugimoto JT (1994) Positron emission tomography of lung tumors and mediastinal lymph nodes using F-18 fluorodeoxyglucose. Ann Thorac Surg 58: 698-703

Scott WJ, Gobar LS, Hauser LG, Sunderland JJ, Dewan NA, Sugimoto JT (1995) Detection of scalene lymph node metastases from lung cancer. Chest 107: 1174-1176

Shreve PD, Steventon RS, Deters EC, Kison PV, Gross MD, Wahl RL (1998) Oncologic diagnosis with 2-[fluorine-18]fluoro-2-deoxy-D-glucose imaging: dual-head coincidence gamma camera versus positron emission tomographic scanner. Radiology 207: 431-437

Siegelman SS, Khouri NF, Leo FP, Fishman EK, Braverman RM, Zerhouni EA (1986) Solitary pulmonary nodules: CT assessment. Radiology 160: 307-312

Steinert HC, Hauser M, Allemann F, Engel H, Berthold T, von Schulthess GK, Weder W (1997) Non-small cell lung cancer: nodal staging with FDG PET versus CT with correlative lymph node mapping and sampling. Radiology 202: 441-446

Steinert HC, von Schulthess GK, Wedder W (1998) Effektivität der Ganzkörper-PET mit FDG beim Staging des nicht-kleinzelligen Bronchuskarzinoms bei 100 Patienten. Nuklearmedizin 37: A37

Strauss LG (1996): Die Positronen-Emissions-Tomographie in der onkologischen Therapie- kontrolle. Nuklearmediziner 19: 281-285

Thatcher N, Ranson M, Lee SM, Niven R, Anderson H (1995) Chemotherapy in non-small cell lung cancer. Ann Oncol 6 [Suppl 1]: S83-S95

Toomes H, Delphendal A, Manke HG, Vogt-Moykopf I (1981) Der solitäre Lungenrundherd. Dtsch Ärztebl 37: 1717-1722

Valk PE, Pounds TR, Tesar RD, Hopkins DM, White RI, Orringer MB (1994) Staging of mediastinal non-small-cell lung cancer with FDG-PET, CT, and fusion images: preliminary prospective evaluation. Radiology 191: 371-377

Valk PE, Pounds TR, Tesar RD, Hopkins DM, Haseman MK (1996) Cost-effectiveness of PET imaging in clinical oncology. Nucl Med Biol 23: 737-743

Vansteenkiste JF, Stroobants SG, De Leyn PR, Dupont PJ, Verschakelen JA, Nackaerts KL, Mortelmans LA and the Leuven Lung Cancer Study Group (1997) Mediastinal lymph node staging with FDG-PET scan in patient with potentially operable non-small-cell lung cancer. A prospective analysis of 50 cases. Chest 112: 1480-1486

Wahl RL, Quint LE, Greenough RL, Meyer CR, White RI, Orringer MB (1994) Staging of mediastinal non-small cell lung cancer with FDG-PET, CT, and fusion images: preliminary prospective evaluation. Radiology 191: 371-377

Wang, KP, Kelly SJ, Britt JE (1988) Percutaneous needle aspiration biopsy of chest lesions. New instrument and new technique. Chest 93: 993-997

Wang H, Maurea S, Mainolfi C et al. (1997) Tc-99m-MIBI scintigraphy in patients with lung cancer, comparison with CT and fluorine-18 FDG PET imaging. Clin Nucl Med 22: 243-249

Webb WR, Gatsonis C, Zeerhouni EA (1991) CT and MR imaging in staging of non-small cell bronchogenic carcinoma: report of the Radiological Diagnostic Oncology Group. Radiology 178: 705-713

Weber W, Voll B, Treumann T, Watzlowik P, Präuer H, Schwaiger M (1998) Positronen-Emissions-Tomographie mit C-11-Methionin und F-18-Fluordeoxyglukose in der Diagnostik des Bronchialkarzinoms. Nuklearmedizin 37: A37

Whitehouse JMA (1994) Management of lung cancer. Standing Medical Advisory Comittee

Winnig AJ, McIvor J Seed WA et al. (1986) Interpretation of negative results in fine needle aspiration of discrete pulmonary lesions. Thorax 41: 875-879

Zasadny KR, Kison PV, Quint LE, Wahl RL (1996) Untreated lung cancer: quantification of systematic distortion of tumor size and shape on non-attenuation-corrected 2-(fluorine-18) fluoro-2-deoxy-D-glucose PET scans. Radiology 201: 873-876

5.5
Mammakarzinom

P. Willkomm, H. Palmedo, M. Bangard, J. Ruhlmann, F. Grünwald und R. An

Das Mammakarzinom ist der häufigste maligne Tumor bei Frauen in den westlichen Staaten mit einer zunehmenden Inzidenz. Wird es sehr früh erkannt, ist es heilbar. Jedoch kann die Diagnose eines primären Brustkrebses bei jungen Frauen mit dichten Mammae schwierig sein, da in der Mammographie die Brustdrüse einen Tumor überdecken kann. Andererseits ist die Spezifität der Mammograhie aufgrund vieler falsch-positiver Befunde relativ niedrig, da es sich z. T. um benigne Läsionen (z. B. Fibroadenome) handelt. Daher werden viele unnötige Biopsien durchgeführt. Dasselbe gilt für die MRT (Gilles et al. 1994) und die konventionelle Sonographie (Jackson 1990).

In vielen Fällen handelt es sich beim Mammakarzinom bereits bei der Diagnose um eine systemische Erkrankung. Metastasen erscheinen relativ früh im Rahmen der Tumorprogression (Henderson et al. 1989; Bastert u. Costa 1995). Die Größe des Primärtumors scheint mit der Anzahl und Größe axillärer Lymphknoten einherzugehen: bei 15% der pT1-Tumore zeigt sich eine Lymphknotenbeteiligung, meist handelt es sich dabei um Mikrometastasen (Avril et al. 1996). Das Vorhandensein und die Ausdehnung von axillären Metastasen sind wichtige prognostische Faktoren für die betroffenen Patientinnen (Henderson et al. 1989), denn ein axilläres Rezidiv ist verbunden mit einer hohen Morbidität und Mortalität. Die Fünfjahresüberlebensrate fällt von 94% auf 74%, wenn regionale Lymphknoten befallen sind, bei Vorliegen von Fernmetastasen sogar auf 19%. Daher ist eine korrekte Bewertung des Krankheitsstadiums Voraussetzung für eine optimale Krebstherapie. Die einzige sinnvolle Therapie, um ein Ausbreiten der regionalen Lymphknotenmetastasen zu verhindern, ist die operative Resektion (Moore u. Kinne 1996). Jedoch ist mit herkömmlichen Methoden die Identifikation von Tumorgewebe speziell in Weichteilen schwierig. Unbestreitbar ist, daß die frühe Erkennung eines Tumorrezidivs und das Vorhandensein von Lymphknotenmetastasen einen signifikanten Einfluß auf die Therapie hat: Ein Lokalrezidiv und eine begrenzte axilläre Lymphknotenbeteiligung werden mittels chirurgischer Resektion und häufig mit Radiatio bzw. einer neoadjuvanten Therapie behandelt, während bei klavikulären, mediastinalen oder anderen Fernmetastasen (Lunge, Leber, Knochen) eine Chemotherapie bzw. eine lokale Radiatio angestrebt wird (Henderson et al. 1989; Bastert u. Costa 1995).

Zum Tumorscreening werden gewöhnlich die Palpation der Brust und der lokalen Lymphknotenstationen sowie Mammographie, Sonographie und Tumormarker eingesetzt. Pathologische Befunde werden mit Hilfe der Sonographie, CT, MRT, MIBI-Szintigraphie und evtl. auch mit Hilfe einer Biopsie erhärtet oder ausgeschlossen. Im Falle eines Tumornachweises werden eine primäre Bewertung des Krankheitsstadiums sowie Nachsorgeuntersuchungen einschließlich physikalischer Untersuchungen, axillärer Lymphknotensonographie, Mammographie, CT, MRT, Skelettszintigraphie und Tumormarker durchgeführt (Henderson et al. 1989; Moore u. Kinne 1996; Mintun et al. 1988; Kallinowski et al. 1989). Das gleiche Schema gilt für den Verdacht auf ein Lokalrezidiv.

Die FDG-PET ist ein neues, vielversprechendes bildgebendes Verfahren, das die Möglichkeit bietet, primäre Mammakarzinome, regionale Metastasen, Fernmetastasen und Lokalrezidive zu entdecken. Außerdem ergibt sich mittels FDG-PET eine Möglichkeit, zwischen einer Narbe und vitalem Tumorgewebe zu differenzieren sowie der frühen Vorhersage des Therapieansprechens und der Kontrolle des Therapieerfolges.

5.5.1
Untersuchungsablauf

Die gewöhnliche Dosis für Erwachsene variiert zwischen 5–10 mCi (185–370 MBq). Die Patienten sollten hierzu nüchtern sein (mindestens 4 h), am besten jedoch seit dem Vorabend. Vor der Injektion wird bei den Patienten ein Blutzuckertest durchgeführt. Patienten mit einem Blutzucker über 200 mg/dl werden gewöhnlich von der Untersuchung ausgeschlossen, da ein erhöhter Blutzuckerspiegel zu verminderter FDG-Aufnahme in vorhandene Tumoren führen kann. Eine akute Senkung des Blutzuckerspiegels durch eine Insulininjektion ist nicht ratsam, da dies zu einer unkontrollierten FDG-Aufnahme in normalem Gewebe (Muskeln) führen kann. Die

Applikation erfolgt intravenös, am besten in den kontralateralen Arm mittels eines Butterfly. Nach unserer Erfahrung wird die Bildqualität entscheidend durch das Körpergewicht beeinflußt. Patientinnen mit einem Körpergewicht von mehr als 80 kg weisen gewöhnlich starke Scatter-Artefakte auf. Höhere FDG-Dosen verbessern jedoch nicht die Bildqualität. Daher vermuten wir, daß auf das Körpergewicht bezogene Scatter-Korrekturalgorithmen notwendig sind. Nach der Injektion bleiben die Patientinnen für etwa 45–60 min liegen und werden gebeten, 1 l Wasser zu trinken. Unmittelbar vor der Akquisition muß die Harnblase entleert werden.

Sofern es um die Diagnose eines primären Mammakarzinoms geht, liegen die Patientinnen zur Untersuchung in Bauchlage auf dem Untersuchungstisch, wobei die Mammae in einer speziellen Schale hängen und die Arme über dem Kopf liegen. Es werden 2 Bettpositionen einschließlich der Axillenregion und der Mammae aufgenommen.

Besteht der Verdacht auf eine Fernmetastasierung, werden die Patientinnen in Rückenlage mit den Armen neben dem Rumpf untersucht. Um Artefakte aufgrund der Blasenaktivität zu verringern, wird die Untersuchung im Move-out-Modus durchgeführt, d. h. daß zuerst die Blasenregion und zuletzt die Halsregion aufgenommen werden.

Damit eine Quantifizierung möglich ist, wird ein Transmissionsscan benötigt, der meistens vor der FDG-Injektion durchgeführt wird. Um Repositionsartefakte zu vermeiden, sollte sich die Patientin während der folgenden Inkubationsphase und des Emissionsscan nicht bewegen. Einige Arbeitsgruppen führen den Transmissionsscan direkt nach dem Emissionsscan durch. Bis jetzt ist nicht sicher, in welchem Ausmaß dadurch Artefakte produziert werden. In unserer Klinik erhalten alle Patienten einen Transmissionsscan des Rumpfes (5–6 Beds) mit 10 min pro Bettposition. Eine akkurate Repositionierung erfolgte mit Hilfe einer 3-Punkt-Markierung an der Start- (Inguinalregion), Mittel- (Bauchdecke) und Endposition (Hals). Es wurde kein entscheidender qualitativer Unterschied zwischen den Patientinnen, die zwischen Transmission und Emission aufgestanden sind, und denen, die liegen blieben, beobachtet.

Der Emissionsscan beginnt 45–60 min nach der FDG-Injektion und dauert 10 min pro Bettposition. Unsere Aufnahmen erfolgen an einer ECAT EXACT 927/47 (Siemens-CTI, Knoxville, TN, USA) mit einem Sichtfeld von 16,2 cm und 47 simultanen transaxialen Schnitten pro Bettposition mit einer Schichtdicke von 3,2 mm in der transaxialen Projektion. Die derzeitige Auflösung liegt im Mittel bei 7–8 mm. Die Emissionsdaten werden gewöhnlich mittels einer gefilterten Rückprojektion mit einem Hanning-Filter und einer Cut-off-Frequenz von 0,4 ohne Scatter correction rekonstruiert. Die Attenuation correction erfolgt mittels der Transmissionsdaten. Die Befunde werden vom Untersucher am Bildschirm im sog. „volume-viewer", der aus 3 Ansichten (transaxial, koronal, sagittal) besteht und eine interaktive Wahl der Schnitte ermöglicht, ausgewertet. Sämtliche Bilder werden in transaxialer, coronaler und sagittaler Ansicht dokumentiert. Für die quantitative Auswertung wurde der Standardized uptake value (suv) als Parameter der regionalen Radioaktivitätsverteilung bestimmt.

SUV-Bestimmung:

$$\frac{\text{Gewebsaktivität}}{\text{Volumen}} \times \frac{\text{Körpergewicht}}{\text{inj. Aktivität}}$$

5.5.2 Beurteilung

Alle PET-Bilder werden zunächst visuell mit Hilfe eines hochauflösenden Monitors betrachtet. Die Beurteilung des Uptakes erfolgt nach folgendem Schema:

- FDG-Uptake eindeutig höher als in der Leber bzw. im Mediastinum: intensiv = malignitätstypisch;
- FDG-Uptake ist vergleichbar hoch mit dem der Leber bzw. des Mediastinums: moderat = malignitätssuspekt/Entzündung;
- FDG-Uptake niedriger als Leber oder Mediastinum, aber höher als der Hintergrund: wenig erhöht = entzündliche/unspezifische Ursache;
- fehlender FDG-Uptake: Kein pathologischer Befund.

Die Bilder werden von 2 erfahrenen Nuklearmedizinern beurteilt. Alle PET-Untersuchungen sind Teil einer prospektiven Studie, die retrospektiv analysiert und mit Standardverfahren (Röntgen, CT, MRT, Sonographie, Mammographie, Knochenszintigraphie, Histologiebefunden, klinischer Verlauf) gekoppelt werden.

Zwischen 1994 und 1997 wurden in unserem Institut mehr als 2850 Patienten untersucht, davon etwa 70% mit onkologischen Fragestellungen. Insgesamt 150 Patientinnen, die mit der Diagnose Mammakarzinom untersucht wurden, konnten inzwischen im Langzeitverlauf kontrolliert werden.

5.5.3
Eigene Ergebnisse

Primäres Mammakarzinom

Ein Beispiel für ein primäres Mammakarzinom ist in Abb. 5.5.1 dargestellt. Bis jetzt hat unsere Arbeitsgruppe (Bender et al. 1997) erst eine kleine Anzahl von primären Mammakarzinomen (n=22) untersucht. Alle Patientinnen hatten dokumentierte Läsionen (Mammographie, Palpation) und wurden der Operation zugewiesen. Von 17 tatsächlich positiven Läsionen wurden nur 12 mittels PET identifiziert, das entspricht einer Sensitivität von 71%. Läsionen unter 10 mm wurden nicht erkannt. 3 von 5 falsch-negativen Befunden zeigten nur eine leicht erhöhte FDG-Aufnahme. 3 falsch-positive Befunde erwiesen sich als ein Fibroadenom (n=1), eine Entzündung (n=1) und Artefakte (n=1). Bei 3 Patientinnen wurde unerwartet eine axilläre Lymphknotenbeteiligung entdeckt. In einer prospektiven Studie verglichen Palmedo et al. (1997) die Wertigkeit von FDG-PET mit der Mammaszintigraphie mittels ^{99m}Tc MIBI bezüglich der Erkennung des primären Mammakarzinoms bei 20 Patientinnen. In 12 von 13 histologisch positiven Läsionen waren sowohl PET als auch MIBI positiv. Eine Läsion (<8 mm) war falsch-negativ und 1 Läsion (Fibroadenom) falsch-positiv mit beiden Verfahren.

Lokalrezidive

Ein Beispiel für ein Lokalrezidiv ist in Abb. 5.5.2 dargestellt. Bis jetzt wurden 75 Patientinnen mit Verdacht auf ein Lokalrezidiv bei Zustand nach Mammakarzinom untersucht (Bender et al. 1997; Tabelle 5.5.1). In 16 Fällen (21%) wurde ein Lokalrezidiv gefunden, jedoch war der Befund bei 4 Patientinnen (5%) falsch-negativ, vermutlich aufgrund der geringen Größe (<8–10 mm), in 2 Fällen ergaben sich falsch-positive Befunde. Sämtliche richtig-positive Läsionen zeigten eine intensive FDG-Aufnahme. Die Sensitivität ergab 80%, die Genauigkeit 92%.

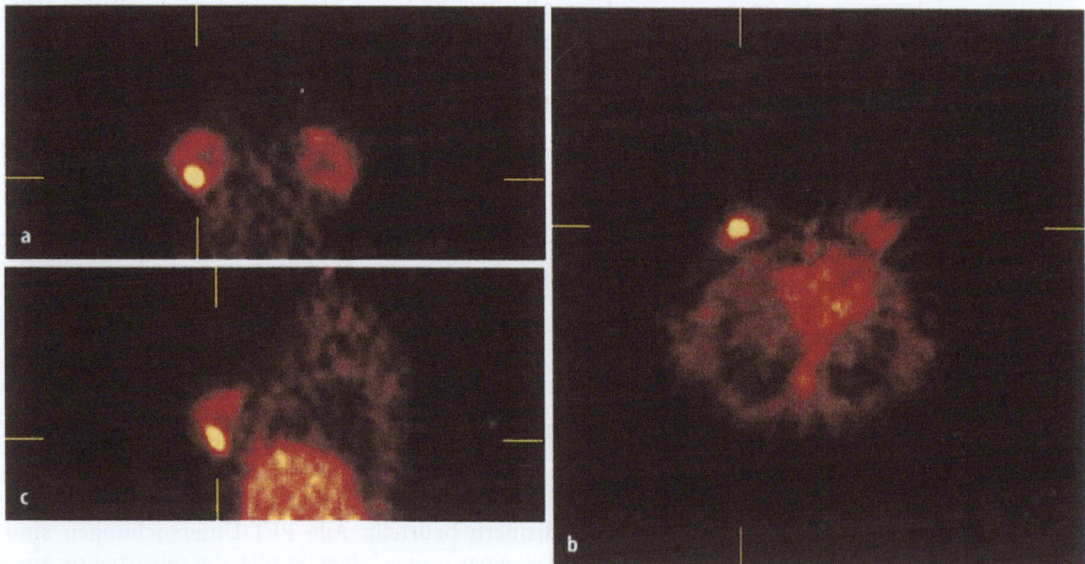

Abb. 5.5.1 a–c. Malignitätstypische Glukoseutilisationssteigerung in einem Primärtumor der rechten Mamma. Transmissionskorrigierte Aufnahmen in koronalem (**a**), transversalem (**b**) und sagittalem (**c**)Anschnitt des Tumors

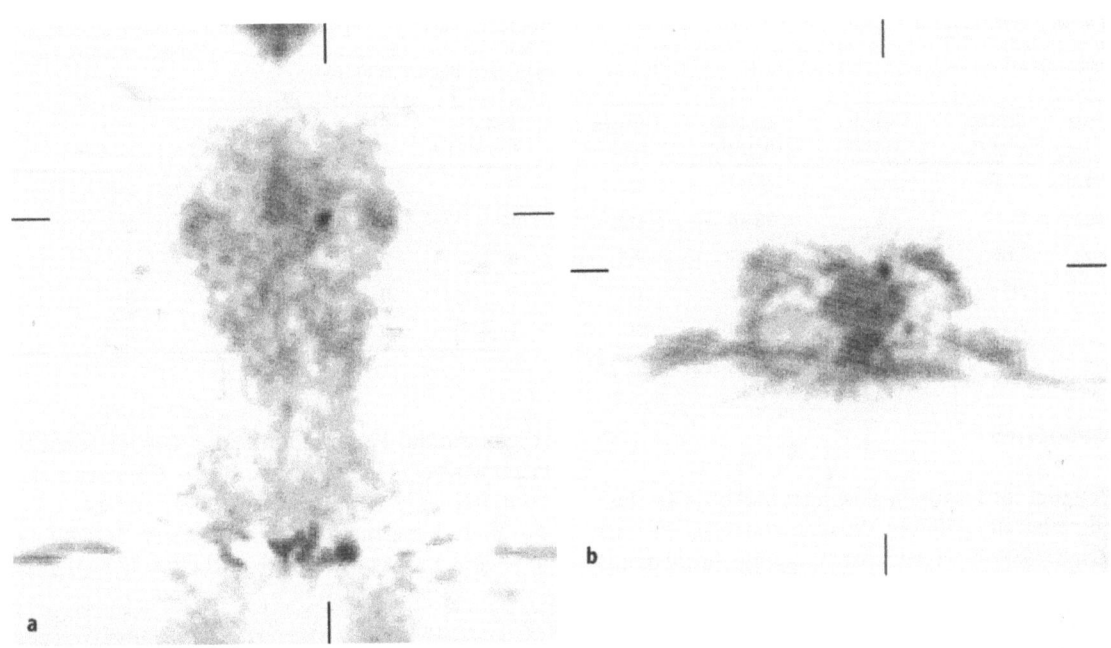

Abb. 5.5.2 a,b. Narbenrezidiv Brustwand/linke Mamma. Transmisionskorrigierte Aufnahmen in koronaler (**a**) und transversaler (**b**) Ansicht

Lymphknotenbeteiligung

Bei 15 von 75 Patientinnen wurden richtig-negative Befunde erhoben, die durch negative Histologien oder den klinischen Verlauf (mindestens 6 Monate) bestätigt wurden. Bei 28 Patientinnen (37%) zeigten sich solitäre oder multiple Lymphknotenmetastasen. In 4 Fällen (5%) zeigten sich falsch-positive Läsionen und in einem Fall (1%) ein falsch-negativer Befund. Die Sensitivität und Genauigkeit errechneten sich zu 97% bzw. 93%.

Der direkte Vergleich der FDG-PET- und CT/MRT-Befunde (Tabelle 5.5.2) ergab bei 63 Patientinnen einen negativen Befund. Insgesamt wurden 17 von 25 (68%) Läsionen sowohl mit FDG-PET als auch mit CT/MRT identifiziert. Fünf (20%) richtig-positive Läsionen wurden nur mittels FDG-PET gefunden. Andererseits erwiesen sich 3 Befunde (12%) als falsch-positiv. Insgesamt zeigen unsere Daten, daß FDG-PET die sensitivste Methode zum Nachweis von Lymphknotenmetastasen ist und in Kombination mit CT/MRT eine exzellente Möglichkeit zum Lymphknotenstaging darstellt. Speziell auch für Karzinome der mesialen Quadranten ist die Bewertung parasternaler bzw. mediastinaler Lymphknoten von großer Bedeutung.

Tabelle 5.5.1. Bewertung FDG-positiver Läsionen und der diagnostischen Sicherheit bezüglich des Stagings des Lokalrezidivs beim Mammakarzinom (eigene Ergebnisse). (Nach Bender et al. 1997)

Tumorlokalistion	Richtig-positiv	Falsch-positiv	Richtig-negativ	Falsch-negativ	Sensitivtät	Spezifität	Genauigkeit
Lokalrezidiv	16	02	53	4	80	96	92
Lymphknoten	28	4	42	1	97	91	93
Knochen	15	1	59	0	100	98	99
Lunge	5	2	67	1	83	97	96
Leber	2	2	71	0	100	97	97

Kapitel 5 Klinische Indikationen

Tabelle 5.5.2. Vergleich der histologisch oder klinisch gesicherten Läsionen, die mittels PET entdeckt wurden vs. CT/MRT bei Mammakarzinomrezidiven (eigene Ergebnisse). (PET+ = FDG-PET positive Läsionen; PET- = FDG-PET negative Läsionen; CT/MRT+ = CT/MRT positive Läsionen; CT/MRT- = CT/MRT negative Läsionen) (Nach Bender et al. 1997)

Tumorsitz	Richtig-positiv	Falsch-positiv	Richtig-negativ	Falsch-negativ	PET+ CT/MRT+	PET+ CT/MRT-	PET- CT/MRT+	PET- CT/MRT-
Lokalrezidiv	11/14[a]	2/1	46/47	4/1	7	4	2	2
Lymphknoten	21/17	3/2	38/40	1/6	17	5	0	0
Knochen	13/6	2/1	48/49	0/7	6	7	1	0
Lunge	5/5	2/2	55/55	1/1	5	0	0	0
Leber	2/1	1/1	72/20	0/1	1	0	0	0

[a] Anzahl der durch FDG-PET/CT-MRT entdeckten Läsionen.

Fernmetastasen

Ein Beispiel für Fernmetastasen ist in Abb. 5.5.3 dargestellt. Eine der größten Vorteile von FDG-PET ist die Möglichkeit des Ganzkörperstagings. In dem zuvor genannten Patientenkollektiv (n=75) identifizierten wir bei 15 Patientinnen (20%) Knochenmetastasen, bei 5 (7%) Lungenmetastasen und bei 2 Patientinnen Lebermetastasen mit einer Sensitivität von jeweils 100, 83 und 100% und einer Genauigkeit

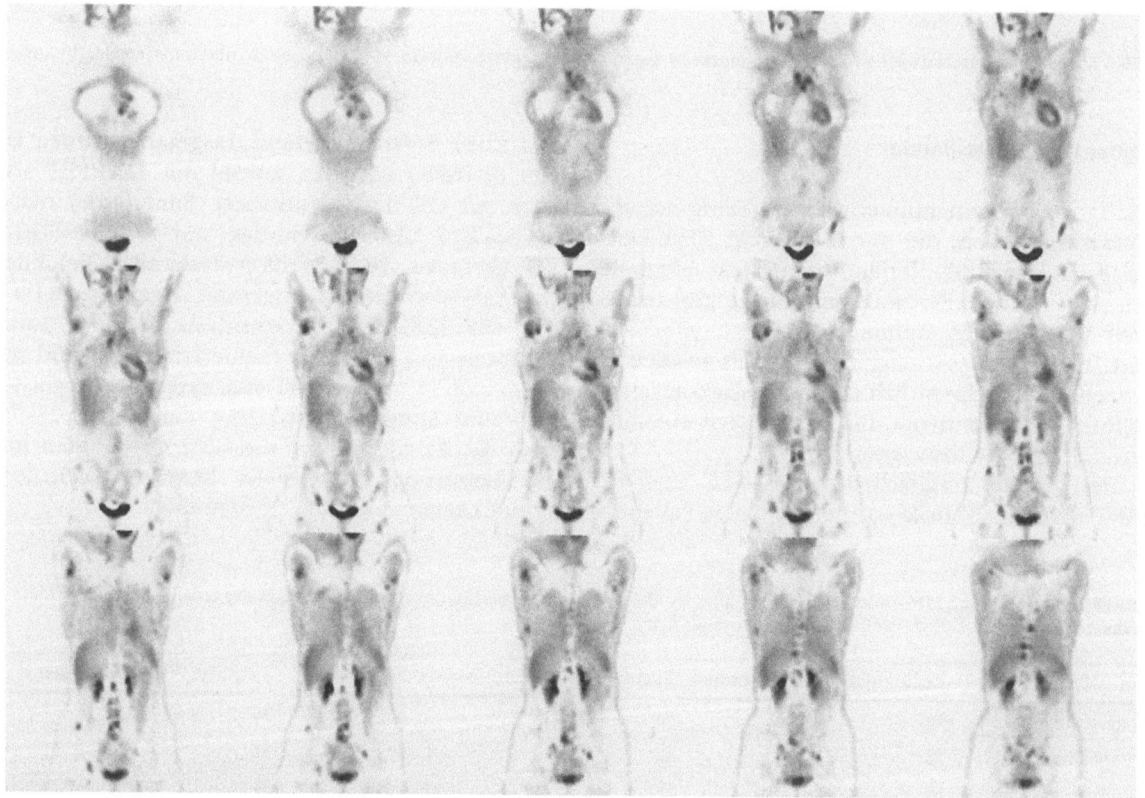

Abb. 5.5.3. Multipel metastasiertes Mammakarzinom. Emissionsaufnahmen des Rumpfes. Koronale Schnitte von ventral nach dorsal: malignitätstypisch gesteigerte Glukoseutilisation links zervikal, im Sternum, Mediastinum, bds. axillär, mulitple Herde in der Wirbelsäule, abdominell und im Becken

von jeweils 97%, 87% und 90% (s. Tabelle 5.5.2). Vergleicht man diese Resultate mit CT/MRT (s. Tabelle 5.5.2), wurden wesentlich mehr Knochenherde mittels FDG-PET ermittelt, während sich im Bereich der Lunge kein nennenswerter Unterschied zeigte. Insgesamt zeigen unsere Daten, daß mit FDG-PET ein komplettes Tumorstaging möglich ist, bei dem viele Läsionen erkannt werden, die der konventionellen Bildgebung entgehen. Dies hat in vielen Fällen eine klinische Relevanz im Hinblick auf neue Medikamente und aggressive Therapieschemata.

5.5.4 Publikationen

Primäres Mammakarzinom

Bis jetzt wurden die Daten von mehr als 450 Patientinnen, die an einem Mammakarzinom erkrankt waren, ausgewertet (Palmedo et al. 1997; Leskinen Kallio et al. 1991; Holle et al. 1996; Kubota et al. 1989; Wahl et al. 1991a,b, 1993, 1994; Adler et al. 1993; Nieweg et al. 1993; Dedashti et al. 1995; Scheidhauer et al. 1996; Bassa et al. 1996; Utech et al. 1996, Hoh et al. 1993; Bruce et al. 1995; Crowe et al. 1994; Avril et al. 1996; Chaiken et al. 1993). Die Daten sind in Tabelle 5.5.3 zusammengefaßt. In den ersten Studien (Kubota et al. 1989; Wahl et al. 1991a) wurden Patientinnen mit fortgeschrittenem Mammakarzinom und Metastasierung eingeschlossen, die bereits mit Hilfe anderer Techniken verifiziert worden waren. Diese Daten ergaben eine hohe Sensitivität (100%) und Spezifität (100%) bei Tumoren >3 cm. Nachfolgende Arbeiten mit größeren Patientenkollektiven bestätigten diese ersten Beobachtungen zwar mit geringeren, jedoch noch akzeptablen Sensitvitäten (67–95%) und Spezifitäten (70–90%). Verschiedene Untersucher berichteten von einer Auflösungsgrenze von etwa 1–1,2 cm (Avril et al. 1996; Adler et al. 1993; Utech et al. 1996). Läsionen unter 1 cm waren häufig falsch-negativ (Avril et al. 1996; Nieweg et al. 1993). Somit hängt die Sensitivität stark von dem Tumorvolumen ab. Bei Läsionen unter 8–10 mm sowie weniger aggressiven Tumoren zeigt sich eine geringere Sensitivität (Holle et al. 1996; Utech et al. 1996; Avril et al. 1996). Leider ist es bis heute noch nicht geklärt, ob die schlechte physikalische Auflösung oder die relativ „normale" Glukoseutilisation in kleinen Läsionen hierfür verantwortlich ist. Möglicherweise wird die Glukoseutilisation durch die Tu-

Tabelle 5.5.3. Klinische Studien zur Beurteilung der FDG-PET in der Diagnostik des primären Mammakarzinoms

Autor/Jahr/Literatur	Patientinnen/ Läsionen	Sensitivität [%]	Spezifität [%]	Kommentar
Kubota et al. (1989)	1/1	n. a.[a]	n. a.	–
Wahl et al. (1991)	1/3	n. a.	n. a.	–
Wahl et al. (1991)	10/12	100	100	Alle Läsionen >3 cm
Wahl et al. (1993)	11/n. a.	100		Alle Läsionen >3 cm
Adler et al. (1993)	28/35	96	100	–
Nieweg et al. (1993)	11/11	91	n. a.	Läsionen >1,2 cm
Hoh et al. (1993)	15/17	88	n. a.	–
Wahl et al. (1994)	2/2	n. a.	n. a.	(Silikonimplantate)
Dehdashti et al. (1995)	32/24	88	87/100	Läsionen 1–10 cm
Bruce et al. 1995(34)	14/15	93	n. a.	
Holle et al. (1996)	50/n. a.	67	82	Alle R+ Läsionen >2,3 cm
Crowe et al. (1994)	28/37	96	100	–
Bassa et al. (1996)	16/n. a.	75	100	Therapiemonitoring
Scheidhauer et al. (1996)	30/23	91	86	–
Avril et al. (1996)	71/95	74	98	Falsch-negative Läsionen cm
Utech et al. (1996)	124/n. a.	100	n. a.	Alle Läsionen >1 cm
Chaiken et al. (1993)	4/4	100	100	Therapiemonitoring
Palmedo et al. (1997)	9/9	89	83	Alle Läsionen palpabel, kein Vorteil im Vergleich zu MIBI

[a] n. a. = nicht angegeben.

morprogression erhöht, z. B. durch Klone, die weniger sauerstoffabhängig sind und vornehmlich eine anaerobe Glykolyse betreiben. Weiterhin wurde bei einem Teil der Patientinnen (10–40%) der Primärtumor ausschließlich mittels FDG-PET diagnostiziert, während die anderen bildgebenden Verfahren einen negativen Befund erbracht hatten (Wahl et al. 1991b; Dedashti et al. 1995; Avril et al. 1996; Inoue et al. 1996).

Die Einführung von semiquantitativen Methoden (tumor-to-normal, tissue ratios und /oder SUV) scheint die Sensitivität und Spezifität zu erhöhen (Holle et al. 1996; Dedashti et al. 1991).

Gutartige Veränderungen der Brust

Ein wichtiges diagnostisches Problem stellt die Differenzierung zwischen gutartigen und bösartigen Veränderungen dar. Adler et al. (1993) beschrieben 5 gutartige Zysten, die sich als photopenische Areale darstellten. Fibroadenome (n=10) waren richtig-negativ (Palmedo et al. 1997; Holle et al. 1996; Adler et al. 1993; Dedashti et al. 1995) . Palmedo et al. (1997) beobachteten ein Fibroadenom, das sowohl eine positive FDG-Aufnahme wie auch eine positive MIBI-Aufnahme aufwies. Mit Ausnahme eines Falles (Holle et al. 1996) zeigten fibrozystische Veränderungen (n=11) keine signifikante FDG-Aufnahme (Palmedo et al. 1997; Dedashti et al. 1995). Ähnliches wurde bei entzündlichen Prozessen beobachtet, von denen 3 von 5 korrekt identifiziert wurden (Holle et al. 1996; Adler et al. 1993; Dedashti et al. 1995).

Silikonimplantate erschweren aufgrund ihrer Strahlendichte die Erkennung eines Mammakarzinoms. Wahl et al. (1994) berichteten von 2 richtig-positiven Befunden, wobei die Tumorgröße <1,5 cm betrug. Unsere Arbeitsgruppe wertete 3 Patientinnen mit Zustand nach Silikoneinlage aus und konnte diese Resultate bestätigen (unveröffentlichte Daten).

Diese vorläufigen Daten erlauben noch keine generalisierten Schlußfolgerungen. Weitere Untersuchungen sind notwendig, um die Wertigkeit der FDG-PET zur Differenzierung von einem Karzinom auf der einen Seite und benignen Veränderungen (Fibroadenome, Adenome, fibrozystische Veränderungen) auf der anderen Seite abzuschätzen.

Axilläre Lymphknoten

Bisher wurden etwa 300 Untersuchungen ausgewertet, bei denen die Sensitivität zwischen 73% und 100% und die Spezifität zwischen 93% und 100% lag (Tabelle 5.5.4) (Avril et al. 1996; Holle et al. 1996; Palmedo et al. 1997; Wahl et al. 1991a,b, 1993; Scheidhauer et al. 1996; Utech et al. 1996; Adler et al. 1993; Nieweg et al. 1993; Crowe et al 1994; Bender et al. 1997). Die Erkennung von kleinen Herden ist auch hier wieder ein Problem, jedoch fehlen kontrollierte Studien hierzu. Die Erfahrung zeigt jedoch, daß weit weniger als 5% der FDG-PET-Studien falsch-negativ sind. Tatsache ist, daß aufgrund der Auflösung der FDG-PET die Anzahl der Herde kleiner ist als die tatsächliche Zahl nach der Operation

Tabelle 5.5.4.
Bewertung der FDG-PET bezüglich der Beteiligung axillärer Lymphknoten. (n. a. = nicht angegeben, LK= Lymphknoten, F+= falsch-positiv, F-= falsch-negativ, MIBI* = Szintimammographie mit ^{99m}Tc MIBI)

Autor/Jahr	Patientin/ Läsion	Sensitivität	Spezifität	Kommentar
Wahl et al. (1991)	1/3	n. a.	n. a.	–
Wahl et al. (1991)	4/n. a.	100	100	–
Adler et al. (1993)	28/35	90	93	–
Nieweg et al. (1993)	5/5	n. a.	n. a.	Kleinste Läsion 8 mm
Crowe et al. (1994)	20/10	90	100	–
Holle et al. (1996)	12/n. a.	75	n. a.	Alle F-Läsionen <8 mm
Scheidhauer et al. (1996)	18/18	100	89	–
Avril et al. (1996)	51/n. a.	73	33	F-Läsionen <10 mm
Utech et al. (1996)	124/64	100	69	20 von 64 LK F+
Palmedo et al. (1997)	3/3	100	100	Mehr LK mit PET als mit MIBI* entdeckt
Bender et al. (1997)	75/51	97	91	5 von 23 LK nur mittels PET entdeckt

Tabelle 5.5.5.
FDG-PET in der Diagnostik von Fernmetastasen – klinische Studien. (n. a. = nicht angegeben)

Autor/Jahr	Patienten/Läsionen	Sensitivität	Spezifität	Kommentar
Minn et al. (1989)	17/n. a.	88	n. a.	(Planare Aufnahmen) LK, Lunge, Leber, Knochen
Wahl et al. (1991a)	1/3	n. a.	n. a.	Knochen
Wahl et al. (1991b)	3/n. a.	100	100	Knochen, Pleura
Dedashti et al. (1995)	19/45	89	100	Metastasen n=13, Rezidive n=4
Jansson et al. (1995)	16/n. a.	n. a.	n. a.	LK, Leber, Pleura
Bender et al. (1997)	75/21	80	97	LK, Knochen, Lunge, Leber
Scheidhauer et al. (1996)	30/n. a.	n. a.	n. a.	Lunge, Hirn, Knochen, Leber, Weichteile, Nebenniere

(Avril et al. 1996). Zusätzlich ist die Zahl der entdeckten Lymphknoten abhängig von der Größe des Primarius. Avril et al. (1996) beobachteten, daß es sich bei den axillären Lymphknotenfiliae bei pT1- (<2 cm)-Mammakarzinomen hauptsächlich um Mikrometastasen handelt, welche mittels PET nicht ausreichend genau diagnostiziert werden können (Sensitivität 33%). Im Gegensatz dazu steigt die Sensitivität hinsichtlich axillärer Lymphknoten-Filiae auf 94%, wenn der Primärtumor größer als 2 cm ist. Utech et al. (1996) berichteten über eine Sensitivität von 100% bzgl. der Diagnose axillärer Lymphknotenmetastasen bei Primärtumoren >1 cm. Jedoch ergab diese Studie auch einen hohen Anteil an falsch-positiven Befunden (31%).

Insgesamt zeigte sich eine gute Korrelation zwischen der Anzahl der im FDG-PET positiven Lymphknoten und der tatsächlichen Anzahl nach Lymphknotendissektion. Es ist anzunehmen, daß aufgrund dieser Ergebnisse eine beträchtliche Anzahl an Lymphknotendissektionen vermieden werden kann.

Fernmetastasen

Die FDG-PET wird zunehmend für dem gesamten Körper oder den Rumpf eingesetzt. Einige Studien haben den Nutzen des Tumorstagings mit dem Nachweis von Lungen-, Leber-, Lymphknoten- oder Knochenmetastasen herausgestellt (Bender et al. 1997; Minn u. Soini 1989; Wahl et al. 1991a,b; Dedashti et al. 1995; Scheidhauer et al. 1996; Jansson et al. 1995) (Tabelle 5.5.5).

Die klinische und therapeutische Relevanz muß noch untermauert werden, jedoch weisen die Daten darauf hin, daß high-risk Patienten häufig mittels der konventionellen Bildgebung zu niedrig im Staging eingestuft werden.

Therapiemonitoring

Die derzeitige Beurteilung des Ansprechens auf eine Therapie bezieht sich auf die qualitative oder quantitative Bewertung der Tumorgröße oder des Tumorvolumens. Da der Hauptanteil der Tumorzellen sich in einem Ruhezustand befindet, benötigt die Reduktion des Tumorvolumens Zeit und kann durch unspezifische Effekte (z. B. als Ödem aufgrund einer Nekrose) maskiert werden. Im Gegensatz dazu spiegelt die FDG-Aufnahme die zelluläre Vitalität wider (Brown et al. 1951; Zincke et al. 1997; Huovinen et al. 1993) und scheint mit der Geschwindigkeit des Zellzyklus assoziiert zu sein. Daher ist es denkbar, daß eine Abnahme der Zellvitalität aufgrund einer therapeutischen Intervention (z. B. Strahlentherapie, Chemotherapie) durch die FDG-Aufnahme kontrolliert werden kann. Einige Studien haben nach Bewertung von insgesamt 50 Patienten diese Theorie erhärtet (Wahl et al. 1993; Bassa et al. 1996; Jansson et al. 1995; McGuire et al. 1991; Chaiken et al. 1993; Bruce et al. 1995) (Tabelle 5.5.6). Allgemein gilt, daß eine signifikante Abnahme der FDG-Aufnahme nach einer therapeutischen Intervention verglichen mit den prätherapeutischen Werten meist mit einem stabilen Befund oder mit einer Tumorregredienz einhergeht. Eine unveränderte oder verstärkte FDG-Aufnahme spricht für Tumorprogression. Wahl et al. (1993) beobachteten eine kontinuierlich abnehmende FDG-Akkumulation

Tabelle 5.5.6.
FDG-PET beim Therapiemonitoring. (Met*= ^{11}C-Methionin, n. a. = nicht angegeben)

Autor/Jahr	Patientinnen/ Läsionen	Sensitivität	Spezifität	Kommentar
Wahl et al. (1993)	11/n. a.	n. a.	n. a.	FDG-Uptake sinkt bei therapiesensitiven Läsionen
Chaiken et al. (1993)	4/4	n. a.	n. a.	FDG-Uptake nur bei Rezidiven
Huovinen et al. (1993)	8/n. a.	n. a.	n. a.	Met.-Uptake[a] sinkt in Metastasen bei therapiesensitiven Läsionen
Bruce et al. (1995)	14/15	93	n. a.	Verminderter Quotient Tumor/Normalgewebe
Jansson et al. (1995)	16/n. a.	n. a.	n. a.	FDG-Uptakte sinkt bei therapiesensitiven Läsionen
Jansson et al. (1995)	16/n. a.	n. a.	n. a.	Met.-Uptake sinkt bei therapiesensitiven Läsionen
Bassa et al. (1996)	16/n. a.	75	100	FDG-Uptake sinkt bei therapiesensitiven Läsionen

[a] ^{11}C-Methionin

als eine Funktion der Zeit (8–63 Tage nach Therapie) bei therapiesensitiven Tumoren. Die Ergebnisse unserer Arbeitsgruppe ergaben bei 5 Patientinnen mit systemisch metastasiertem Mammakarzinom, daß die Vorhersage bereits 48 h nach Applikation der Chemotherapie möglich ist (bisher nicht publiziert). Ein Abfall der FDG-Aufnahme um mehr als 35% scheint mit einem Therapieansprechen einherzugehen.

Östrogenrezeptoren

Das Ausmaß des Östrogenrezeptorenstatus in vitro ist eine Standarduntersuchung, mit deren Hilfe die Antwort auf eine Hormontherapie vorausgesagt werden kann. Aufnahmen mit ^{18}F-markiertem Progesteron ergaben entmutigende Ergebnisse mit einer Sensitivität von 50% (Dedashti et al. 1991). Spätere Studien, bei denen ^{18}F-markierte Östrogenanaloga (FES) verwendet wurden, zeigten eine akzeptable Aufnahme bei primären (Mintun et al. 1988; Nieweg et al. 1993) sowie bei rezidivierenden Tumoren (Dedashti et al. 1995) und in Lymphnotenmetastasen (Dedashti et al. 1995; Chaiken et al. 1993). Es wurden Sensitivitäten von 93% berichtet (Chaiken et al. 1993). Darüber hinaus ergab sich eine gute Korrelation zwischen FES-Uptake und In-vitro-Rezeptorstatus (Mintun et al. 1988; Dedashti et al. 1995; Chaiken et al. 1993). Interessanterweise wurde keine Korrelation zwischen Östrogenrezeptor-Uptake und FDG-Utilisation beobachtet. Zuletzt haben sich einige Studien mit Erfolg auf ^{18}F-markiertes Tamoxifen konzentriert, das auch im Tierversuch eingesetzt wurde (Yang et al. 1994). Allerdings stehen größere Patientenstudien noch aus.

5.5.5 Zusammenfassung

Die FDG-PET kann derzeit als sensitives und genaues funktionelles bildgebendes Verfahren zur Erkennung von primären Mammakarzinomen angesehen werden, wenngleich ihre Anwendung zum Screening durch die niedrige Sensitivität bei Läsionen unter 1 cm eingeschränkt ist.

Indikationen zur Durchführung von FDG-PET bei *primären Tumoren* sind gegeben:

- Bei Hochrisikopatienten im Rahmen des präoperativen Stagings, um weitere funktionelle Information bei Läsionen >1 cm zusätzlich zur konventionellen Bildgebung zu erhalten.
- Bei unklaren mammographischen Befunden >2 cm (dichte Brust, fibrozystische Veränderungen).
- Beim Staging hinsichtlich axillärer Lymphknotenbeteiligung.
- Zum Ausschluß von Fernmetastasen. Die Erkennung von Lymphknotenmetastasen kann eine neoadjuvante Chemotherapie zur Folge haben,

hingegen können negative PET-Befunde eine unnötige axilläre Lymphknotendissektion verhindern.

Bei *rezidivierender Erkrankung* ist der Einsatz von PET sehr sinnvoll zur Erkennung von Lymphknotenmetastasen und zur Bestätigung oder zum Ausschluß von Fernmetastasen (Knochen, Lunge, Leber). Weiterhin ergibt sich mittels PET eine Möglichkeit der Therapiekontrolle, da ein Therapieansprechen mit einem Abfall der FDG-Aufnahme, eine Therapieresistenz jedoch mit einer stagnierenden oder zunehmenden Glukoseutilisation einhergeht.

Zukünftig werden mittels Bildfusion die Sensitivität und Spezifität noch weiter verbessert werden können.

Literatur

Adler LP, Crowe JP, al Kaisi NK, Sunshine JL (1993) Evaluation of breast masses and axillary lymph nodes with [F-18] 2-deoxy-2-fluoro-D-glucose PET. Radiology 187: 743–750

Avril N, Dose J, Janicke F et al. (1996a) Assessment of axillary lymph node involvement in breast cancer patients with positron emission tomography using radiolabeled 2-(fluorine-18)-fluoro2-deoxy-D-glucose. J Natl Cancer Inst 88: 1204–1209

Avril N, Dose J, Janicke F et al. (1996b) Metabolic characterization of breast tumors with positron emission tomography using F-18 fluorodeoxyglucose. J Clin Oncol 14: 1848–1857

Bassa P, Kim EE, Inoue T et al. (1996) Evaluation of preoperative chemotherapy using PET with fluorine-18-fluorodeoxyglucose in breast cancer. J Nucl Med 37: 931–938

Bastert G, Costa SD (1995) Therapie des Mammakarzinoms. In: Zeller WJ, zur Hausen H (Hrsg) Onkologie. Grundlagen, Diagnostik, Therapie, Entwicklungen. Ecomed, Landsberg

Beaney RP, Lammertsma AA, Jones T, McKenzie CG, Halnan KE (1984) Positron emission tomography for in-vivo measurement of regional blood flow, oxygen utilisation, and blood volume in patients with breast carcinoma. Lancet 1: 131–134

Bender H, Kirst J, Palmedo H, Schomurg A, Wagner U, Ruhlmann J, Biersack HJ (1997) Value of 18F-fluorodeoxyglucose positron emission tomography in the staging of recurrent breast carcinoma. Anticancer Res 17: 1687–1692

Brown RS, Leung JY, Fisher SJ, Frey KA, Ethier SP, Wahl RL (1951) Intratumoral distribution of tritiated fluoro-deoxyglucosein breast carcinoma: 1. are inflammatory cells important. J Nucl Med 36: 1854–1861

Brown RS, Leung Y, Fisher SJ, Frey KA, Ethier SP, Wahl RL (1996) Intratumoral distribution of tritiated-FDG in breast carcinomae-correlation between Glut-1 expression and FDG uptake. J Nucl Med 37: 1042–1047

Bruce DM, Evans NT, Heys SD et al. (1995) Positron emission tomography: 2-deoxy-2 F18-fluoro-D-Glucose uptake in locally advnaced breast cancers. Eur J Surg Oncol 21: 280–283

Chaiken L, Rege S, Hoh C et al. (1993) Positron emission tomography with fluorodeoxyglucose to evaluate tumor response and control after radiation therapy. Int J Radiat Oncol Biol Phys 27: 455–464

Cherry SR, Carnochan P, Babich JW, Serafini F, Rowell NP, Watson IA (1990) Quantitative in vivo measurements of tumor perfusion using rubidium-81 and positron emission tomography. J Nucl Med 31: 1307–1315

Crowe JP Jr, Adler LP, Shenk RR, Sunshine J (1994) Positron emission tomography and breast masses: comparison with clinical, mammographic, and pathological findings. Ann Surg Oncol 1: 132–140

Dedashti F, McGuire AH, Van Brocklin HF et al. (1991) Assessment of 21-[18F] fluoro-16 alphaethyl-19-norprogesterone as a positron-emitting radiopharmaceutical for the detection of progestin receptors in human breast carcinomas. J Nucl Med 32: 1532–1537

Dedashti F, Mort-Imer JE, Siegel BA et al. (1995) Positron tomographic assessment of estrogen receptors in breast cancer: comparison with FDG-PET and in vitro receptor assays. J Nucl Med 36: 1766–1774

Gallagher BM, Fowler JS, Gutterson NI, MacGregor RR, Wan CN, Wolf AP (1978) Metabolic trapping as a principle of radiopharmaceutical design: some factors responsible for the biodistribution of 2-Deoxy-2-(18F) fluoro-D-glucose. J Nucl Med 19: 1154–1161

Gilles R, Guinebretiere JM, Lucidarme O et al. (1994) Nonpalpable breast tumors: diagnosis with contrastenhanced substraction dynamic MR imaging. Radiology 191: 625–631

Henderson IC, Harris JR, Kinne DW, Hellman S (1989) Cancer of the breast. In: DeVita VT, Hellman S, Rosenberg SA (eds) Cancer. Principles and practice of oncology. Lippincott, Philadelphia, p 925X

Herman G, Janus CL, Schwarz IS, Kriviski S, Bier J, Rabinowitz G (1987) Non-palpable breast lesions – accuracy of prebiopsy mammographic diagnosis. Radiology 65: 323–326

Hoh CK, Hawkins RA, Glaspy JA et al. (1993) Cancer detection with whole-body PET using 2-(18F) fluor-2-deoxy-D-glucose. J. Comput Assist Tomogr 17: 582–589

Holle LH, Trampert L, Lung Kurt S, Villena Heinsen CE, Puschel W, Schmidt S, Oberhausen E (1996) Investigations of breast tumors with fluorine-18-fluorodeoxyglucose and SPECT. J Nucl Med 37: 615–622

Huovinen R, Leskinen Kallio S, Nagren K, Lehikoinen P, Ruotsalainen U, Teras M (1993) Carbon-11-methionine and PET in evaluation of treatment response of breast cancer. Br J Cancer 67: 787–791

Inoue T, Kim EE, Wong FC et al. (1996) Comparison of fluorine-18-fluorodeoxyglucose and carbon-11-methionine PET in detection of malignant tumors. J Nucl Med 37: 1472–1476

Jacobs M, Mantil J, Peterson C et al. (1995) FDG-PET in breast cancer. J Nucl Med 35: 142P

Jackson VP (1990) The role of ultrasound in breast imaging. Radiology 177: 305–311

Jansson T, Westlin JE, Ahlstrom H, Lilja A, Langstrom B, Bergh J (1995) Positron emission tomography studies in patients with locally advanced and/or metastatic breast cancer – a method for early therapy evaluation? J Clin Oncol 13: 1470–1477

Kallinowski F, Schlenger KH, Runkel S, Kloes M; Stohrer M; Okunieff P; Vaupel P (1989a) Blood flow, metabolism, cellular microenvironment, and growth rate of human tumor xenografts. Cancer Res 49: 3759–3764

Kallinowski F, Schlenger KH, Kloes M, Stohrer M,Vaupel P (1989b) Tmor blood flow: the principle modulator of oxidative and glycolytic metabolism, and of the metabolic milieu of human tumor xenografts in vivo. Int J Cancer 44: 266–272

Kubota K, Matsuzawa T, Amemiya A et al. (1989) Imaging of breast cancer with [18F]fluorodeoxyglucose and positron emission tomography. J Comput Assist Tomogr 13: 1097–1098

Leskinen Kallio S, Nagren K, Lehikoinen P, Ruotsalainen U, Joensuu H (1991) Uptake of l1C-methionine in breast cancer studied by PET. An assaciation with the size of S-phase fraction. Br J Cancer 64: 1121-1124

Lindholm P, Min E, Leskinen Kallio S, Bergmann J, Ruotsalainen, Joensuu H (1993) Influence of the blood glucose concentration on FDG uptake in cancer - a PET study. J Nucl Med 34: 1-6

McGuire AH, Dedashti F, Siegel BA et al. (1991) Positron tomographic assessment of 16 alpha [18F] fluoro-17 beta-estradiol uptake in metastatic breast-carcinoma. J Nucl Med 32: 1526-1531

Minn H, Soini I (1989) [18F] fluorodeoxyglucose scintigraphy in diagnosis and follow up of treatment in advanced breast cancer. Eur J Nucl Med 15: 61-66

Minn H, Leskinen Kallio S, Lindholm P, Bergmann J, Ruotsalainen U, Teras M, Haaparanta M (1993) (18F) fluorodeoxyglucose uptake in tumors: kinetic vs. steady-state methods with reference to plasma insulin. J Compu Assist Tomogr 17: 115-123

Mintun MA, Welch MJ, Siegel BA, Mathias CJ, Brodack JW, McGuire AH, Katzenellenbogen JA (1988) Breast cancer: PET imaging of estrogen receptors. Radiology 169: 45-48

Moore MP, Kinne DW (1996) Is axillary lymph node dissection necessary in the routine management of breast cancer? Yes. Important Adv Oncol 19: 245-250

Nieweg OE, Kim EE, Wong WH, Broussard WF, Singletary SE, Hortobagyi GN, Tilbury RS (1993) Positron emission tomography with fluorine-18-deoxyglucose in the detection and staging of breast cancer. Cancer 71: 3920-3925

Palmedo H, Bender H, Grünwald F, Mallmann P, Zamora PO, Krebs D, Biersack HJ (1997) Comparison of fluorine-18 fluorodeoxyglucose positron emission tomography and technetium-99 m methoxyisobutylisonitrile scintimammography in the detection of breast tumors. J Nucl Med, in press

Phelps ME, Mazziotta JC, Schelbert HR (eds) (1986) Positron emission tomography and autoradiography. In: Principles and applications for the brain and heart. Raven, New York

Scheidhauer K, Scharl A, Pietryzk U, Wagner R, Gohring UJ, Schomacker K, Schicha H (1996) Qualitative [18F] FDG positron emission tomography in primary breast cancer: clinical relevance and practicability. Eur J Nucl Med 23: 618-623

Schelstraete K, Simons M, Deman J et al. (1982) Uptake of 13N-ammonia by human tumors as studied by positron emission tomography. Br J Radiol 55: 797-804

Thomas DG, Duthie NL (1968) Use of 2-deoxy-D-glucose to test for the completeness of surgical vagotomy. Gut 9: 125-128

Utech Cl, Young CS, Winter PF (1996) Prospective evaluation of fluorine-18 fluorodeoxyglucose positron emission tomography in breast cancer for staging of the axilla related to surgery and immunocytochemistry. Eur J Nucl Med 23: 1588-1593

Wahl RL, Kaminski MS, Fisher SP, Hutchins GD (1990) The potential of 2-deoxy-2-[18F]fluoro-D-glucose (FDG) for the detection of tumor involvement in lymph nodes. J Nucl Med 3/l: 1831-1835

Wahl RL, Cody R, Hutchins G, Mudgett E (1991a) Positron emission tomographic scanning of primary and metastatic breast carcinoma with the radiolabeled glucose analogue 2-deoxy-2-[18F] fluoro-D-glucose [letter]. N Engl J Med 324: 200

Wahl RL, Cody RL, Hutchins GD, Mudgett E (1991b) Primary and metastatic breast carcinoma: initial clinical evaluation with PET with the radiolabeled glucose analogue 2-[F-18]-fluoro-2-deoxy-D-glucose. Radiology 179: 765-770

Wahl RL, Henry CA, Ethier SP (1992) Serum glucose: effect on tumor and normal tissue accumulation of 2F -[18] fluoro-2-deoxy-D-glucose in rodents with mammary carcinoma. Radiology 183: 643-647

Wahl RL, Zasadny K, Helvie M, Hutchins GD, Weber B, Cody R (1993) Metabolic monitoring of breast cancer chemohormonotherapy using positron emission tomography: initial evaluation. J Clin Oncol 11: 2101-2111

Wahl RL, Helvie MA, Chang AE, Andersson I (1994) Detection of breast cancer in women after augmentation mammoplasty using fluorine-18-fluorodeoxyglucose-PET. J Nucl Med 35: 372-875

Warburg o (1930) The metabolism of tumours. Constabel, London

Warburg o (1956) On the origin of cancer cells. Science 123: 309-314

Wilson CB, Lammertsma AA, McKenzie CG, Sikora K, Jones T (1992) Measurements of blood flow and exchanging water space in breast tumors using positron emission, tomography: a rapid and noninvasive dynamic method. Cancer Res 52: 1592-1597

Yang D, Kuang LR, Cherif A et al. (z) Synthesis of 18F-fluoroalanine and 18F-fluorotamoxifen for imaging breast tumors.z

Yang DJ, Li C, Kuang LR et al. (1994) Imaging, biodistribution and therapy potential of halogenated tamoxifen analogues. Life Sci 55: 53-67

Zincke M, Avril N, Dose J et al. (1997) PET imaging of breast cancer: comparison between FDG uptkae vs. histology and expression of the glucose transporter protein GLUT-1. J Nucl Med 38: 250 A

5.6
Pankreaskarzinom

C.G Diederichs

5.6.1
Klinische Grundlagen

In der Bundesrepublik werden etwa 10.000 Fälle von Pankreaskarzinom jährlich neu diagnostiziert. Das sind etwa ein Fünftel aller gastrointestinalen Karzinome. Mehr als 97% dieser Patienten werden an dieser Erkrankung sterben. Die Inzidenz des Pankreaskarzinoms ist zwischen dem 50. und 70. Lebensjahr am höchsten, Männer erkranken etwas häufiger als Frauen und Patienten aus sozial benachteiligten Schichten sind etwas häufiger betroffen.

Die Ätiologie ist unklar, jedoch sind einige Risikofaktoren seit langem bekannt. Der wohl wichtigste Risikofaktor ist das Rauchen, wobei das Risiko proportional zur Menge des gerauchten Tabaks steht. Aus tierexperimentellen Studien wird gemutmaßt, daß das Verhältnis aus konsumiertem Fleisch und Fett sowie Nitrosaminen der Nahrung die Entwicklung eines Pankreaskarzinoms begünstigen können. Die Studien zum Einfluß von Alkohol und Kaffee auf die Genese des Pankreaskarzinoms sind widersprüchlich. Auch verschiedene Umweltgifte können zur Pathogenese des Pankreaskarzinoms beitragen.

Ein erhöhtes Risiko wurde auch bei Patienten mit chronischer Pankreatitis festgestellt.

Die Mehrzahl der Pankreaskarzinome stammt von den exokrinen Drüsenanteilen des Pankreas. 80% dieser Karzinome entsprechen histologisch einem Adenokarzinom. Diese sind in der Regel duktalen Ursprungs und meist im Pankreaskopf lokalisiert, wobei bei genauer histologischer Aufarbeitung Multizentrizität nicht selten vorkommt. Zystadenokarzinome entstammen Acinuszellen und präsentieren sich makroskopisch mit mehr oder minder großen Zysten. Das von der Papille ausgehende Papillenkarzinom ist seltener, betrifft häufiger junge Frauen und hat eine bessere Prognose.

Bei der molekularbiologischen Aufarbeitung fällt ein hoher Anteil (etwa 70–80%) an mutiertem K-ras-Onkogen und p53-Suppressorgen auf. Diese Mutationen können allerdings auch bei einigen Patienten mit chronischer Pankreatitis oder Zellhyperplasien auftreten.

Leider liegt bei den meisten neu diagnostizierten Pankreaskarzinomen eine organüberschreitende Ausbreitung bereits vor. Die direkte Invasion anliegender Organe wie Magen, Duodenum, größere Gefäße, Retroperitoneum, Gallengang und Kolon können die operative Resezierbarkeit beeinflussen. Eine frühe Metastasierung in die lokoregionären Lymphknoten, das Peritoneum und die Leber sind ebenfalls sehr häufig. Das Pankreaskarzinom metastasiert zudem in Lunge, Knochen und Hirn.

Die Klinik eines Patienten mit Pankreasmalignom ist leider recht unspezifisch. Zu den am häufigsten berichteten Symptomen gehören ein Unwohlsein im Bauch, abdominelle Schmerzen und Gewichtsverlust. Schmerzloser Ikterus, neu aufgetretener Diabetes mellitus, Aszites, Hepatomegalie sowie eine tastbare abdominelle Raumforderung geben zwingend Anlaß zu einer Untersuchung der Bauchspeicheldrüse. Gelegentlich kann eine migratorische oberflächliche Thrombophlebitis auf ein Pankreaskarzinom hinweisen.

5.6.2
Gegenwärtige Therapie

Da nur ein relativ kleiner Prozentsatz der Patienten mit Pankreaskarzinom in einem frühen Stadium diagnostiziert wird, kommt nur für eine Minderheit der Patienten ein kurativer chirurgischer Therapieansatz in Frage. Die hierzu notwendige Pankreatikoduodenektomie (Whipple-Operation) bei Vorliegen eines Tumors im Pankreaskopf ist eine technisch schwierige Operation mit signifikanter Morbidität und Mortalität. In den letzten Jahrzehnten ist dank besserer operativer Techniken und intensivmedizinischer Methoden die Mortalität in den großen Zentren jedoch unter 5% gesunken und die Fünfjahres-Überlebenswahrscheinlichkeit von Patienten mit kurativem Therapieansatz auf 14–33% gestiegen (Beger et al. 1995). Die Prognose für Patienten mit Pankreasschwanztumoren ist deutlich schlechter. Die in manchen Zentren wegen der hohen Häufigkeit von Multizentrizität durchgeführte totale Pankreatektomie hat sich wegen der höheren Komplikationsrate nicht als Routineverfahren durchgesetzt und bleibt in der Regel wenigen Einzelfällen vorbehalten. Neuere Therapieansätze kombinieren die radikale chirurgische Entfernung des Tumors mit einer adjuvanten regionalen Chemotherapie in Kombination mit einer lokalen Radiatio. Erste Ergebnisse zeigen signifikant längere Überlebenszeiten für bestimmte Patientenselektionen (Ozaki et al. 1988). Die alleinige Chemo- oder Strahlentherapie hat derzeit keinen Stellenwert bei der Therapie des Pankreaskarzinoms.

Die palliativen Maßnahmen beinhalten eine Entlastung der jeweiligen betroffenen Hohlorgane. Ein behinderter Gallenabfluß wird entweder operativ (biliodigestive Anastomose) oder mittels endoskopischer Stenteinlage versorgt. Letztere ist zwar weniger traumatisch, hat jedoch ein deutlich höheres Risiko einer Komplikation ,durch Stentverschluß z. B. zu einer Cholangitis oder einem Ikterus zu führen. Der Stellenwert der prophylaktischen Gastroenterostomie ist umstritten und in der Regel Patienten vorbehalten, die noch kein weit fortgeschrittenes Tumorstadium haben. Schwere Schmerzzustände, die konservativ nicht zu beherrschen sind, können entweder mit chemischer Ablation des Plexus coeliacus (entweder intraoperativ oder perkutan) oder mit einer Strahlentherapie in der Mehrheit der Fälle erfolgreich behandelt werden.

5.6.3
PET

Das normale Pankreas kann aufgrund seiner relativ hohen Perfusion mit H_2O-15 und aufgrund seiner hohen Proteinsyntheserate mit markierten Aminosäuren gut mit modernen PET-Scannern dargestellt werden. Pankreastumoren zeigen hierbei allerdings einen unspezifischen Speicherdefekt im Pankreasparenchym. Mit über 300 publizierten Fällen besteht die meiste klinische Erfahrung mit 18F-Fluordesoxyglucose (FDG), weshalb im weiteren ausschließlich mit der FDG-PET behandelt wird (Bares et al. 1994; Friess et al. 1995; Higashi et al. 1995; Ho et al. 1996; Inokuma et al. 1995; Kato et al. 1995; Teusch et al. 1996; Zimny et al. 1997; Diederichs et al. 1997, 1998). Die Darstellung von Pankreasmalignomen mit FDG gelingt, weil in diesen Tumoren ein Glukosetransporter und glykolytische Schlüsselenzyme gegenüber Benignomen oder der chronischen Pankreatitis deutlich überexprimiert sind (Reske et al. 1997).

Untersuchungstechnik (FDG-PET)

Da die Untersuchung auf dem Glukosestoffwechsel beruht, ist es wichtig, daß – wie bei anderen FDG-Untersuchungen – die Patienten mindestens 6, am besten 12 h vor der Untersuchung fasten, wobei sie in genügender Menge nichtglukosehaltige Getränke zu sich nehmen sollen. Alle Medikamente können in der Regel eingenommen werden. Der Blutzucker sollte zum Zeitpunkt der FDG-Applikation möglichst unter 130 mg/dl liegen, da ansonsten die tumorale FDG-Aufnahme reduziert sein kann (Zimny et al. 1997; Diederichs et al. 1998; Langen et al. 1993). Bei Diabetikern sollte der Zucker gut eingestellt sein (möglichst unter 130 mg/dl). Die übliche intravenös applizierte Dosis beträgt 200 bis über 600 MBq. Die Emmissionsmessung sollte etwa 45–60 min nach der Injektion beginnen. Sie dauert für die Untersuchung des Abdomens mit einem modernen PET-Scanner etwa 15–30 min und für eine eventuelle Ganzkörperuntersuchung bis über eine Stunde. Gegebenenfalls muß sie mit einer kurzen Pause, die für den Toilettengang genutzt werden sollte, zweiteilig erfolgen. Die Aufnahme (Emission) kann zur besseren anatomischen Darstellung des Pankreas in Rechts-Seitenlage nach Duodenum- und Darmrelaxation mit Buscopan und oraler Kontrastierung des Magens mit Wasser erfolgen (Hydro-PET). Hierzu muß der Patient gut hydriert sein und unmittelbar vor der Emission noch einmal 0,2–0,4 l Wasser trinken. Zu diesem Zeitpunkt werden auch 20–40 mg Butylscopolamin-Methylbromid [Buscopan(R)] zur Darmrelaxation injiziert. Die zusätzliche Durchführung einer Schwächungskorrektur der Emissionsmessung (Transmissionsmessung) ist prinzipiell empfehlenswert, da transmissionskorrigierte Bilder einfacher zu dokumentieren und zu beurteilen sind. Allerdings ist die durch die Transmissionsmessung resultierende mögliche diagnostische Zusatzinformation wissenschaftlich nicht belegt. Bei einer Ganzkörperuntersuchung benötigt die Transmissionsmessung bei einigen Scannern derzeit noch eine weitere Stunde Zeit. Die Messung kann – je nach Scannertyp – vor, während oder nach der Emissionsmessung erfolgen. Eine möglichst identische Lagerung verglichen mit der Emissionsmessung ist von großer Wichtigkeit, um Artefakte zu vermeiden. Dies bereitet Schwierigkeiten, wenn der Patient in Rechts-Seitenlage untersucht wird, da diese Lagerung nicht so stabil wie die Rückenlagerung ist. Ein Vorteil der Transmissionskorrektur der Emissionsdaten ist die Möglichkeit einer genaueren semiquantitativen Auswertung der Läsionen mittels sog. Standard Uptake Values (SUV). Der Vorteil solcher SUV-Messungen ist umstritten. Bei der FDG-PET-Untersuchung von Pankreastumoren ist die visuelle Auswertung zumindest gleichwertig (Zimny et al. 1997; Stollfuss et al. 1995). Ein jüngerer Vergleich zweier Patientenkollektive (mit und ohne Schwächungskorrektur) hat keine Unterschiede in der Treffsicherheit der PET zeigen können (Diederichs et al. 1998). Zur Abschätzung der diagnostischen Treffsicherheit (s. unten, Ergebnisse) sollten nach unserer Erfahrung bei jeder Untersuchung der Nüchtern-Glukose-Wert sowie ein Akut-Phase-Protein (z. B. CRP) mitbestimmt und dokumentiert werden.

Beurteilungskriterien

Der typische Befund eines Pankreasmalignoms stellt sich als intensive umschriebene fokale Mehrspeicherung im Pankreas dar. Bei schwächungskorrigierten Aufnahmen gelten je nach Literatur Cut-offs des Standard Uptake Values (SUV) zwischen 2 und 3 als quantitatives Kriterium. Bei nicht schwächungskorrigierten Aufnahmen gelten die Läsionen als malignomsuspekt, die einen Uptake haben, der höher ist als der der Leber in einem zum Vergleich geeignetem Segment (Abb. 5.6.1). Bei nicht schwächungskorrigierten Bildern muß dieses Lebersegment ähnliche Schwächungsbedingungen haben wie die zu beurteilende Pankreasläsion, d. h. einen gleichen Abstand zur Körperoberfläche. Alle extrapankreatischen fokalen Mehranreicherungen sind primär als metastasensuspekt zu werten. Hierbei sind besonders die Leber, die peripankreatischen Lymphknotenstationen, der Abdominalraum (Peritoneum), die abgebildeten Knochen und die Lunge zu beurteilen (Abb. 5.6.2). Bei computertomographisch erweiterten Gallenwegen können falsch-positive Leberbefunde auftreten (Fröhlich et al. 1997). Bei seltener atypisch fleckiger, unspezifischer, intestinaler Anreicherung von FDG kann fälschlicherweise eine Peritonealkarzinose diagnostiziert werden.

Bisherige Ergebnisse

In mehreren Studien konnte eine erheblich gesteigerte FDG-Speicherung in Malignomen des Pankreas nachgewiesen werden (Bares et al. 1994; Friess et al. 1995; Higashi et al. 1995; Ho et al. 1996; Inokuma et al. 1995; Kato et al. 1995; Teusch et al. 1996; Zimny et al. 1997; Diederichs et al 1997, 1998a,b,c,d; Reske et al. 1997; Stollfuss et al. 1995). Die FDG-PET konnte Malignome des Pankreas von der chronischen Pankreatitis differenzieren: Während das Malignom durch eine intensive, fokal gesteigerte Glukosespeicherung charakterisiert ist, zeigt die chronische Pankreatitis üblicherweise nur eine sehr geringe und unscharf konturierte Glukosespeicherung oder einen völlig unauffälligen Befund. In einer Sammelstatistik, die insgesamt 361 Patienten umfaßt, fand sich eine Sensitivität von 89% und eine Spezifität von 80% bei der Differenzierung Pankreas-Benignom-Malignom mit FDG-PET (Tabelle 5.6.1).

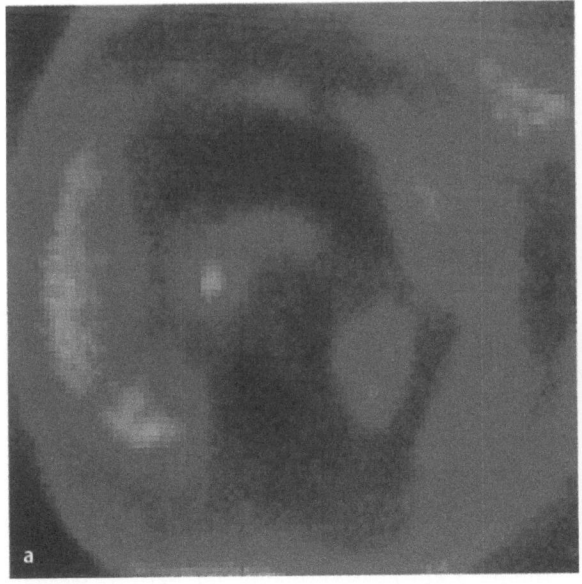
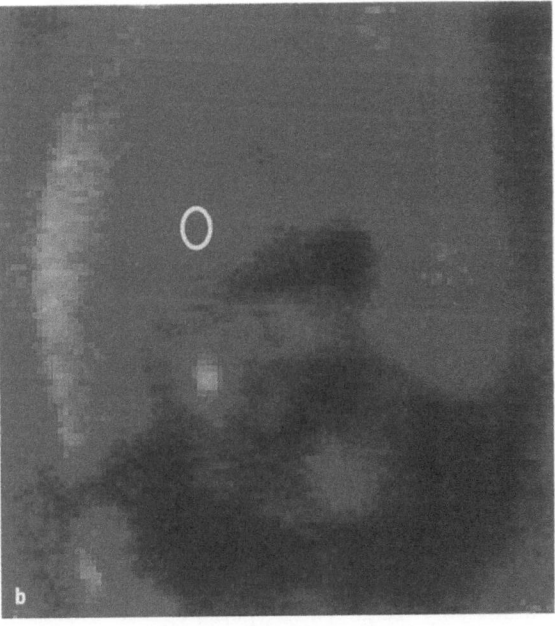

Abb. 5.6.1 a,b. Repräsentatives transversales und koronales Emissionsbild des Abdomens eines 64jährigen Patienten eine Stunde nach i.v.-Applikation von 440 MBq F18-FDG und nach oraler hypotoner Magen-Darm-Kontrastierung mit Wasser (Hydro-PET). Man erkennt eine fokale Mehranreicherung im Pankreaskopf als typischen Befund eines kleinen duktalen Adenokarzinoms. Der Uptake der Läsion ist deutlich höher als der der Leber in einem vergleichbaren Abstand zur Körperoberfläche (*Kreis* in **b**). Korpus und Kauda sind bedingt durch den mit Wasser gefüllten Magen und das hypotone Duodenum gut zu erkennen und besitzen einen leicht erhöhten FDG-Uptake als Ausdruck einer nachgeschalteten Pankreatitis

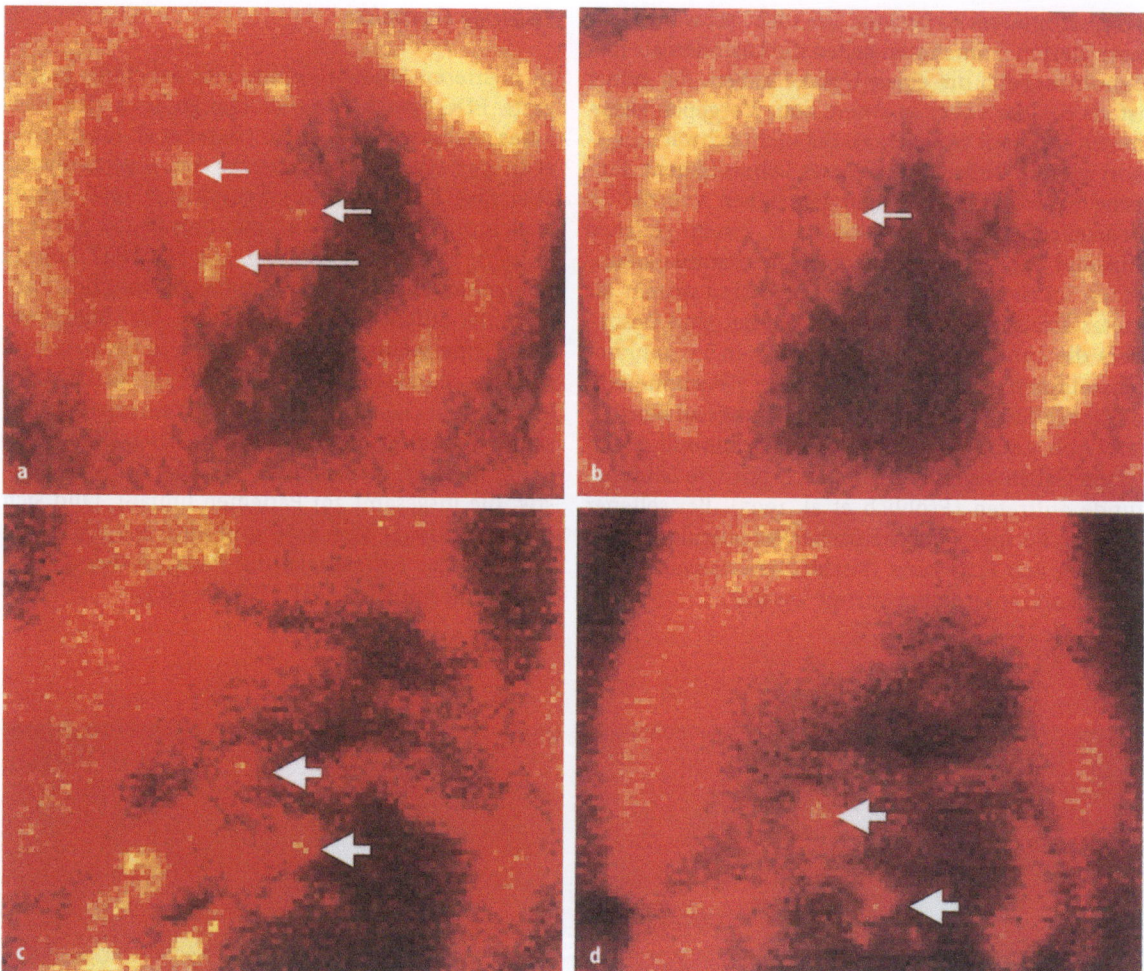

Abb. 5.6.2 a–d. 69jähriger Patient mit schmerzhaftem Ikterus. ERCP zeigte 2 cm lange Stenose im distalen Choledochus. Die Bürstenzytologie ergab den Verdacht auf ein Adenokarzinom. Endosonographisch wurde der Tumor T3 N0 klassifiziert. CT und MRT zeigten keine zusätzlichen Aspekte. In der FDG-PET findet sich ein malignomsuspekter papillennaher Befund (*langer Pfeil* in **a**). Darüber hinaus zeigen sich multiple weitere kleine fokale peripankreatische Mehranreicherungen im Sinne von Lymphknotenmetastasen (*kurze Pfeile* in **a,b**) und abdominell im Sinne von Peritonealmetastasen (*Pfeile* in **c,d**), so daß der Verdacht auf Lymphknoten- und Peritonealmetastasierung geäußert wurde. Intraoperativ bestätigte sich ein Choledochuskarzinom pT3 mit Lymphknotenbefall und Peritonealkarzinose

Falsch-positive Befunde der FDG-PET werden vorwiegend bei akut entzündlichen Pankreasveränderungen beschrieben (Diederichs et al. 1997). Abbildung 5.6.3 zeigt einen pathologisch erhöhten FDG-Uptake bei einer Patientin mit diffuser florider Pankreatitis. Zu den fokalen entzündlichen Prozessen gehört der durch einen entzündlichen Pseudotumor verursachte akute Schub bei vorliegender chronischer Pankreatitis sowie Abszedierungen im Pankreas als Spätkomplikation einer chronischen Pankreatitis. Diese Patienten besitzen jedoch häufig erhöhte Akut-Phase-Proteine im Serum, weshalb beispielsweise das CRP mitbestimmt werden sollte (Diederichs et al. 1997). In Einzelfällen werden falsch-positive Befunde bei Thrombose der V. portae, nach Billroth-II-Gastroenterostomie und bei liegender nasobiliärer Ableitung angetroffen (Friess et al. 1995). Falsch-negative FDG-PET-Befunde fanden

5.6 Pankreaskarzinom

Tabelle 5.6.1.
Literaturübersicht zur Treffsicherheit der FDG-PET bei der Differenzierung Benignom/Malignom bei pankreatischen Raumforderungen. (Treffsicherheit 86%, Sensitivität 89%, Spezifität 80%, positiver prädiktiver Wert 89%, negativer prädiktiver Wert 79%)

	Richtig-positiv	Richtig-negativ	Falsch-positiv	Falsch-negativ	N
Bares (1994)	25	11	2	2	40
Inokuma (1995)	24	–	–	1	25
Kato (1995)	14	7	2	1	24
Ho (1996)	8	4	2	–	14
Zimny (1997)	63	27	5	11	106
Diederichs (1998a)[a]	76	50	14	12	152
Summen	210	99	25	27	361

[a] Nur Patienten mit einem Blutzuckerspiegel <130 mg/dl.

sich bei Tumoren mit sehr kleinen Durchmessern (cm), wie sie häufig bei periampullären Karzinomen bestehen, bei hochdifferenzierten G1-Tumoren sowie bei Patienten mit Diabetes mellitus und Blutzucker >130 mg/dl (Zimny et al. 1997; Diederichs et al. 1997, 1998a).

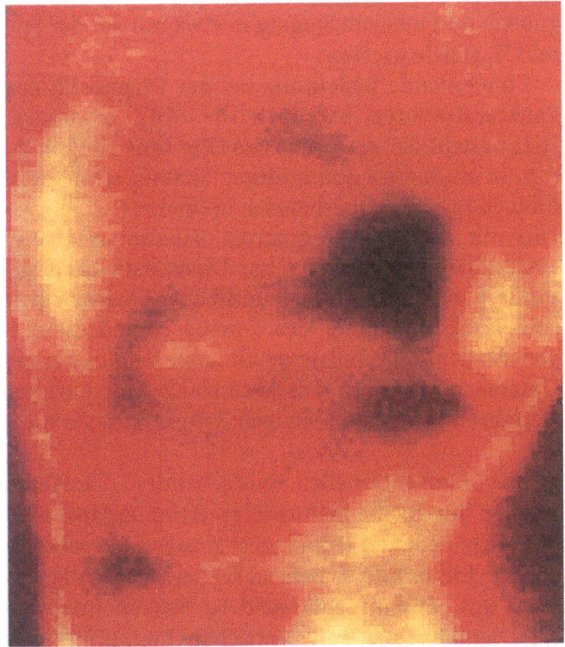

Abb. 5.6.3. 42jährige Patientin mit einer unklaren Raumforderung im Pankreaskopf und chronischer Pankreatitis. In der koronaren Schichtführung stellt sich fast das gesamte Organ mit einem diffusen deutlich erhöhten FDG-Uptake dar. Die postoperative Diagnose war eine ausgeprägte floride chronisch-sklerosierende Pankreatitis. Von Beachtung: Hypotone Darstellung des Magens und des Duodenums durch Wasser (Hydro-PET)

Für das N-Staging liegen bislang keine größeren Datenmengen vor. Eigene nichtpublizierte Erfahrungen haben Hoffnungen, ein verbessertes Lymphknotenstaging zu erzielen, nicht erfüllt.

Beim Fernmetastasen-Staging können nach eigenen Erfahrungen Leber-, Knochen-, Lungen-, Peritoneal- und Lebermetastasen diagnostiziert werden (s. Abb. 5.6.2). Lebermetastasen des Pankreaskarzinoms können bei einem Durchmesser >1 cm mit einer Sensitivität von 97% und einer Spezifität von 95% nachgewiesen werden (Fröhlich et al. 1997). Auch bei Metastasen mit einem Durchmesser von nur wenigen mm bis 1 cm, die mit allen bildgebenden Verfahren nur unzuverlässig klassifiziert werden können, gelingt aufgrund des fokal gesteigerten FDG-Uptakes in 43% bei einer Spezifität von 95% ein eindeutiger Nachweis (Fröhlich et al. 1997). Falsch-positive Befunde wurden ausschließlich bei vorliegender Cholestase beobachtet und beruhen wahrscheinlich auf entzündlichen, cholangitischen Granulomen.

Erste Erfahrungen unserer Arbeitsgruppe zeigen vielversprechende Möglichkeiten mit der FDG-PET in der Rezidivdiagnostik des Pankreaskarzinoms. Die FDG-PET kann in der Regel auch bei wegen Narbenbildung schwieriger konventioneller Bildgebung das Karzinomrezidiv nachweisen.

5.6.4
Andere diagnostische Verfahren

Bei Patienten mit möglicher oder unklarer pankreatischer Raumforderung werden folgende Fragen an den Diagnostiker gestellt:

- Dignität: Handelt es sich um ein Benignom oder Malignom?
- Wenn es ein Malignom ist, ist es resezierbar?

Der zweite Punkt beinhaltet die Frage nach Fernmetastasen. Von der richtigen Beantwortung beider Fragen ist abhängig, ob ein kurativer oder palliativer Therapieansatz erfolgen kann.

Der Verdacht auf ein Pankreasmalignom besteht, wenn ein Patient mit Symptomen wie obstruktiver Ikterus, Rückenschmerzen, Gewichtsverlust, neu aufgetretener Diabetes oder erhöhter alkalischer Phosphatase in Kombination mit tastbarem oder sonographisch sichtbarem abdominalem Tumor vorstellig wird. Diese Symptome sind leider unspezifisch und treten relativ spät auf. Der Tumormarker Ca 19-9 ist oft nicht wesentlich erhöht, insbesondere wenn der Tumor klein ist. Hohe CA 19-9-Werte werden auch bei akut entzündlichen Prozessen beschrieben.

Die weitere Abklärung umfaßt die ERCP, die bei der Dignitätsdiagnostik eine Treffsicherheit von 80-90% aufweist und von manchen als wichtigste diagnostische Untersuchung angegeben wird. Falsch-negative ERCP-Befunde treten zum einen bei Malignomen auf, die nicht vom Hauptgang des Pankreas stammen, und zum anderen bei entzündlichen Pseudotumoren. Die Untersuchung erfordert viel Erfahrung und ist in 3-10% der Fälle technisch nicht erfolgreich. Bei 1-8% der Patienten besteht nachfolgend eine iatrogene Pankreatitis, die in etwa 0,2% zum Tode führen kann. Auf der anderen Seite ist es im Rahmen einer ERCP möglich, Biopsien zu entnehmen, selektiv Duodenalsaft zur Analyse von Genmutationen zu aquirieren oder eine Entlastung der Gallenwege durch Stent-Einlage durchzuführen.

In neuerer Zeit gewinnt die Spiral-CT bei der Diagnostik von Pankreastumoren zunehmend an Bedeutung. Die Spiral-CT wird daher von einigen als Goldstandard der bildgebenden Pankreasdiagnostik angesehen. In einer neueren, prospektiven eigenen Studie liegt die Treffsicherheit dieses Verfahrens bei 80-85% (Diederichs et al. 1998c,d); in älteren Studien, die mit Computertomographen ohne Spiraltechnik gearbeitet haben, ist die Treffsicherheit zur Differenzierung Benignom/Malignom niedriger. Das hauptsächliche differentialdiagnostische Problem ist auch hier der entzündliche Pseudotumor, der computertomographisch exakt wie ein Malignom aussehen kann. Die große Bedeutung der Spiral-CT liegt jedoch nicht in der Dignitätsdiagnostik, sondern viel mehr in der Feststellung der Operabilität und beim Ausschluß von Lebermetastasen. Während zur Frage der Operabilität die PET aufgrund der relativ niedrigeren Ortsauflösung wahrscheinlich wenig zur lokalen Resizierbarkeit beitragen kann, liegen erste Ergebnisse zum Fernmetastasen-Staging mit der FDG-PET vor (Fröhlich et al. 1997). Läsionen >1 cm können mit der PET sehr sensitiv und spezifisch erfaßt werden. Bei kleineren Läsionen ist zwar die Sensitivität von FDG-PET deutlich niedriger, der große Vorteil der Methode bleibt jedoch die erhaltene hohe Spezifität nahe 100%.

In den letzten Jahren gewinnt auch die Endosonographie zunehmend an Bedeutung. Gemäß einiger Studien ist sie der konventionellen CT bei der Dignitätsdiagnostik und beim lokalen Staging vielleicht sogar überlegen. In einer aktuellen, noch nicht veröffentlichen, Vergleichsstudie ist die Treffsicherheit der Endosonographie bezüglich Dignitätsdiagnostik und lokalem Staging in etwa mit der der Spiral-CT gleichzusetzen.

Zunehmende Bedeutung bei der Diagnostik von Pankreastumoren hat auch die MRT gewonnen. Hier besteht der Anspruch des One-time shoppings, d. h. in einer etwa 40minütigen Sitzung erfolgt eine Bildgebung des Oberbauchs in mehreren Ebenen und mit mehreren Sequenzen. Hierbei erfolgt in einer Sitzung nicht nur eine Dignitätsbeurteilung, sondern auch ein lokales- und Leber-Staging sowie eine Gangdarstellung des Ductus choledochus et pancreaticus. Ergebnisse detaillierter vergleichender Untersuchungen im Direktvergleich mit anderen Verfahren liegen zum jetzigen Zeitpunkt noch nicht vor.

Alle konventionellen bildgebenden Verfahren können durch eine Feinnadelpunktion ergänzt werden. Dies bedeutet jedoch eine invasive Gewebsentnahme. Ein negativer Befund schließt ein Malignom nicht aus. Zusammenfassend ist festzuhalten, daß die Dignität einer pankreatischen Raumforderung von keinem einzelnen klinischen oder bildgebenden Verfahren zuverlässig, d. h. mit einer Treffsicherheit von über 85% beurteilt werden kann.

5.6.5
Indikationen

Die zur FDG-PET von pankreatischen Raumforderungen vorliegenden Studien zeigen, daß die Dignitätsdiagnostik mit FDG-PET im direkten und indirekten Vergleich den anderen Methoden zumindest ebenbürtig, wenn nicht überlegen ist. Ein Fernmetastasenstaging fast sämtlicher in Frage kommender Metastasenlokalisationen ist in der gleichen Sitzung möglich (one-time shopping, vgl. Abb. 5.6.2). Diesbezüglich fehlt jedoch z. Z. der direkte Vergleich mit den konventionellen Untersuchungsmodalitäten. Zur Rezidivdiagnostik und zum Therapiemonitoring liegen zu wenige Daten vor. Wegen der jeweiligen Unzulänglichkeiten der einzelnen Verfahren muß die Pankreasdiagnostik multimodal erfolgen. Der Stellenwert der einzelnen Verfahren zueinander und ein „diagnostischer Algorithmus" ist zum jetzigen Zeitpunkt wegen der örtlich unterschiedlichen qualitativen apparatetechnischen Ausstattung, der unterschiedlicher Untersuchererfahrungen und der zu geringen Anzahl veröffentlichter multimodaler Direktvergleiche schwierig zu erstellen. Die FDG-PET bei Raumforderungen des Pankreas sollte aufgrund bisheriger veröffentlichter Ergebnisse deshalb immer dann erfolgen, wenn die Goldstandards der konventionellen Diagnostik (Spiral-CT, ERCP, Endosonographie) unschlüssige oder widersprüchliche Ergebnisse erbringen oder wenn Fernmetastasen mit größerer Sicherheit ausgeschlossen bzw. bestätigt werden sollen. Alle anderen Indikationen bedürfen derzeit einer sorgfältigen individuellen Prüfung und sollten in der Regel unter Studienbedingungen durchgeführt werden.

Literatur

Bares R, Klever P, Hauptmann S et al. (1994) F-18 fluorodeoxyglucose PET in vivo evaluation of pancreatic glucose metabolism for detection of pancreatic cancer. Radiology 192: 79–86

Beger HG, Birk D, Bodner E, Fritsch A, Gall FP, Trede M (1995) Ist die histologische Sicherung des Pankreaskarzinoms Voraussetzung für die Pankreasresektion? Langenbecks Arch Chir 380/1: 62–66

Diederichs CG, Staib L, Glatting G, Vogel J, Brambs H-J, Beger HG, Reske SN (1997) Differentiation of malignant and benign pancreatic disease. J Nucl Med 38/5: 257P (abstr)

Diederichs CG, Staib L, Glatting G, Beger HG, Reske SN (1998a) FDG-PET: elevated plasma glucose reduces both uptake and detection rate of pancreatic malignancies. J Nucl Med, im Druck

Diederichs CG, Sokiranski R, Pauls S, Schwarz M, Guhlmann CA, Glatting G (1998b) FDG-PET von pankreatischen Tumoren: Transmission obligat? Nuklearmedizin, im Druck

Diederichs CG, Sokiranski R, Pauls S et al. (1998c) Prospective comparison of FDG-PET of pancreatic tumors with high end Spiral-CT and MRI. J Nucl Med (abstr), im Druck

Diederichs CG, Pauls S, Schwarz M, (1998d) Dreiphasiges Spiral-CT und Multisequenz MRT von Pankreaskopf-Tumoren: Wozu noch FDG-PET? Rofo Fortschr Geb Rontgenstr Neuen Bildgeb Verfahr (abstr), im Druck

Friess H, Langhans J, Ebert M, Beger HG, Stollfuss J, Reske SN, Büchler MW (1995) Diagnosis of pancreatic cancer by 2[18F]-fluoro-2-deoxy-D-glucose positron emission tomography. Gut 36/5: 771–777

Fröhlich A, Diederichs CG, Staib L, Beger HG, Reske SN (1997) FDG-PET in the detection of pancreatic cancer liver metastases. J Nucl Med 38/5: 145P (abstr)

Higashi T, Tamaki N, Torizuka T et al. (1995) Differentiation of malignant from benign pancreatic tumors by FDG-PET: comparison with CT, US, and endoscopic ultrasonography. J Nucl Med 36: 224P (abstr)

Ho CL, Dehdashti F, Griffeth LK, Buse PE, Balfe DM, Siegel BA (1996) FDG-PET evaluation of indeterminate pancreatic masses. J Comput Assist Tomogr 20/3: 363–369

Inokuma T, Tamaki N, Torizuka T et al. (1995) Value of fluorine-18-fluorodeoxyglucose and thallium-201 in the detection of pancreatic cancer. J Nucl Med 36/2: 229–235

Kato T, Fukatsu H, Ito K, et al. (1995) Fluorodeoxyglucose positron emission tomography in pancreatic cancer: a unsolved problem. Eur J Nucl Med 22: 32–39

Langen KH, Braun U, Kops ER, Herzog H, Kuwert T, Nebeling B, Feinendegen LE (1993) The influence of plasma glucose levels on fluorine-18-fluorodeoxyglucose uptake in bronchial carcinomas. J Nucl Med 34: 355–359

Ozaki H, Hojo K, Kato H, Kinoshita T, Egawa S, Kishi K (1988) Multidisciplinary treatment for resectable pancreatic cancer. Int J Pancreatol 3: 249–260

Reske SN, Grillenberger KG, Glatting G, Port M, Hildebrandt M, Gansauge F, Beger H-G (1997) Overexpression of glucose transporter-1 and increased FDG-uptake in pancreatic carcinoma. J Nucl Med 38: 1344–1347

Stollfuss JC, Glatting G, Friess H, Kocher F, Beger HG, Reske SN (1995) 2-(fluorine-18)-fluoro-2-deoxy-D-glucose PET in detection of pancreatic cancer: value of quantitative image interpretation [see comments]. Radiology 195/2: 339–344

Teusch M, Buell U (1996) Classification of pancreatic tumors by FDG-PET: comparison of visual and quantitative image interpretation by ROC-analysis. J Nucl Med 37/5: 140P (abstr)

Zimny M, Bares R, Faß J et al. (1997) Fluorine-18 fluorodeoxyglucose positron emission tomography in the differential diagnosis of pancreatic carcinoma: a report of 106 cases. Eur J Nucl Med 24: 678–682

5.7
Kolorektales Karzinom

J. Ruhlmann und P. Oehr

5.7.1
Inzidenz, Ätiologie und Risikofaktoren

Kolorektale Karzinome gehören zu den am häufigsten auftretenden Tumoren in der westlichen Welt mit einer Inzidenz von etwa 12–13%. In den USA ist der Dickdarmkrebs nach Lungenkrebs die zweithäufigste Ursache für Krebstod. Überwiegend werden Personen im Alter von 50 Jahren und darüber befallen.

Umweltfaktoren scheinen die Ätiologie der meisten Dickdarmkrebse zu beeinflussen. Häufiger befällt die Krankheit Angehörige der oberen sozioökonomischen Schichten der Stadtbevölkerung. In epidemiologischen Studien konnte nachgewiesen werden, daß eine direkte Korrelation zwischen der Erkrankung und dem Pro-Kopf-Konsum von Kalorien, Nahrungsfetten und Ölen, tierischem Eiweiß sowie einem erhöhten Cholesterinwert und der Anfälligkeit für Erkrankungen der Koronararterien besteht. Es ist bekannt, daß bestimmte Bevölkerungsgruppen wie die Mormonen und die Sieben-Tage-Adventisten, bei denen die Ernährungsgewohnheiten und Lebensweise etwas von denen ihrer Nachbarn abweichen, signifikant niedrigere Inzidenz und Mortalitätsraten aufweisen als erwartet, während in Japan die Inzidenz dieser Erkrankung angestiegen ist, seitdem diese Nation eine relativ „westliche" Ernährungsweise übernommen hat. Hieraus ist zu schließen, daß die Eßgewohnheiten die Entwicklung von kolorektalen Karzinomen beeinflussen.

Immerhin weisen 25% aller Patienten mit kolorektalem Karzinom eine positive Familienanamnese auf, so daß man eine erbliche Disposition annehmen könnte. Diese erblich beeinflußten Karzinome lassen sich in 2 Hauptgruppen einteilen, einerseits in das ausreichend untersuchte, aber seltene Polyposissyndrom, andererseits in das weniger gut definierte Nichtpolypöse Syndrom. Ersteres wird autosomal-dominant übertragen; bei Patienten ohne einschlägige Familienanamnese (kommt gelegentlich vor) ist vermutlich eine spontane Mutation verantwortlich. Bei dem sog. erblichen Nichtpolypösen Syndrom wird ungewöhnlich häufig der proximale Dickdarm befallen. In diesen Familien sind oft Patienten mit multiplen Primärkarzinomen zu beobachten; dabei treten insbesondere bei den Frauen kolorektale Adenokarzinome mit Endometriumkarzinom kombiniert auf. Die Anfälligkeit für maligne Erkrankungen scheint sich autosomal-dominant zu übertragen, was sich möglicherweise auf eine Anomalie auf dem Chromosom 2 gründet.

Bei lange bestehenden Darmentzündungen stellt das Dickdarmkarzinom eine nicht wenig verbreitete Komplikation dar. Dabei scheint bei Patienten mit einer Colitis ulcerosa ein Neoplasma häufiger zu entstehen als bei Patienten mit einer granulomatösen Kolitis. Allerdings könnte dieser Eindruck ebenso von der Schwierigkeit her rühren, diese beiden Krankheitsbilder zu unterscheiden. Das Risiko der Entstehung eines kolorektalen Karzinoms bei diesen Patienten ist während der ersten 10 Jahre nach Ausbruch der Krankheit relativ gering, scheint aber dann mit einer Rate von 0,5–1% im Jahr zu steigen. Die Karzinomrate hat sich rein rechnerisch nach 25 Jahren von 8 auf 30% erhöht. Die Vorsorgeuntersuchungen bei diesen Patienten sind unbefriedigend, da die Symptome wie Diarrhöe, Bauchkrämpfe und Obstruktion sowohl den Beschwerden der gerade rezidivierenden Grunderkrankung ähnlich sind, als auch einen Tumor signalisieren können. Der Wert von Kontrolluntersuchungen (Koloskopie mit Schleimhautbiopsien und Bürstenabstrichen) ist zweifelhaft. Das Ziel solcher Tests ist die Differenzierung der entzündlichen Veränderungen von prämalignen Schleimhautdysplasien, um die Indikation zum chirurgischen Eingriff zu stellen. Leider haben die mangelnde Übereinstimmung der pathologischen Kriterien für Dysplasien und das Fehlen von entsprechenden Daten, die belegen, daß diese Kontrolluntersuchungen die Entwicklung von letalem Krebs reduzieren, diese kostspielige Praxis in sehr kontroverse Betrachtungen gebracht.

Vermutlich entsteht die Mehrheit aller kolorektalen Karzinome, ungeachtet ihrer Ätiologie, aus adenomatösen Polypen. Ein Polyp kann histologisch als nicht neoplastisches Hamartom, hyperplastische Schleimhautproliferation oder als adenomatöser Polyp beschrieben werden. Die Adenome – sie stellen allerdings eine Minderheit der Läsionen dar, die sich zu einem Karzinom entwickeln – sind deutlich prämaligne. Adenomatöse Polypen im Darm kommen bei ungefähr 30% aller Menschen im mittleren oder höheren Lebensalter vor. Wenn man diese Erkenntnisse mit der bekannten Erkrankungsrate an kolorektalem Karzinom analysiert, scheinen weniger als 1% aller Polypen jemals zu entarten. Bei weniger als 5% der Patienten kann okkultes Blut im Stuhl gefunden werden, die Polypen verursachen keine Symptome. Die Wahrscheinlichkeit eines invasiv wachsenden Karzinoms hängt auch von der Größe des Polypen ab. In Läsionen unter 1,5 cm ist sie gering (<2%), mittelgroß (2–10%) in Läsionen mit einer Größe von 1,5–2,5 cm und sehr groß (>10%) bei einer Größe über 2,5 cm.

Das Auffinden ist nur möglich, wenn der gesamte Dickdarm endoskopisch und röntgenologisch untersucht wird, da synchrone Läsionen in etwa 1/3 aller Fälle vorhanden sind. Danach müßte die Wiederholungskoloskopie periodisch durchgeführt werden, da sich bei diesen Patienten mit einer Wahrscheinlichkeit von 30–50% ein neues Adenom entwickelt und diese somit überdurchschnittlich gefährdet sind, an einem kolorektalen Karzinom zu erkranken.

Da die adenomatösen Polypen eine Wachstumszeit von über 5 Jahren haben, bis sie klinisch auffällig werden, braucht eine Koloskopie nicht öfter als alle 3 Jahre durchgeführt zu werden.

5.7.2 Diagnostik

Screeningverfahren

Da sich bei einem möglichst frühzeitig lokalisierten, oberflächlichen Neoplasma die Heilungschance durch eine Operation vergrößert, erscheint ein kolorektales Screeningprogramm sinnvoll. In den letzten Jahrzehnten sind aus unerklärlichen Gründen die Dickdarmkarzinome im Bereich des Rektums zurückgegangen und haben gleichzeitig im proximalen Colon descendens zugenommen. Somit reicht die starre Rektosigmoidoskopie nicht aus; es muß zumindest eine flexible, fiberoptische Sigmoidoskopie, mit deren Hilfe ein gut ausgebildeter Diagnostiker immerhin bis zu 60 cm des Darms betrachten kann, durchgeführt werden. Die digitale Untersuchung bei Erwachsenen über 40 Jahren sollte zur Routine gehören, zusätzlich als effektiver Vorsorgetest auf Prostatakarzinom bei Männern und auch als Teil der Untersuchung des Beckenraumes bei Frauen. Sie stellt eine kostengünstige Methode dar, etwaige Tumoren im Rektum aufzuspüren. Eine weitgehende Vereinfachung, okkultes Blut im Stuhl zu entdecken, ist die Entwicklung des Hämokkult-Tests. Dennoch hat dieser Test, auch bei optimaler Ausführung, als Vorsorgeuntersuchung seine Grenzen, da durchschnittlich 50% der Patienten mit kolorektalem Karzinom ein negatives Hämokkult-Testergebnis aufweisen trotz intermittierender Blutungen dieser Tumoren. Ein kolorektales Neoplasma wird *nicht* bei der Mehrheit der asymptomatischen Personen gefunden, die okkultes Blut im Stuhl haben. Dennoch werden bei Patienten mit okkultem Blut im Stuhl weitere Untersuchungen durchgeführt, einschließlich Sigmoidoskopie, Kontrasteinlauf und/oder Koloskopie. Diese Prozeduren sind nicht nur unangenehm und teuer, sondern beinhalten, wenn auch gering begrenzt, das Risiko ernster Komplikationen.

Bislang blieben Screeningverfahren für die Suche nach Dickdarmkarzinomen bei asymptomatischen Patienten unbefriedigend. Es besteht ein Bedarf an effektiveren Screeningverfahren (Mayer 1995).

Klinische Symptomatik

Je nach anatomischer Lokalisation des Tumors verändern sich die Symptome.

Aufgrund der flüssigen Konsistenz des Stuhls können Neoplasmen, die im Zoekum oder Colon ascendens entstehen, ziemlich groß werden und das Darmlumen stark einengen, ohne daß jedoch Symptome einer Obstruktion oder eine relevante Veränderung der Darmtätigkeit verursacht werden. Im rechten Kolon jedoch ulzerieren die Läsionen gewöhnlich und führen zu chronischem, verstecktem Blutverlust ohne positiven Nachweis im Hämokkult-Test. Bei einem Tumor im Colon ascendens zeigen die Patienten somit oft Symptome wie Abgeschlagenheit und Herzklopfen, sie haben eine hypochrome, mikrozytäre Anämie als Indikator eines Eisenmangels. Da ein zufälliger Test auf okkultes Blut im Stuhl aufgrund des intermittierenden Blutens des Karzinoms jedoch negativ sein kann, erfordert jede ungeklärte Eisenmangelanämie bei Erwachsenen (mit der möglichen Ausnahme von multiparen Frauen vor der Menopause) eine gründliche Untersuchung des gesamten Dickdarms.

Tumore im Colon transversum und Colon descendens behindern den in der Konsistenz zunehmenden Stuhl schnell, woraus abdominale Krämpfe, gelegentlich sogar Obstruktion oder sogar Perforation entstehen. Die Malignome im Rektosigmoideum führen oft zu Tenesmus und einem verminderten Durchmesser der Stuhlsäule. Insbesondere in Verbindung mit einer rektalen Blutung und/oder einer veränderten Darmtätigkeit sind eine sofortige digitale Rektaluntersuchung und eine Proktosigmoidoskopie erforderlich (Mayer 1995).

5.7.3
Prognose, Stadien und Ausbreitung

Beim kolorektalen Karzinom ist die Prognose eng verbunden mit der Penetrationstiefe des Tumors in die Darmwand sowie dem Befall regionaler Lymphknoten und dem Auftreten von Fernmetastasen. Das Stadienschema nach Dukes berücksichtigt diese Möglichkeiten (Tabelle 5.7.1).

Ohne Abklärung (Ausschluß oder Nachweis) von Metastasen ist es unmöglich, das Stadium der Erkrankung exakt zu definieren, somit ist auch für die Bestimmung der Prognose die optimale Diagnostik erforderlich. Schlechte prognostische Kriterien nach einer Totalresektion stellen dar: der Tumorbefall regionaler Lymphknoten (Anzahl), Tumordurchbruch der Darmwand, schlecht differenzierte Histologie, Perforation, infiltratives Wachstum auf angrenzende Organe, venöse Infiltration, präoperativer Anstieg des CEA-Titers (>5,0 ng/ml) Aneuploidie, spezifische Chromosomendeletion.

Der Dickdarmkrebs befällt normalerweise regionale Lymphknoten und/oder breitet sich über den Pfortaderkreislauf bis zur Leber aus. Die Leber ist das häufigste von Fernmetastasen betroffene Organ und das Primärorgan bei 33% aller Rezidive. Möglicherweise ist sie bei mehr als 66% aller Patienten zum Zeitpunkt ihres Todes befallen. Das kolorektale Karzinom metastasiert selten in die Lungen, in die subklavikulären Lymphknoten, Knochen oder in das Gehirn, ohne vorher die Leber befallen zu haben. Eine Ausnahme bilden Patienten mit einem Primärtumor im distalen Rektum, von dem aus sich die Tumorzellen über den paravertebralen Venenplexus verbreiten und den Pfortaderkreislauf umgehen. Nach der Entdeckung von Fernmetastasen kann die mittlere Überlebenszeit zwischen 6 und 9 Monaten (Hepatomegalie, Leberveränderungen) und 24 und 30 Monaten (kleine Leberknötchen können zuerst über das erhöhte CEA und durch eine nachfolgende CT festgestellt werden) betragen (Mayer 1995).

5.7.4
Therapie

Die optimale Behandlung des kolorektalen Karzinoms scheint die Totalresektion des Tumors zu sein. Da das Auffinden von Metastasen bei Patienten mit tumorverursachenden Symptomen (gastrointestinale Blutungen oder Obstruktion) nicht unbedingt eine Operation ausschließt, aber häufig die Entscheidung für einen weniger radikalen Eingriff bewirkt, sollte präoperativ eine optimale Metastasenabklärung durchgeführt werden.

Die Radiatio des Beckens ist bei Patienten mit einem Rektumkarzinom generell notwendig, da nach einer totalen Resektion von Tumoren der Stadien B und C ein 30- bis 40%iges Risiko eines Lokalrezidivs besteht, vor allem, wenn sie bereits die Serosa durchbrochen hatten. Die präoperative Radiatio ist klar indiziert bei Patienten mit großen, potentiell nicht operablen rektalen Karzinomen, da diese unter der Bestrahlung genügend stark einschmelzen, um eine nachfolgende Operation zu erlauben.

Die Chemotherapie hat sich bei Patienten mit einem fortgeschrittenen kolorektalen Karzinom nur als von marginalem Nutzen erwiesen. Die effektivste Behandlung für diese Erkrankung ist die Therapie mit 5-Fluorouracil. Jüngere Studien zeigten,

Tabelle 5.7.1. Modifizierte Dukes-Klassifikation kolorektaler Karzinome

Stadium	Pathologische Beschreibung	Approximative 5-Jahres-Überlebensrate [%]
A	Karzinom begrenzt auf Mukosa und Submokusa	>90
B1	Karzinom breitet sich in die Muscularis aus	85
B2	Karzinom breitet sich in die Serosa aus oder durchbricht sie	70–85
C	Karzinom befällt regionale Lymphknoten	30–60
D	Fernmetastasen (Leber, Lunge etc.)	5

daß die zusätzliche Verabreichung von Folinsäure die Effektivität dieser Chemotherapie bei Patienten mit einem fortgeschrittenen kolorektalen Karzinom erhöht. Dennoch bleibt die Auswirkung auf die volle Lebensdauer fraglich, und das optimale Dosis/Zeit-Verhältnis muß noch bestimmt werden. Die postoperative Chemotherapie und/oder Strahlentherapie bei Patienten in den Stadien B und C hat ihre Bedeutung darin, klinisch nicht erkennbare Mikrometastasen zu vernichten und somit die Heilungschance zu verbessern. Die gleichzeitige Gabe mit dem unterstützenden Antihelminthikum Levamisol bei Patienten im Stadium C führte zu einer Herabsetzung der Wahrscheinlichkeit eines Rezidivs und einer bescheidenen Verlängerung der Lebenszeit. Im Gegensatz hierzu konnten kontrollierte Studien zeigen, daß bei Patienten nach Resektion eines Rektumkarzinoms die postoperative Strahlentherapie, wenn diese mit Chemotherapie kombiniert wurde, die Wahrscheinlichkeit eines Lokalrezidivs vermindert und somit die Chance einer Heilung verbessert wurde. Es wird vorausgesetzt, daß die Chemotherapie für Patienten mit Kolonläsionen als Prophylaxe zwar uneffektiv ist, aber andererseits eine Art Sensibilisierung für die Strahlentherapie bewirkt, so daß der biologische Effekt der Radiatio verstärkt wird.

5.7.5
Positronenemissionstomographie

Wie aufgeführt, ist der sichere Nachweis von Lymphknoten-, Leber- und/oder weiteren Fernmetastasen wichtig, um das therapeutische Vorgehen (palliative Chirurgie/Resektion im Gesunden) zu planen (Strauss et al. 1989; Ito et al. 1992; Ruhlmann et al. 1996, 1997; Schiepers et al. 1995). Knochen- und Lungenmetastasen belegen eine systemische Erkrankung, bei der nach derzeitigem Stand des Wissens nur palliative Maßnahmen möglich sind, wohingegen lokale Lymphknoten- und Lebermetastasen ggf. reseziert werden können. Die Erfahrungen in der Literatur (Falk et al. 1994; Haberkorn et al.

Tabelle 5.7.2. Repräsentative Studien zur Sensitivität und Spezifität von CT, MRT und PET beim kolorektalen Karzinom

Autor	Patienten (n)	Sensitivität [%]	Spezifität [%]
Abdel-Nabi	14	100	100
Falk	16	87 (CT 47)	67 (CT 100)
Ito	15	100 (MRT 75)	100
Pounds	–	51 (CT 68) 96 (CT 53)	–
Ruhlmann	59	100 (MRT 77)	67
Schiepers	74	93 (CT 60)	97 (CT 72)
Strauss	29	100 (MRT 77)	100
Vitola	24	90	100

1991; Ito et al. 1992; Strauss et al. 1989; Vitola et al. 1996; Ruhlmann et al. 1996 und 1997) und unsere eigenen Erfahrungen (s. Tabelle 5.7.3) belegen eine Eignung für ^{18}F-FDG-PET zum Nachweis von Primärtumoren, Rezidiven und ihren Metastasen. Bekanntlich ist ein erheblicher Vorteil der PET gegenüber anderen bildgebenden Verfahren darin zu sehen, daß PET prinzipiell eine Ganzkörperuntersuchungsmethode darstellt und vor allem in der Lage ist, Rezidive und Metastasen mit sehr gutem Kontrast weitgehend unabhängig von der Lokalisation darzustellen. Selbst atypische Metastasenlokalisationen (z. B. eine Mammametastase) sind, wie insbesondere eigene Untersuchungen zeigen, auffindbar. Mit keinem anderen bildgebenden Verfahren, insbesondere nicht mit CT und MRT, ist eine Untersuchung des gesamten Körpers so einfach mit einer so hohen Sensitivität und Spezifität möglich wie mit PET (Tabelle 5.7.2 und 5.7.3).

Primärtumordiagnostik

Obwohl die bisherigen publizierten Ergebnisse bezüglich PET in der Primärtumordiagnostik gering sind, zeigen unsere Daten und auch die anderer Untersucher (Valk et al. 1996; Gupta et al. 1993; Thoeni 1997) daß die Diagnostik des Primärtumors sehr gut möglich ist, insbesondere bei starkem klinischen Tu-

Tabelle 5.7.3. Eigene Ergebnisse zu Sensitivität, Spezifität und prädiktivem Wert der PET beim kolorektalen Karzinom

	Patienten (n)	Sensitivität	Spezifität	Neg. Prädikt.-Wert	Posit. Prädikt.-Wert
PET	114	96	64	86	88

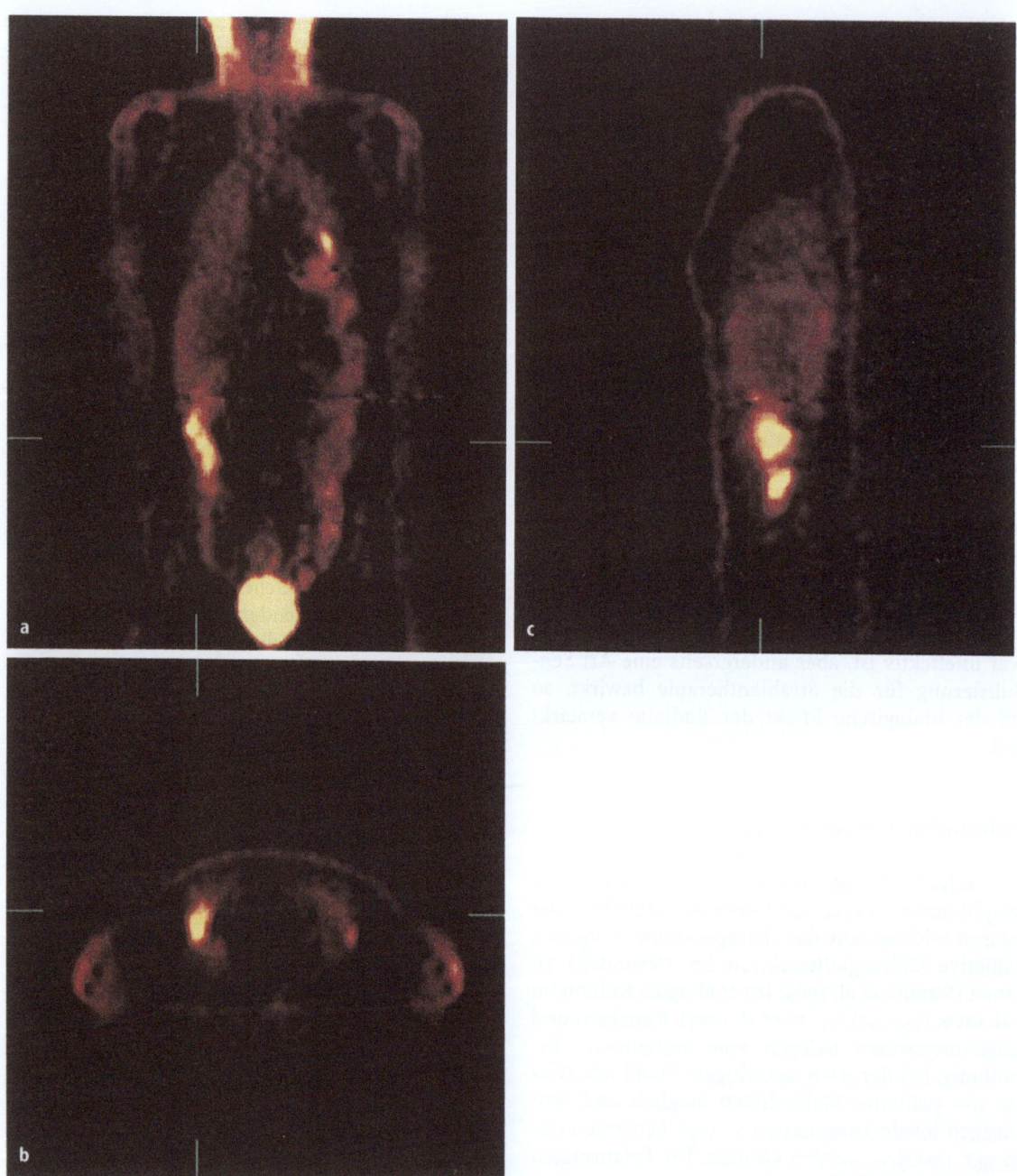

Abb. 5.7.1. Koronales (**a**), transaxiales (**b**) und sagittales (**c**) Emissionstomogramm. Karzinom im Colon ascendens, Primärtumor ohne Metastasen

morverdacht und unklaren Ergebnissen in der konventionellen Diagnostik (Abb. 5.7.1 und 5.7.2). Dies hängt sicherlich auch von dem Zeitpunkt der Erkrankung ab, da PET als Metabolismusmessung maligne Veränderungen bereits erfassen kann, bevor es zu stärkeren anatomischen Veränderungen gekommen ist. So stellt die Ganzkörper-PET eine eindeutige Indikation zur Primärdiagnostik bei einer Erhöhung der Tumormarkerkonzentration (CEA, CA 19-9) im Serum dar (Moser 1997).

Nachweis von präsakralen Veränderungen

Die meisten Publikationen zeigen die überlegene Möglichkeit von PET im Nachweis von vitalem Tumorgewebe in präsakralen Veränderungen und in der Differenzierung gegen narbige Veränderungen (Abb. 5.7.3). Selbst die enge anatomische Nachbarschaft der ^{18}F-FDG enthaltenden uringefüllten Blase zeigte keine relevante Einschränkung der Beurteilbarkeit (Ruhlmann et al. 1997), wobei die Gabe von Furosemid und ggf. die Verwendung eines Blasenkatheters sinnvoll sein können (Miraldi et al. 1997)

Rezidivdiagnostik, Metastasenabklärung, insbesondere auch bei Tumormarkeranstieg

Repräsentative Studien bezüglich der Sensitivität und Spezifität von CT, MRT und PET beim kolorektalen Karzinom zeigen deutlich die Überlegenheit von PET gegenüber CT und MRT bei entsprechen-

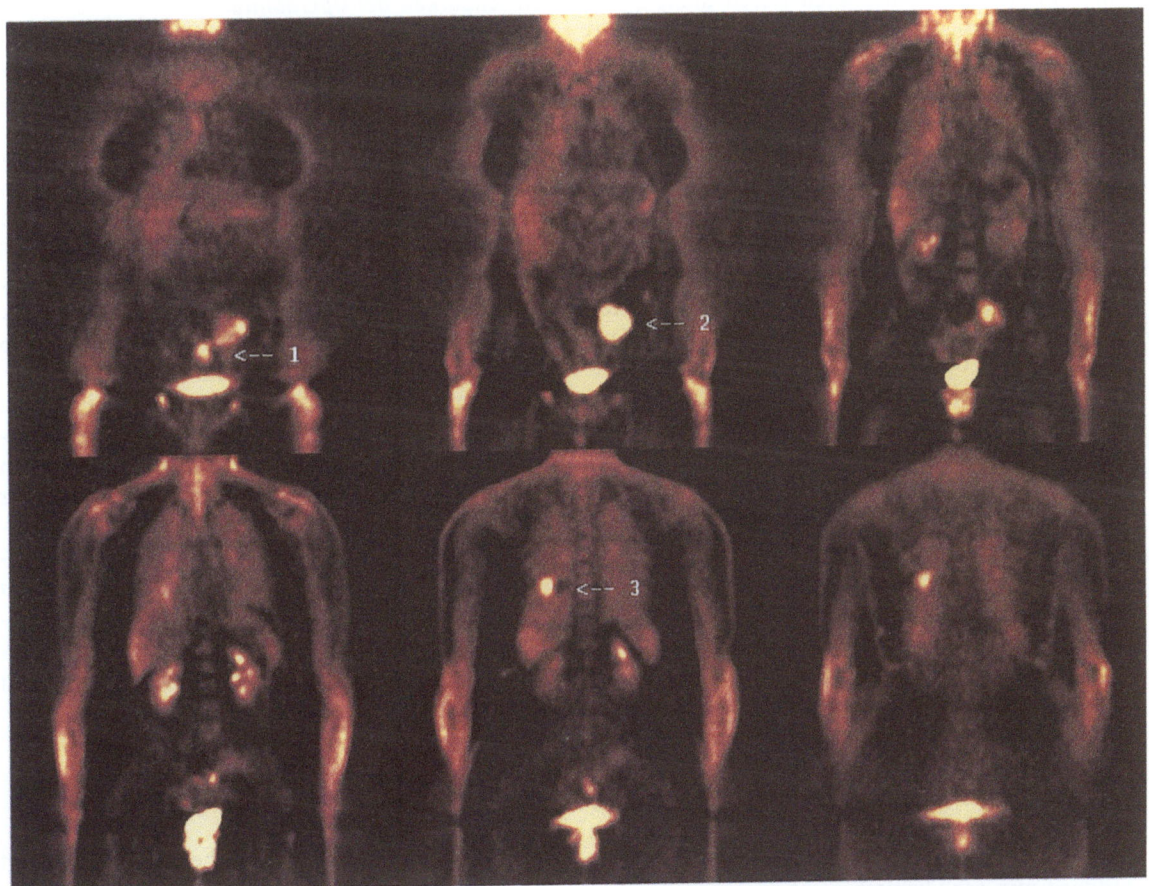

Abb. 5.7.2. Koronale Emissionstomogramme, von ventral nach dorsal. Kolonkarzinom, Primärtumor *(Pfeil 2)* mit Lokalmetastase *(Pfeil 1)* und Lungenmetastase *(Pfeil 3)*

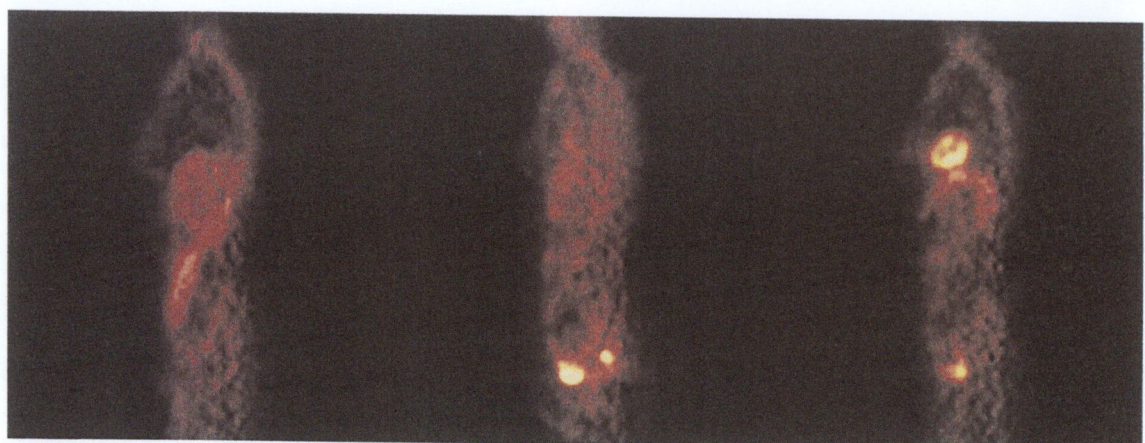

Abb. 5.7.3. Transmissionskorrigierte sagittale Tomogramme. Zustand nach Operation eines Rektumkarzinoms. Präsakrales Rezidiv

dem Tumorverdacht, der auch durch ansteigende Tumormarkerspiegel wie CEA oder CA 19-9 entsteht. Selbst bei Patienten, die bei der PET-Untersuchung positiv erschienen, bei denen jedoch bei der nachfolgenden Abklärung ein Tumor zunächst nicht nachgewiesen werden konnte, zeigt sich in der Verlaufskontrolle einige Monate später ein positiver Befund auch in der konventionellen Diagnostik (Ruhlmann et. al.; Abb. 5.7.4). Die zunächst errechnete Spezifität von 67% in der genannten Publikation verbesserte sich bei der in Tabelle 5.7.2 erweiterten Patientenuntersuchungszahl und dem längeren Follow-up auf 75% bei einer Sensitivität von 96% (s. eigene Ergebnisse in Tabelle 5.7.3).

Den internationalen Publikationen ist zu entnehmen, daß die CT eine enorm niedrigere Sensitivität von zwischen 47% und bestenfalls 68% aufweist; die MRT zeigt ebenfalls eine deutlich niedrigere Sensitivität von bestenfalls 77%.

Auch bei Patienten mit nur geringem Anstieg der Tumormarker ist die PET zum Nachweis bzw. Ausschluß eines Rezidivs oder von Metastasen geeignet. Dabei ist insbesondere auch zu berücksichtigen, daß Erkrankungen wie beispielsweise die Sialadenitis falsch-positive Tumormarkerspiegel (CEA 19-9) zeigen.

Die Konsequenz der internationalen Studien zeigten, daß die bisherige Betrachtungsweise von CT, MRT, Sonographie und Koloskopie als Gold-Standard nun sehr kritisch gesehen werden muß.

Beurteilbarkeit der Operabilität

Die sorgfältige Auswahl der Patienten für eine chirurgische Therapie einer neoplastischen Erkrankung mit der Möglichkeit von Metastasenbildung ist nicht nur unter dem Aspekt der Behandlungskosten wichtig, sondern auch unter dem wichtigen Aspekt der Lebensqualität. Nur diejenigen Patienten werden von einer operativen Therapie profitieren, bei denen es noch nicht zu einer systemischen Erkrankung gekommen ist. Die Ergebnisse der aufgeführten Studien belegen, daß PET für den Nachweis von weiteren Metastasen, für die Beurteilung des Befallmusters und auch für die Dignitätsbeurteilung von unklaren fokalen Veränderungen in Leber und Lunge allen anderen bildgebenden Verfahren überlegen ist. Insbesondere ist auch die Beurteilung des Lymphknotenstatus ein bedeutsamer prognostischer Parameter. Hier haben die etablierten bildgebenden Verfahren eine unzureichende Sensitivität und Spezifität bezüglich des Nachweises von Metastasen, da die Größe (Hauptkriterium in der Radiologie) der Lymphknoten nur unzureichend mit einem Tumorbefall korreliert.

Therapiemonitoring

Die Indikation einer weiteren Chemotherapie hängt von dem Vorhandensein vitalen Tumorrestgewebes in verbleibendem Narbentumorgewebe ab. Hier kann FDG-PET die Vitalität des Resttumors, das Er-

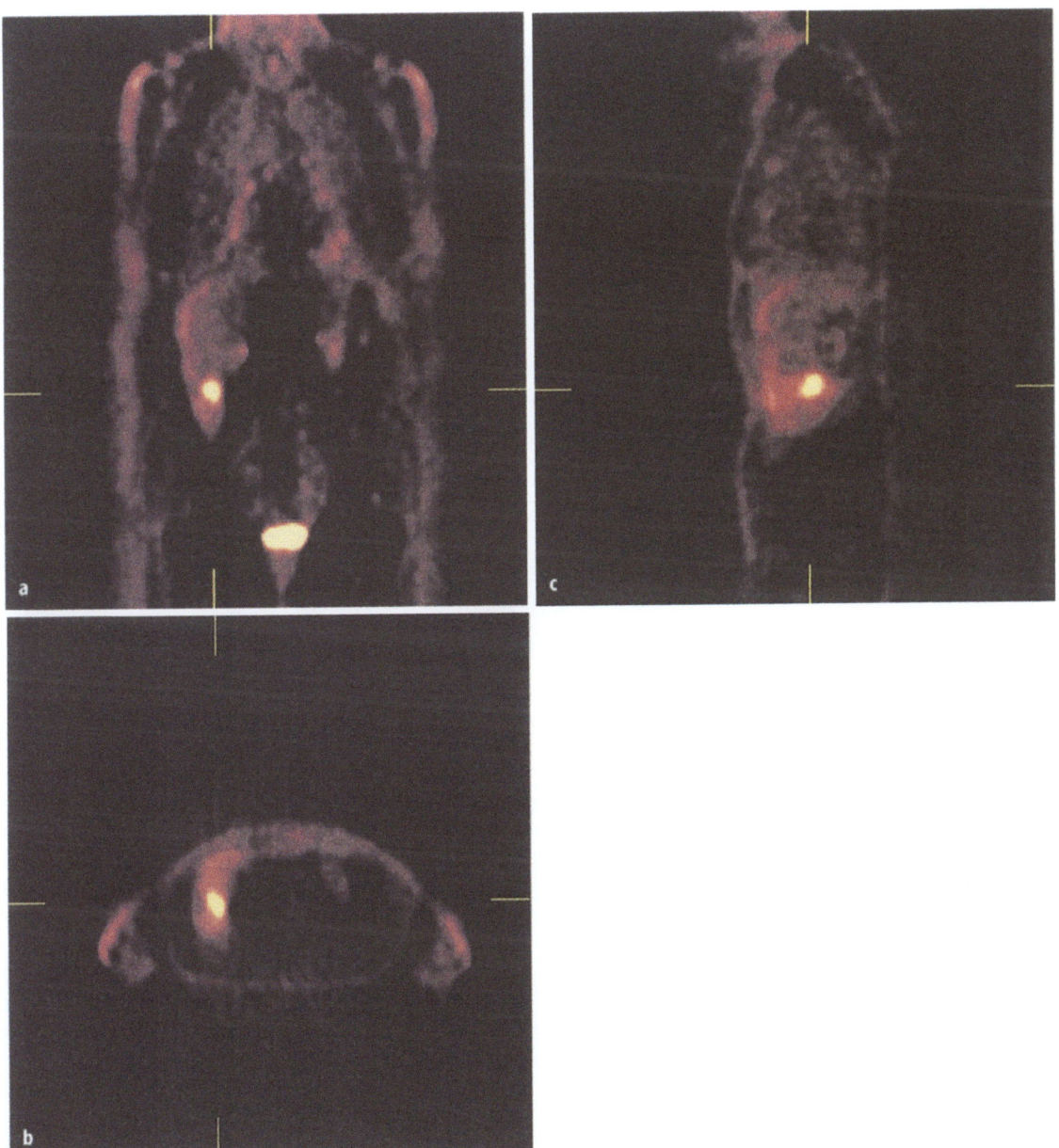

Abb. 5.7.4 a–c. Zustand nach Operation eines Kolonkarzinoms. Singuläre Metastase in der Leber, **a** koronale, **b** transaxiale, **c** sagittale Aufnahme

gebnis vorhergehender therapeutischer Interventionen und auch die Modalitäten von weiteren Behandlungsstrategien beurteilen und beeinflussen. Die internationalen Studien sprechen hier überwiegend für den klinischen Nutzen der Therapiekontrolle (Moser 1997; Ruhlmann et al. 1996, 1997; Strauss et al. 1989; Ito et al. 1992; Schiepers et al. 1995; Pounds et al. 1995; Falk et al. 1994).

Grenzen der Methode

Die PET ist eine funktionelle Untersuchung und enthält nur begrenzt anatomische Informationen, daher wird häufig eine ergänzende Schnitt-Bilduntersuchung erforderlich sein. In der Entwicklung sind Programme, die ein Überlagern der PET-Bilder (Funktion, Metabolismus) und der CT-/MRT-Bilder (Morphologie) routinefest ermöglichen.

Eine Begrenzung der Patientenuntersuchungszahl besteht darin, daß die Untersuchungs- und Bildrekonstruktionszeiten gegenwärtig pro Patient eine Zeitdauer von insgesamt 1,5–2 h benötigen. Hier ist sicherlich durch eine Verbesserung der Aufnahme- und Auswertemöglichkeiten eine Zeitreduktion in naher Zukunft zu erwarten.

Da entzündliche Veränderungen (Makrophagen nehmen ^{18}F-FDG auf) sich bei der PET als positive Befunde darstellen, müssen häufig bei der Beurteilung weitere Informationen (Klinik, schnittbildgebende Verfahren etc.) zusätzlich herangezogen werden, um falsch-positive Ergebnisse zu vermeiden. Durch den Einsatz weiterer Radiopharmaka (beispielsweise Aminosäuren wie ACBC) wird ggf. eine genauere Abgrenzung möglich sein.

Die eigenen Erfahrungen zeigen, daß es in Folge einer Koloskopie bei der Nachsorgeuntersuchung häufiger in Segmenten oder größeren Anteilen des Kolons zu einer erheblichen ^{18}F-FDG-Anreicherung kommen kann, am ehesten im Sinne einer unspezifisch-entzündlichen Reaktion. Daher sollte im Einzelfall der zeitliche Zusammenhang zwischen Koloskopie und PET-Untersuchung sorgfältig berücksichtigt und ggf. die PET zuerst oder aber im Abstand von mindestens 3 Wochen nach der Koloskopie durchgeführt werden; sonst besteht die Gefahr falsch-positiver Befunde.

Literatur

Falk PM, Gupta NC, Thorson AG et al. (1994) Positron emission tomography for preoperative staging of colorectal carcinoma. Dis Colon Rectum 37: 153–156

Gupta NC, Falk PM, Frank AL, Thorson AM, Frick MP, Bowman B (1993) Pre-operative staging of coloretal carcinoma using positron tomography. Nebr Med J 78/2: 30–35

Haberkorn U, Strauss LG, Dimitrakopoulou A (1991). PET Studies of FDG metabolism in patients with recurrent colorectal tumors receiving radiotherapy. J Nucl Med 32: 1485–1490

Ito K, Kato T, Tadokoro M (1992) Recurrent rectal cancer and scar: differentiation with PET and MR imaging. Radiology 182: 549–552

Mayer RJ Tumoren des Dünn- und Dickdarms (1995) In: Schmailzl KJG (Hrsg) Harrisons Innere Medizin Bd 2, 13. Aufl. Blackwell Wiss. Verlag, S 1669–1676

Miraldi F, Vesselle H, Faulhaber PF et al. (1989) Elimination of artifactual accumulation of FDG in PET imaging of colorectal cancer. Clin Nucl Med 23: 3–7

Ruhlmann J, Kozak B, Biersack HJ (1996). Sensitivität des PET beim frühen Nachweis des kolorektalen Karzinoms. Tumor Diagn Ther 17: 93–96

Ruhlmann J, Schomburg A, Bender H, Oehr P et al. (1997) Dis Colon Rectum 40/10: 1195–1204

Schiepers C, Penninckx F, De Vadder N et al. (1995). Contribution of PET in the diagnosis of recurrent colorectal cancer: comparison with conventional imaging. Eur J Surg Oncol 21: 517–522

Strauss LG, Corius JH, Schlag P (1989). Recurrence of colorectal tumors: PET evaluation. Radiology 170: 329–332

Thoeni RF (1997) Colorectal cancer. Radiologic staging. Radiol Clin North Am 35: 457–485

Valk PE, Pounds TR, Tesar RD, Hopkins DM, Haseman MK (1996). Cost-effectiveness of PET imaging in clinical oncology. Nucl Med Biol 23: 737–743

Vitola JV, Delbeke D, Sandler MP et al. (1996). Am J Surg 171: 21–26

5.8
Ovarialkarzinom

M. Zimny, U. Cremerius und U. Büll

5.8.1
Epidemiologie

Das Ovarialkarzinom ist eine der führenden Krebstodesursachen bei Frauen mit Altersgipfeln für Inzidenz und Mortalität bei älteren Patientinnen. Es stellt den größten Anteil der malignen Ovarialtumoren (>90%). Seltenere Malignome sind gemischte Tumoren (Müller-Mischtumor, Karzinosarkom und maligne fibroepitheliale Tumoren), vom Stroma ausgehende Malignome, Keimzell- und sarkomatöse Tumoren. Keimzelltumoren überwiegen allerdings deutlich bei Patientinnen unter 45 Jahren (Yancik 1993).

Der wichtigste Risikofaktor für die Entwicklung eines Ovarialkarzinoms ist das Auftreten von Ovarialkarzinomen bei 2 oder mehr Verwandten ersten Grades. Für ein Vererbungsmuster, bei dem es zum Auftreten von Mammakarzinom und Ovarialkarzinom kommt, fand sich eine Verbindung zu einer Mutation des BRCA1-Genes auf dem Chromosom 17 (Steichen-Gersdorf et al. 1994). Insgesamt stellen die erblichen Formen jedoch nur einen Anteil von 5–10%. Ein erhöhtes Risiko spontaner Formen findet sich bei später Geburt des ersten Kindes oder Nullipara; ein vermindertes Risiko bei früher Geburt des ersten Kindes und der Einnahme oraler Kontrazeptiva (Cannistra 1993).

5.8.2
Pathophysiologie und Tumorausbreitung

Das Ovarialkarzinom geht vom Oberflächenepithel (Keimepithel) aus und breitet sich lokal in benachbarte Strukturen wie Tube, Uterus und kontralaterales Ovar aus. Die Beckenwand, die Blase, das Rektum sowie der Douglas-Raum können sowohl per continuitatem als auch durch Abtropfmetastasen involviert sein. Eine Exfoliation von Tumorzellen in die Peritonealhöhle tritt auf, wenn der Tumor die Kapsel des Ovars durchdringt. Über die Peritonealflüssigkeit können die Tumorzellen dann im Bauchraum verteilt werden und zu Absiedlungen insbesondere in den parakolischen Rinnen, an den Zwerchfellkuppeln und im Netz führen. Durch Lymphgefäße im Diaphragma können Tumorzellen die Oberfläche der Pleura erreichen und einen malignen Pleuraerguß hervorrufen. Ein weiterer Ausbreitungsweg betrifft die Lymphbahnen. In Abhängigkeit vom Tumorstadium kommt es bei bis zu 75% der Patientinnen zu Metastasen der pelvinen und paraaortalen Lymphknoten (Burghardt et al. 1991); auch inguinale Lymphknoten können befallen sein. Eine hämatogene Aussaat ist möglich, aber selten (Hoskins 1993). Ein weiteres Merkmal des Ovarialkarzinoms ist die Aszitesbildung, wobei die Genese unklar ist.

5.8.3
Histologie

Histologisch unterscheidet man das am häufigsten vorliegende serös-papilläre Ovarialkarzinom, das in etwa 50% beide Ovarien betrifft, das häufig mit normalem Serumspiegel des Tumormarkers CA 125 einhergehende muzinöse Ovarialkarzinom ausgehend vom endometrioiden Karzinom und vom Klarzellkarzinom. Letztgenanntes weist in allen Stadien die schlechteste Prognose auf (Cannistra 1993). Die histologische Vielfalt erklärt sich dadurch, daß die epithelialen Tumoren alle Differenzierungsrichtungen des Müller-Epithels nachahmen können. Für alle Differenzierungsrichtungen finden sich neben den malignen auch benige Tumoren (z. B. seröses Zystadenom) sowie eine Zwischengruppe mit niedriger maligner Potenz (sog. Borderline-Tumoren).

5.8.4
Tumorstadien

Die Stadieneinteilung erfolgt nach der TNM-Klassifizierung und nach der FIGO-Einteilung (Sobin u. Wittekind 1997). T1 bzw. FIGO I definiert auf die Ovarien beschränkte Karzinome, T2/FIGO II ein- oder beidseitige Karzinome mit Tumorausbreitung im Becken, T3/FIGO III eine peritoneale Metastasierung und T4/FIGO IV distante Metastasen. Lymphknotenmetastasen bedingen Tx N1/FIGO III. Metastasen der Leberkapsel werden als T3/FIGO III klassifiziert, während intrahepatische Metastasen dem Stadium T4 bzw. FIGO IV zugeordnet werden. In jedem Stadium sind zusätzlich noch Untergruppen definiert, die die regionale Ausbreitung sowie den zytologischen Nachweis von Tumorzellen bei einer peritonealen Lavage und die Größe peritonealer Metastasen einbeziehen. Das Tumorstadium ist ein entscheidender Prognosefaktor. So sinkt mit zunehmendem Tumorstadium der Anteil von über 90% krankheitsfreiem Verlauf über 5 Jahre im Stadium I ohne Peritonealkarzinose auf weniger als 10% in den Stadien III und IV (Cannistra 1993). Festgelegt wird das Tumorstadium in erster Linie intraoperativ. Gerade bei frühen Stadien ist zum korrekten Staging ein ausgedehntes operatives Vorgehen erforderlich. Dies sollte in der Regel eine beidseitige Adnektomie und eine Hysterektomie beinhalten. Darüber hinaus sind multiple Biopsien im Bereich des Beckens und des Abdomens bis subdiaphragmal und ein Lymphknotensampling der pelvinen und paraaortalen Lymphknotengruppen erforderlich (Hoskins 1993).

5.8.5
Therapie

Das Tumorstadium ist ausschlaggebend für die Therapie. Während im Stadium I ein ausschließlich operatives Vorgehen vertretbar ist, erfordern fortgeschrittene Tumorstadien ein ausgedehntes zytoreduktives operatives Vorgehen mit Tumordebulking und eine Chemotherapie. Das operative Vorgehen richtet sich dabei nach der Tumorausbreitung auf andere Organe. Häufig ist eine Netzresektion erforderlich, gelegentlich auch die Resektion von Darmabschnitten (Hoskins 1993).

Bei der Chemotherapie kommen in der Regel Kombinationen aus den Platinderivaten Cisplatin oder Carboplatin und Cyclophosphamid oder neuerdings auch Taxol zum Einsatz (Cannistra 1993).

5.8.6
Diagnostik

Da das Ovarialkarzinom in den Frühstadien in der Regel nur unspezifische Symptome aufweist, erfolgt die Diagnose meist in fortgeschrittenen Tumorstadien (Soper 1996). Trotz vielversprechender Ergebnisse einzelner Studien zum Screening mittels transvaginalem Ultraschall (DePriest et al. 1997) ist derzeit ein etabliertes Screeningverfahren zur Früherkennung von Ovarialkarzinomen nicht verfügbar (Karlan u. Platt 1995). Auch wenn der Tumormarker CA 125 bei der Mehrzahl der Patienten mit fortgeschrittenen Tumorstadien erhöht ist, ist er als Screeningverfahren nicht geeignet, da der Marker insbesondere bei prämenopausalen Frauen auch bei manchen benignen Veränderungen wie z. B. Ovarialzysten erhöht sein kann (Brooks 1994), dagegen insbesondere beim muzinösen Ovarialkarzinom im Richtbereich liegen kann (Cannistra 1993).

Während eine Raumforderung der Ovarien meist durch die gynäkologische Untersuchung nachgewiesen wird, sollen bildgebende Verfahren eine Beurteilung der Dignität und der Tumorausbreitung ermöglichen. An bildgebenden Verfahren stehen hier neben transabdominellen und transvaginalen sonographischen Verfahren CT, MRT sowie Immunszintigraphie und in neuester Zeit die PET zur Verfügung.

Während einzelne Arbeitsgruppen für die transvaginale Farbdopplersonographie eine recht hohe diagnostische Sicherheit von etwa 90% für die Differenzierung benigner und maligner Ovarialprozesse angeben (Chou et al. z), kommt ein Übersichtsartikel von Tekay u. Jouppila (1996) zu dem Schluß, daß die meist verwendeten Pulsations- und Widerstandsindizes keine sichere Dignitätsaussage erlauben.

CT und MRT sind wenig zuverlässig in der Beurteilung der Tumorausbreitung, da Lymphknotenmetastasen und kleinere peritoneale Implantate übersehen werden können (Forstner et al. 1995).

Die Immunszintigraphie als vermeintlich spezifischstes bildgebendes Verfahren konnte sich bisher als Routinemethode nicht durchsetzen. In einer Multizenterstudie bei 103 Patienten zeigte die Immunszintigraphie mit ^{111}In-Cyt-103, einem gegen das tumorassoziierte Antigen TAG72 gerichteten Antikörper, zwar eine etwas höhere Sensitivität gegenüber der CT bei allerdings schlechterer Spezifität (69 vs. 44% bzw. 57 vs. 79%) (Krag 1993).

Vor allem durch Verfügbarkeit von 18-FDG in Verbindung mit ganzkörperfähigen Tomographen steht mit der sog. Onko-PET ein zusätzliches nuklearmedizinisches Ortungs- und Meßverfahren zur Verfügung. Über die Möglichkeiten dieser Methode bei der Diagnostik des Ovarialkarzinoms existieren derzeit allerdings nur wenige Studien. Auch der Einsatz von C11-Methionin ist möglich (Lapela et al. 1995). Zunächst wurde eine Anreicherung von 18-FDG in Ovarialkarzinomzellen im Tiermodell nachgewiesen (Wahl et al. 1991). Erste vielversprechende Ergebnisse bei Patientinnen wurden von Hübner et al. (1993) vorgestellt. Die bisher veröffentlichten Studien untersuchten insbesondere die Wertigkeit der PET zur Differentialdiagnostik primärer Ovarialtumoren sowie zur Detektion von Lokalrezidiven (Hübner et al. 1993; Karlan et al. 1993; Casey et al. 1994; Römer et al. 1997; Zimny et al. 1997a), während für die Ausbreitungsdiagnostik bisher nur wenige Daten vorliegen (Zimny et al. 1997b).

5.8.7
Positronenemissionstomographie

Durchführung

Die Untersuchung erfolgt als Ganz- oder Teilkörper-PET. Das Untersuchungsfeld sollte aufgrund der Ausbreitungscharakteristika zumindest von der Leberkuppe bis in die Inguinalregion reichen. Da aber prinzipiell auch Absiedlungen außerhalb dieses Untersuchungsfeldes möglich sind und unter Berücksichtigung der hereditären Form mit gleichzeitigem Vorliegen eines Mammakarzinoms, empfiehlt sich die Untersuchung in Ganzkörpertechnik. Ob eine Transmissionsmessung zur Schwächungskorrektur erforderlich ist, ist derzeit nicht belegt, sie wurde aber in der Mehrzahl der bisher veröffentlichten Studien durchgeführt. Bei der Patientenvorbereitung ist wie bei allen onkologischen PET-Untersuchungen eine Nahrungskarenz von mindestens 6 h anzustreben. Zur besseren Beurteilung des kleinen Beckens ist für die Dauer der Emissionsmessung eine Katheterisierung der Blase sinnvoll. Zusätzlich sollte zur Senkung der Radioaktivitätskonzentration in den Nieren und den ableitenden Harnwegen eine Spülinfusion mit z. B. 500 ml Ringerlösung und 20 mg Furosemid erfolgen. Wir beginnen mit der Emissionsmessung in 2D-Technik etwa eine Stunde nach der Gabe von 200–300 MBq 18FDG. Je nach Körpergröße der Patientin resultiert einschließlich „klassischer" Transmissionsmessung mit Germaniumquellen ohne Segmentierung eine Untersuchungszeit von 2–3 h. Aufgrund der besseren Bildgüte empfehlen wir eine iterative Rekonstruktion der Bilddaten und eine Dokumentation in mindestens 2 orthogonalen Schnittebenen.

Befunde

Den klassischen Befund eines ausgedehnten Ovarialkarzinoms zeigt Abb. 5.8.1. Meist findet sich ein Mischbild von Arealen mit hohem Glukoseverbrauch und fehlendem Glukosestoffwechsel entsprechend soliden und zystischen Tumoranteilen. Aufgrund der Größe der Tumoren ist eine Seitenzuordnung des Befundes meist nicht möglich. Rezidive des kleinen Beckens finden sich meist im Douglas-Raum, im Bereich des Blasenperitoneums und der Beckenwand. Bei der Befundung sollte neben der Beurteilung des Primärtumors/Rezidivs Stellung zu einer eventuellen Peritoneal- und/oder Lymphknotenmetastasierung genommen werden. Eine peritoneale Aussaat imponiert meist als fokale Herde, die sich im Abdomen bauchwandnah und im Douglas-Raum finden sowie als flächige Regionen mit gesteigertem Zuckerstoffwechsel auf der Leberoberfläche und in den parakolischen Rinnen (Abb. 5.8.2). Lymphknotenmetastasen stellen sich als fokale und teilweise konfluierende Herdbefunde entlang der Iliakalgefäße, beidseits paravertebral und seltener auch inguinal dar (Abb. 5.8.3).

Probleme

Bei der Befundung sind einige Fehlermöglichkeiten zu beachten. Tumoren mit niedriger maligner Potenz und hochdifferenzierte Ovarialkarzinome zei-

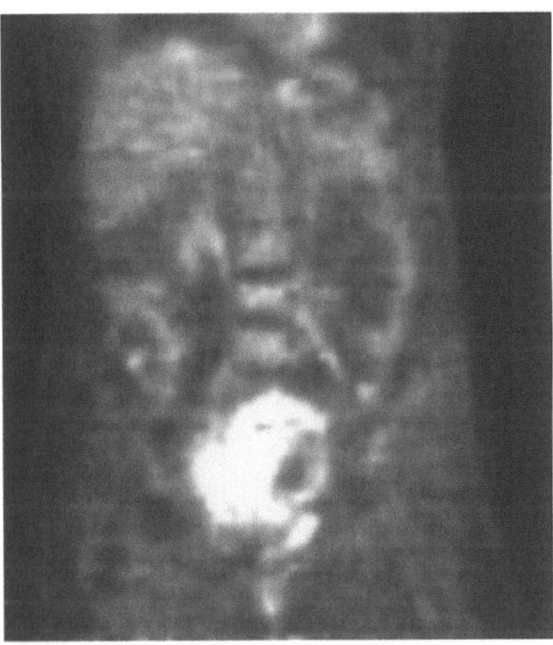

Abb. 5.8.1. FIGO IIIc: 60jährige Patientin mit serös/muzinösem Ovarialkarzinom

gen oft nur einen geringfügig gesteigerten Glukoseverbrauch. Daneben gibt es einige benigne Veränderungen, die einen erhöhten Glukosemetabolismus aufweisen können. In erster Linie sind hier entzündliche Veränderungen wie Tuboovarialabszesse zu nennen, außerdem aber auch Corpus-luteum-Zysten, eingeblutete Follikelzysten, Endometriose und Endosalpingiose.

Bei der Beurteilung der Tumorausbreitung muß eine peritoneale Aussaat von „unspezifischer" 18-FDG-Anreicherung in Projektion auf Darmstrukturen abgegrenzt werden (Bischof-Delaloye u. Wahl 1995). Unserer Erfahrung nach gelingt dies, wenn man die Konfiguration der Befunde innerhalb der orthogonalen Schnittebenen in dreidimensionaler Betrachtung zugrunde legt. Langstreckige Herde im Bereich des Kolonrahmens sowie im kleinen Becken sprechen dabei in der Regel gegen eine Peritonealmetastasierung. Neuerdings wird zur Reduktion der Radioaktivitätsanreicherung im Darm eine Vorbereitung der Patienten mit isoosmotischen Lösungen wie zur Koloskopie empfohlen (Miraldi et al. 1998).

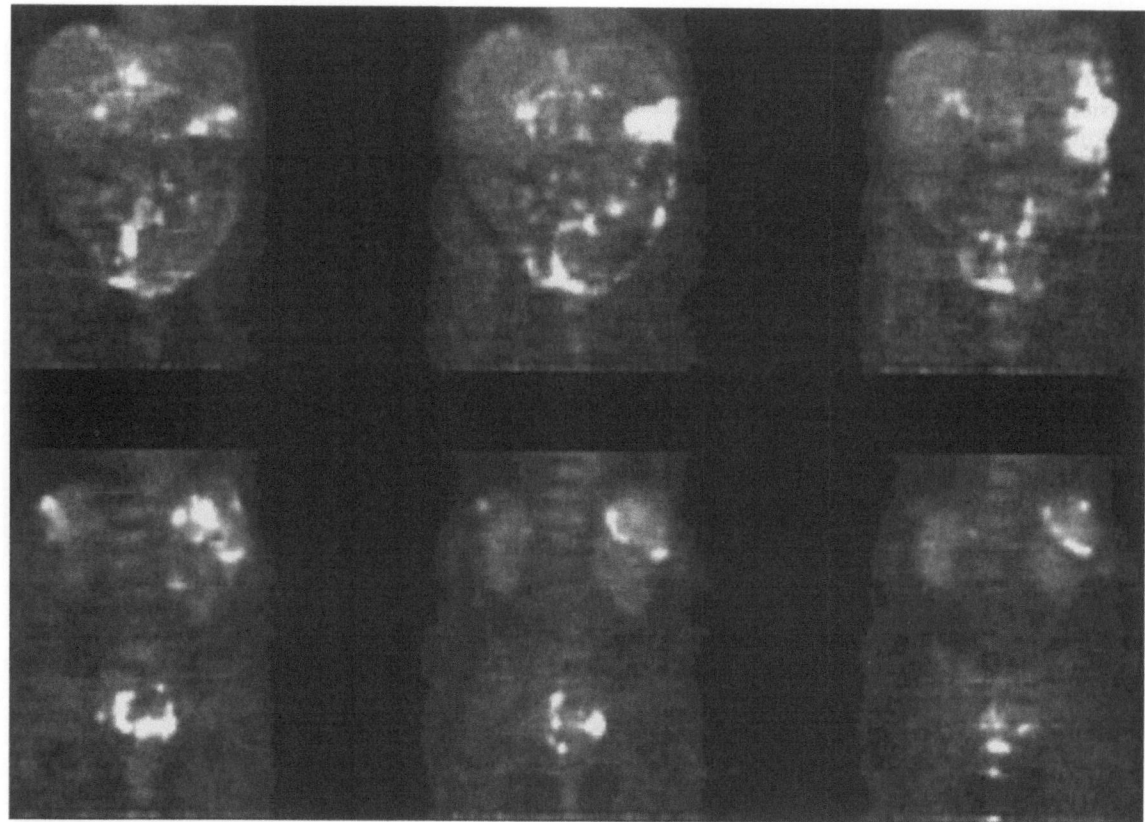

Abb. 5.8.2. 70jährige Patientin mit Ovarialkarzinom FIGO IIIc; ausgedehnte Peritonealkarzinose

Die PET findet ihre Grenzen beim Nachweis einer kleinknotigen oder gar mikroskopischen Aussaat ebenso wie bei der Detektion mikroskopisch befallener Lymphknoten.

5.8.8
Ergebnisse

In unserem Patientengut (Zimny et al. 1997a,b; s. Tabellen 5.8.1 und 5.8.2) errechnen sich eine Sensitivität, Spezifität und diagnostische Genauigkeit von 88, 80 und 85% für die Primärtumordiagnostik bzw. von 72, 93 und 81% bei der Beurteilung einer Peritonealmetastasierung und von 50, 95 und 80% beim Lymphknotenstaging. Bisher wurden alle Lokalrezidive erkannt.

Vergleichbare Ergebnisse finden sich bei Hübner (1993) (Sensitivität 93, Spezifität 82%) für die Primärdiagnostik. Die Ergebnisse von Römer et al. (1997) zeigen bei einer Sensitivität von 83% eine deutlich niedrigere Spezifität von lediglich 54%, zurückzuführen auf einen hohen Anteil von entzündlichen Prozessen im Patientengut.

Ein direkter Vergleich von PET und anderen bildgebenden Verfahren in der Primärdiagnostik existiert z. Z. nur für die CT (Hübner et al. 1993). Bei vergleichbarer Sensitivität von etwa 80% zeigte sich hier eine höhere Spezifität für die PET (80 vs. 53% für die CT). Die Angaben in der Literatur für CT, MRT, Immunszintigraphie und transvaginalen Ultraschall erlauben aufgrund der sehr heterogenen Untersuchungsergebnisse keinen abschließenden Vergleich (Tabelle 5.8.1). Noch schwieriger gestaltet sich ein Vergleich bezüglich einer Peritonealkarzinose. Beispielsweise finden sich hier für die Immunszintigraphie eine Sensitivität zwischen 53 und 100% und für die Spezifität gar zwischen 17 und 100% (Tabelle 5.8.2). Die divergierenden Ergeb-

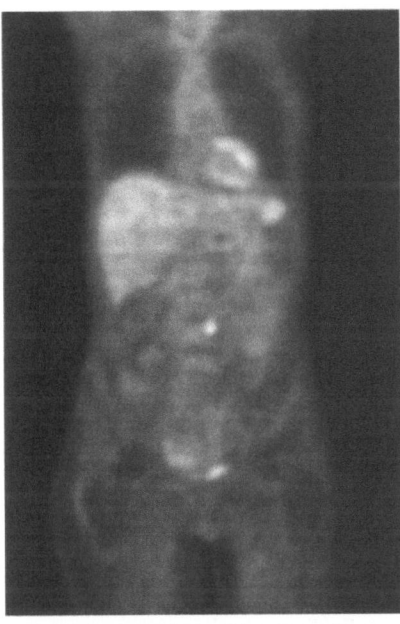

Abb. 5.8.3. 57jährige Patientin mit paraortaler Lymphknotenmetastase 2 Jahre nach zytoreduktiver Operation und 6 Zyklen Chemotherapie mit Carboplatin und Taxol bei Ovarialkarzinom (FIGO IV)

nisse der einzelnen Modalitäten sind in erster Linie auf kleine, unterschiedlich selektionierte Patientenkollektive zurückzuführen. Hier können nur Ver-

Tabelle 5.8.1. Vergleich verschiedener Verfahren in der Primär- und Rezidivdiagnostik eines Ovarialkarzinoms. (*RIS* Radioimmunszintigraphie, *TV-US* transvaginaler Utraschall)

	Sensitivität [%]	Spezifität [%]	Literatur
CT	80–88	53–96	Buy et al. (1991) Ghossain et al. (1991) Tibben et al. (1992)
MRT	67–85	37–97	Buist et al. (1994) Ghossain et al. (1991) Hata et al. (1992)
TV-US	81–94	53–92	Chou et al. (z) Tekay u. Jouppila (1996) Hata et al. (1992)
RIS	69–90	25–>90	Krag (1993) Granowska et al. (1991) Tibben et al. (1992)
PET	83–93	54–82	Hübner et al. (1993) Römer et al. (1997) Zimny et al. (1997a)

Tabelle 5.8.2. Vergleich verschiedener Verfahren zur Detektion einer Peritonealkarzinose beim Ovarialkarzinom. (*RIS* Radioimmunszintigraphie, *TV-US* transvaginaler Ultraschall)

	Sensitivität [%]	Spezifität [%]	Literatur
CT	16–66	67–88	Forstner et al. (1995) Method et al. (1996) Giunta et al. (1994)
MRT	81	88	Forstner et al. (1995)
RIS	53–100	17–100	Method et al. (1996) Carrasquillo et al. (1988) Barzen et al. (1990)
PET	72	93	Zimny et al. (1997a)

gleichsstudien an größeren Patientengruppen Klarheit schaffen.

Eine direkte Gegenüberstellung von PET und Immunszintigraphie ist unseres Wissens bisher nicht erfolgt. Unter Berücksichtigung der höheren Ortsauflösung der PET, des besseren Bildkontrastes in der Leber- und Nierenregion und der fehlenden Induktion von humanen Anti-Maus-Antikörpern, die Verlaufsmessungen mittels Immunszintigraphie unmöglich machen, sollte die PET der Immunszintigraphie überlegen sein. Insbesondere da gezeigt werden konnte (Method et al. 1996), daß auch die „spezifischere" Immunszintigraphie Probleme in der Differenzierung von entzündlichen Veränderungen und malignen Prozessen hat.

Zusammenfassend ergeben sich vor allem durch die Möglichkeit der Ganzkörperuntersuchung für die PET Vorteile gegenüber etablierten Verfahren. Allerdings stößt auch dieses Verfahren bei der Beurteilung einer „minimal disease" an seine Grenzen. Wir sehen die Zukunft des Verfahrens in erster Linie nicht in der Primärdiagnostik eines Ovarialtumors, sondern in der Therapiekontrolle und in der frühen Rezidivdiagnostik bei Tumormarkeranstieg.

Literatur

Barzen G, Cordes M, Langer M, Friedmann W, Mayr AC, Felix R (1990) Wertigkeit der Radioimmunszintigraphie im Vergleich zur CT in der Diagnostik und Verlaufskontrolle des primären Ovarialkarzinoms. Fortschr Röntgenstr 153: 85–91

Bischof-Delaloyle A, Wahl R (1995) How high a level of FDG abdominal activity is considered normal? J Nucl Med 36: 106 (abstr)

Brooks SE (1994) Preoperative evaluation of patients with suspected ovarian cancer. Gynecol Oncol 55: 80–90

Buist MR, Golding RP, Burger CW et al. (1994) Comparative evaluation of diagnositc modalities in ovarian carcinoma with emphasis on CT and MR. Gynecol Oncol 52: 191-198

Burghardt E, Girardi F, Lahousen M et al. (1991) Patterns of pelvic and paraaortic lymphnode involvement in ovarian cancer. Gynecol Oncol 40: 103-106

Buy JN, Ghossain MA, Sciot C et al. (1991) Epithelial tumors of the ovary: CT findings and correlation with US. Radiology 178: 811-818

Cannistra SA (1993) Cancer of the ovary. N Engl J Med 329: 1550-1559

Carrasquillo JA, Sugarbaker P, Colcher D et al. (1988) Peritoneal carcinomatosis: imaging with intraperitoneal injection of I-131-labeled B72.3 monoclonal antibody. Radiology 167: 35-40

Casey MJ, Gupta NC, Muths CK (1994) Experience with positron emission tomography (PET) scans in patients with ovarian cancer. Gynecol Oncol 53: 331-338

Chou C, Chang C, Yao B, Kuo H (z) Color Doppler ultrasonography and serum Ca 125 in the differentiation of benign and malignant ovarian tumors. J Clin Ultrasound 22: 491-496

DePriest PD, Gallion HH, Pavlik EJ, Kryscio RJ, Nagell JR (1997) Transvaginal sonography as a screening method for the detection of early ovarian cancer. Gynecol Oncol 65: 408-414

Forstner R, HricakH, Icchipinti KA, Powell CB, Frankel SD, Stern JL (1995) Ovarian cancer: staging with CT and MR imaging. Radiology 197: 619-626

Ghossain MA, Buy JN, Lignères C et al. (1991) Epithelial tumors of the ovary: comparison of MR and CT findings. Radiology 181: 863-870

Giunta S, Venturo I, Mottolese M et al. (1994) Noninvasive monitoring of ovarian cancer: improved results using CT with intraperitoneal contrast combined with immunocytology. Gynecol Oncol 53: 103-108

Granowska M, Mather SJ, Britton KE (1991) Diagnostiv evaluation on 111In and 99mTc radiolabelled monoclonal antibodies in ovarian and colorectal cancer: correlations with surgery. Nucl Med Biol 18: 413-424

Hata K, Hata T, Manabe A, Sugimura K, Kitao M (1992) A critical evaluation of transvaginal Doppler studies, transvaginal sonography, magnetic resonance imaging, and CA 125 in detecting ovarian cancer. Obstet Gynecol 80: 922-926

Hoskins WJ (1993) Surgical staging and cytoreductive surgery of epithelial ovarain cancer. Cancer 71 [Suppl]: 1534-1540

Hübner KF, McDonald TW, Niethammer JG, Smith GT, Gould HR, Buonocore E (1993) Assessment of primary and metastatic ovarian cancer by positron emission tomographie (PET) using 2-[18-F]deoxyglucose (2-[18F]FDG). Gynecol Oncol 51: 192-204

Karlan BY, Hoh C, Tse N, Futoran R, Hawkins R, Glaspy J (1993) Whole-body positron emission tomography with (fluorine-18)-2-deoxyglucose can detect metastatic carcinoma of the fallopian tube. Gynecol Oncol 49: 383-388

Karlan BY, Platt LD (1995) Ovarian cancer screening. The role of ultrasound in early detection. Cancer 76: 2011-2015

Krag DN (1993) Clinical utility of immunoscintigraphy in managing ovarian cancer. J Nucl Med 34: 545-548

Lapela M, Leskinen-Kallio S, Varpula M et al. (1995) Metabolic imaging of ovarian tumors with carbon-11-methionine: a PET study. J Nucl Med 36: 2196-2200

Method MW, Serafini AN, Averette HE, Rodriguez M, Penalver MA, Sevin BU (1996) The role of radioimmunscintigraphy and computed tomography scan prior to reassessment laparotomy of patients with ovarian carcinoma. Cancer 77: 2286-2293

Miraldi F, Vesselle H, Faulhaber PF, Adler LP, Leisure GP (1998) Elimination of artifactual accumulation of FDG in PET imaging of colorectal Cancer. Clin Nucl Med 23: 3-7

Römer W, Avril N, Dose J et al. (1997) Metabolische Charakterisierung von Ovarialtumoren mit der Positronen-Emissions-Tomographie und F-18-Fluordeoxyglukose. Fortschr Röntgenstr 166: 62-68

Sobin LH, Wittekind CH (1997) TNM classification of malignant tumours. Wiley-Liss, New York, pp 152-156

Soper JT (1996) Malignancies of the ovary and Fallopian tube. In: Sevin BU (ed) Multimodality therapy in gynecologic oncology. Thieme, Stuttgart New York pp 135-190

Steichen-Gersdorf E, Gallion HH, Ford D et al. (1994) Familial site-specific ovarian cancer is linked to BRCA1 on 17q12-21. Am J Hum Genet 55: 870-875

Tekay A, Jouppila P (1996) Controversies in assessment of ovarian tumors with transvaginal color Doppler ultrasound. Acta Obstet Gynecol Scand 75: 316-329

Tibben JG, Massuger LF, Claessens RA et al. (1992) Tumour detection and localization using 99Tcm-labelled OV-TL 3 Fab' in patients suspected of ovarian cancer. Nucl Med Commun 13: 885-893

Wahl RL, Hutchins GD, Buchsbaum DJ, Liebert M, Grossmann HB, Fisher S (1991) 18F-2-Deoxy-2-Fluoro-D-Glucose uptake into human tumor xenografts. Cancer 67: 1544-1550

Yancik R (1993) Ovarian cancer: age contrasts in incidence, histology, disease stage at diagnosis, and mortality. Cancer 71: 517-523

Zimny M, Schröder W, Wolters S, Cremerius U, Rath W, Büll U (1997a) 18F-Fluordeoxyglukose PET beim Ovarialkarzinom: Methodik und erste Ergebnisse. Nuklearmedizin 36: 228-233

Zimny M, Schröder W, Wolters S, Cremerius U, Rath W, Büll U (1997b) F-18-FDG-PET to diagnose and to stage ovarian cancer: preliminary results. Eur J Nucl Med 24: 924 (abstr)

5.9
Hodentumoren

U. Cremerius, M. Zimny und U. Buell

5.9.1
Klinische Grundlagen und gegenwärtige Therapie

Im internationalen Vergleich gehört Deutschland zu den Ländern mit der höchsten Neuerkrankungsrate an Hodentumoren (Inzidenz 6,5/100.000 Männer), jährlich wird mit etwa 2600 Neuerkrankungen gerechnet. Unter den malignen Erkrankungen 20- bis 40jähriger Männer liegt der Hodentumor mit etwa 40% an erster Stelle (Schöffski et al. 1991). Der Altersgipfel liegt für Seminome bei 37 Jahren, für Nichtseminome bei 28 Jahren; 70% der Hodentumorpatienten erkranken zwischen dem 20. und 40. Lebensjahr. Im Hinblick auf Risikofaktoren wird eine genetische Disposition diskutiert. Familiäre Häufung sowie ein deutlich erhöhtes Risiko nach Maldescensus testis (auch kontralateral) deuten auf eine primäre Keimgewebsdysgenesie hin (Dieckmann et al. 1986).

Das Staging nach histologischer Diagnosesicherung durch Ablatio testis des befallenen Hodens soll die makroskopische und möglichst auch mikroskopische Ausdehnung der Krebserkrankung in Primärtumor, Lymphknoten und übrigen Organen zum Zeitpunkt der Diagnosestellung erfassen. Dies erlaubt eine Einschätzung der Prognose und ermöglicht eine optimale Therapieplanung.

Etwa 40% der Hodentumoren (30% der Seminome und 70% der Nichtseminome) sind zum Diagnosezeitpunkt bereits metastasiert. Primärer und häufigster Metastasierungsort von Hodentumoren sind die paraaortalen Lymphknoten; sie sind in etwa 40% der Nichtseminome und etwa 22% der Seminome befallen, an zweiter Stelle in der Häufigkeit folgen bei Nichtseminomen der Befall der Lunge in etwa 15% und bei Seminomen iliakale und inguinale Lymphknotenmetastasen (Schultz et al. 1984; Boring et al. 1993).

Durch eine moderne Therapie können heute Heilungen auch bei metastasierten Tumoren in 80-90% der Fälle erzielt werden (Garnick 1994). Dies wurde ermöglicht durch den kombinierten Einsatz von operativen Verfahren (insbesondere der retroperitonealen Lymphadenektomie = RLA), perkutaner Strahlentherapie und Polychemotherapie. Die Polychemotherapie erfolgt meist mit den Substanzen Cisplatin, Etoposid und Bleomycin (PEB-Schema). Seminome sind sehr strahlensensibel, deshalb ist die perkutane Bestrahlung der infradiaphragmalen Lymphknotenstationen heute die Standardtherapie bei Seminomen der klinischen Stadien I (auf den Hoden beschränkt) und IIA/B (Befall retroperitonealer Lymphknoten bis 5 cm Durchmesser). Die Rezidivrate beträgt bei diesem Vorgehen im klinischen Stadium I unter 3% (Wannenmacher et al. 1988). Die Mehrzahl der Rezidive nach einer Strahlentherapie können durch eine Polychemotherapie geheilt werden (Zagars 1991). Im Rahmen von randomisierten Studien wird z. Z. im Stadium IA die Gabe von 2 Kursen Carboplatin als Monotherapie vs. Radiatio überprüft. Ab Stadium IIB wird primär die Chemotherapie eingesetzt. Nichtseminome sind deutlich weniger strahlensensibel, weshalb hier die Chemotherapie die wichtigste Therapieform darstellt. Aufgrund der höheren Nebenwirkungsrate und Toxizität wird diese jedoch meist nur bei nachgewiesener Metastasierung durchgeführt. Deshalb ist bei Nichtseminomen die korrekte Erfassung des Tumorstadiums von noch größerer Bedeutung als bei Seminomen. Die Notwendigkeit einer retroperitonealen Lymphadenektomie (RLA) hierzu im Stadium I wird derzeit diskutiert (Donohue et al. 1993). Alternative Konzepte im klinischen Stadium I bei Nichtseminomen umfassen die engmaschige Nachsorge mit Einsatz der Polychemotherapie nur bei nachgewiesenem Rezidiv (Surveillance- oder „wait-and-see-Strategie"), sowie die primäre Gabe von 2 Zyklen Polychemotherapie (Read et al. 1992).

Ein übliches Schema zum nichtinvasiven Staging nach Ablatio testis besteht aus körperlicher Untersuchung, CT des Abdomens und des Thorax und Bestimmung der Tumormarker AFP (Alpha-Fetoprotein), hCG (humanes Choriongonadotropin) und LDH (Laktatdehydrogenase). Die Erfassung tumorbefallener paraaortaler Lymphknoten mit der abdominellen Röntgen-Computer-Tomographie (CT) ist jedoch problematisch. Hauptkriterium in der CT ist die Lymphknotengröße. Abhängig von dem gewählten Größenkriterium sind sowohl falsch-negative als auch falsch-positive Befunde häufig. Wurden Lymphknoten über 1,5 cm als metastasensuspekt betrachtet, ergaben sich eine Sensitivität von 58% und eine Spezifität von 76%; wurde als Metastasenkriterium eine Größe über 1 cm gewählt, betrugen Sensitivität 73% und Spezifität 60% (Stomper et al. 1987). Selbst bei kombiniertem Einsatz von CT, Sonographie, Tumormarkern und bipedaler Lymphographie werden retroperitoneale Lymphknotenmetastasen in 17-38% der Fälle nicht durch die nichtinvasive Diagnostik erfasst (Seppelt 1988; Klepp et al. 1990). Es wurde deshalb nach weiteren prognostischen Faktoren zur Vorhersage der Metastasierungswahrscheinlichkeit insbesondere bei Patienten im Stadium I gesucht. Als wichtigste in der derzeitigen Routinediagnostik erhobene Faktoren erwiesen sich die Infiltrationstiefe bzw. das T-Stadium in der TNM-Klassifikation (UICC 1978). Für das Stadium T1 wurde eine Progressionsrate von 29 gegenüber 58% in den Stadien T2-4 beschrieben (Klepp et al. 1990); andere Autoren betrachten ein Stadium pT >2 als zusätzlichen Risikofaktor (Fung et al. 1988). Eine univariate Analyse ergab folgende am Primärtumor erhobene Faktoren als relevant zur Vorhersage einer Metastasierung: Gefäßinvasion, embryonal-karzinomatöse Anteile, Lymphgefäßinvasion und Tunikainvasion (Moul et al. 1994). Als ungünstiger Prognosefaktor gilt das Vorhandensein undifferenzierter Tumoranteile (Freedman et al. 1987).

Die Unsicherheit der nichtinvasiven Diagnostik begründet die Durchführung einer retroperitonealen Lymphadenektomie (RLA) bei allen Nichtseminomen im klinischen Stadium I. Diese dient in erster Linie als diagnostische Maßnahme. Von ihrem Ergebnis hängt die Indikation zur Polychemotherapie ab. Für die RLA wird eine Mortalität von 1% und eine Komplikationsrate von etwa 10% angegeben. Deshalb werden z. Z. 2 weitere Strategien diskutiert und in Studien bei Patienten im klinischen Stadium I überprüft: zum einen die primäre Gabe von 2 Zyklen (adjuvanter) Chemotherapie bei allen Patienten, zum anderen die Wait-and-see- oder Surveillancestrategie (Donohue et al. 1993).

Bei der Wait-and-see-Strategie ist in 25–30% der Fälle mit einem Tumorrezidiv zu rechnen, von den Metastasen sind dann etwa 50% im Retroperitoneum, 30% in der Lunge und 5% in mediastinalen Lymphknoten lokalisiert (Peckham et al. 1988; Mead et al. 1992). Dies bedeutet, daß bei systematischer Durchführung der Chemotherapie bei allen Patienten im Stadium I in etwa 70% der Fälle eine vermeidbare Toxizität in Kauf genommen wird. Bei Polychemotherapie nach klinischer Erfassung des Tumorrezidivs im Rahmen der Surveillancestrategie, üblicherweise innerhalb des ersten Jahres der Beobachtung, wurde über Fünfjahresüberlebensraten von 98% berichtet (Mead et al. 1992). Auch bei negativem Tumornachweis durch die RLA (pathologisches Stadium I) weisen bis zu 15% der Patienten im weiteren Verlauf Tumorrezidive auf; diese sind zu 70% pulmonal zu finden (Donohue et al. 1993).

Ein weiteres diagnostisches Problem stellen Residualbefunde in der CT nach Chemotherapie von Hodentumormetastasen dar, die bei 15–75% der Patienten auftreten. Bei der üblicherweise in dieser Situation durchgeführten chirurgischen Abklärung werden in 40–50% der Fälle reine Nekrosen bzw. Fibrosen gefunden, in 12–40% differenzierte Teratome (d. h. differenzierte Tumoranteile verbleiben nach erfolgreicher Chemotherapie der undifferenzierte Tumoranteile) und in 20–40% verbliebene undifferenzierte Hodentumoren (Garnick 1994; Otto et al. 1993). Obwohl auch reife Teratome wegen ihrer weiterhin bestehenden malignen Potenz (Borchers et al. 1991) reseziert werden müssen, könnte etwa 40% der Patienten mit Residualbefunden nach Chemotherapie eine Laparotomie erspart werden, wenn der Ausschluß residualer vitaler Tumoranteile nichtinvasiv gelingen würde.

Die Entwicklung nichtinvasiver Verfahren mit höherer Sensitivität und Spezifität zur Erfassung einer retroperitonealen, pulmonalen und mediastinalen Metastasierung bzw. von vitalen Metastasenresten nach Therapie wäre ein wichtiger Schlüssel zu einer individualisierten therapeutischen Strategie und damit zu einer Reduktion von therapiebedingter Morbidität und Toxizität.

5.9.2
Durchführung der PET

Mit einem PET-Scanner moderner Bauart sollten zum Staging bzw. Restaging bei Patienten mit Hodentumoren grundsätzlich Ganzkörperscans von der Halsregion bis zu den Oberschenkeln durchgeführt werden. Die Untersuchung soll, wie bei allen onkologischen Fragestellungen, im Nüchternzustand nach Nahrungskarenz über mindestens 6 h erfolgen. Da die optimale Beurteilbarkeit des Retroperitoneums eine entscheidende Rolle spielt, sollte zur Reduktion der Radioaktivitätskonzentration in Nierenbecken und Harnblase eine forcierte Diurese z. B. mit 20 mg Furosemid und 500 ml Ringerlösung erfolgen. Bei längeren Meßzeiten empfielt es sich, eine Urinflasche anzulegen; eine Blasenkatheterisierung ist in der Regel nicht erforderlich. Untersuchungen im Rahmen des primären Stagings können bereits kurz nach der Ablatio testis erfolgen. Die inguinale Operationsnarbe ist dann zwar meist gut erkennbar, kann jedoch nicht mit einer Metastasierung verwechselt werden. Beim Restaging nach Chemotherapie zeigen eigene Ergebnisse, daß ein Mindestabstand von 2 Wochen zum letzten Therapiezyklus eingehalten werden muß, da es kurz nach der Chemotherapie zu falsch-negativen Befunden kommen kann (Cremerius et al. 1998). Noch problematischer ist das Restaging nach perkutaner Radiatio. Für Hodentumoren liegen hier noch keine publizierten Daten vor, Erfahrungen bei anderen Tumorentitäten sprechen jedoch dafür, nach Bestrahlung mindestens 2 Monate abzuwarten.

Die PET bei metastasierten Hodentumoren stellt hohe Anforderungen an Untersuchungstechnik und Bildqualität, da der FDG-Uptake, abhängig vom histologischen Typ, gelegentlich nur knapp über dem der Hintergrundgewebe liegt. Auch geringe fokale

Abb. 5.9.1.
48jähriger Mann mit retroperitoneal, mediastinal und supraklavikulär metastasiertem Seminom vor der Therapie

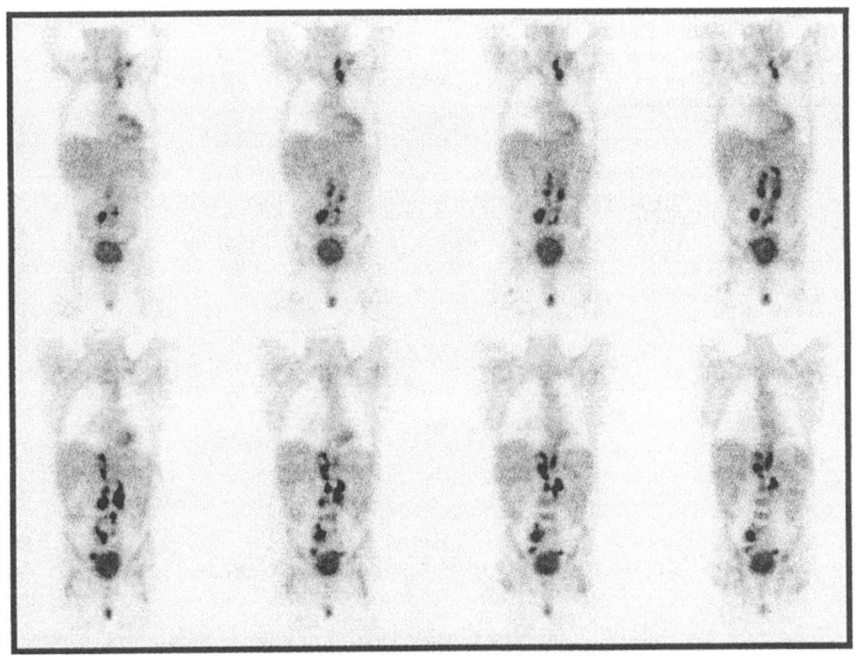

Mehranreicherungen müssen deshalb im Zweifel als suspekt gewertet werden.

Die Abb. 5.9.1–5.9.3 zeigen typische Befunde beim Staging bzw. Restaging von Hodentumoren. Alle Beispiele zeigen iterativ rekonstruierte Bilddaten, aquiriert mit einem Siemens-CTI ECAT Exact in der Klinik für Nuklearmedizin des Universitätsklinikums der RWTH Aachen. Die transversalen Schnittbilder wurden reorientiert und in frontaler Schnittführung mit jeweils 7 mm Schichtdicke dargestellt. Die forcierte Diurese führt zu einer deutlichen Harnblasenfüllung und Verdünnung der Blasenaktivität. Das Nierenbeckenkelchsystem und die Ureteren erscheinen nicht, so daß retroperitoneale Lymphknoten nicht mit Aktivitätsausscheidungen verwechselt werden können.

5.9.3
Ergebnisse der PET

Nachdem zunächst nur kasuistisch über FDG-PET bei Patienten mit Hodentumoren berichtet wurde (Bachor et al. 1995), erschien 1995 die erste größere Publikation von Wilson et al. (1995) über PET bei 21 Patienten mit metastasierten Hodentumoren. Die Autoren fanden einen deutlich erhöhten FDG-Uptake in Metastasen von Seminomen und Teratokarzinomen, jedoch nicht in nekrotischen Residualbefunden nach Therapie und in differenzierten Teratomen. Weiterhin beschrieben sie, daß durch vergleichende PET-Messungen vor und nach der Chemotherapie das klinische Ansprechen von Hodentumormetastasen vorhergesagt werden kann. Eine 1996 veröffentlichte Arbeit von Stephens et al. untersuchte gezielt FDG-PET zur Differenzierung von Residualbefunden nach Chemotherapie bei metastasierten nichtseminomatösen Hodentumoren bei 30 Patienten. Diese Arbeitsgruppe fand einen signifikant höheren FDG-Uptake (ausgedrückt als standardisierter Uptake-Wert = SUV) bei verbliebenem vitalem Karzinomgewebe gegenüber vollständigen Nekrosen bzw. Fibrosen und gegenüber verbliebenem differenziertem Teratomgewebe. Differenzierte Teratome und Nekrosen/Fibrosen konnten jedoch nicht voneinander getrennt werden (s. auch Abb. 5.9.4). Die Autoren folgerten, daß FDG-PET als zusätzliches diagnostisches Verfahren kombiniert mit CT eingesetzt werden kann, um die Patienten besser zu identifizieren, die von einer Reoperation nach Chemotherapie profitieren können. Be-

Abb. 5.9.2.
Verlaufskontolle nach 4 Zyklen Chemotherapie bei dem Patienten aus Abb. 5.9.1 – vollständige Normalisierung des FDG-Uptakes

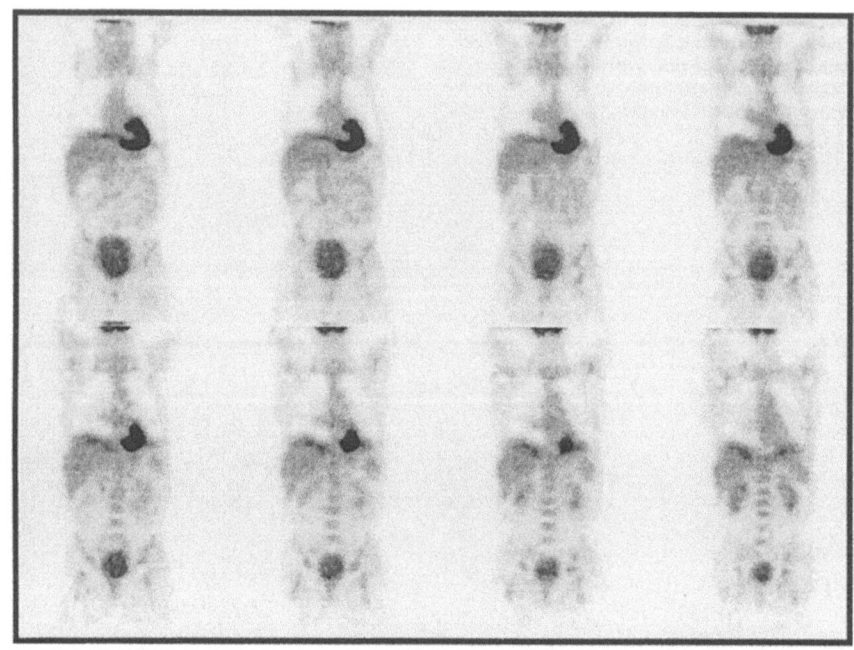

vorzugt sollten Patienten untersucht werden, bei denen ein Teratomanteil aufgrund der primären Histologie ausgeschlossen werden kann. Zu einem ähnlichen Fazit gelangten Reinhardt et al. (1997), wobei FDG-PET als Methode zur Erkennung des Differenzierungsgrades von Hodentumormetastasen vorgeschlagen wurde. In einer Studie unserer eigenen Arbeitsgruppe bei 33 Patienten (Cremerius

Abb. 5.9.3.
24jähriger Patient, Staging nach Ablatio testis bei embryonalem Hodentumor (pT1). Hinweis auf 2 Lymphknotenfiliae links retroperitoneal und eine pulmonale Filia rechts

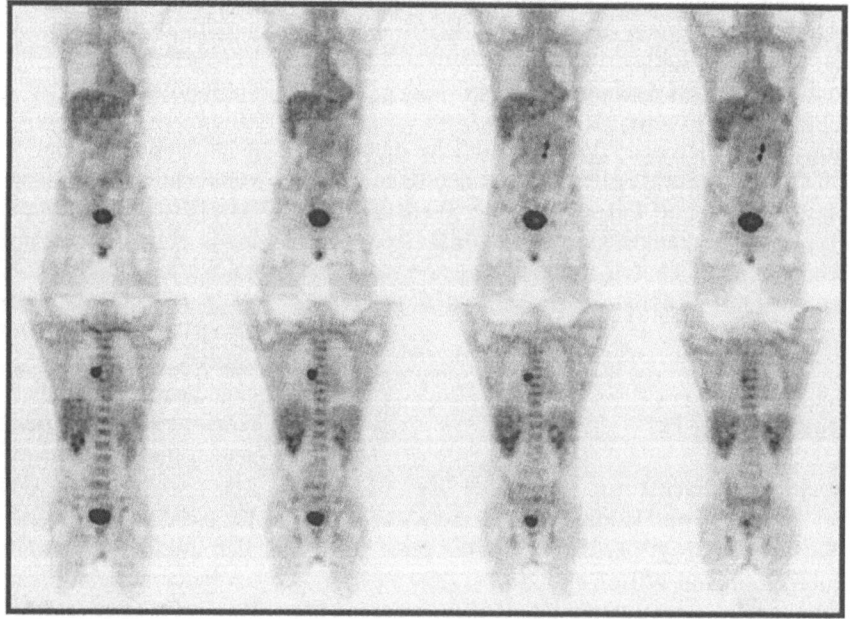

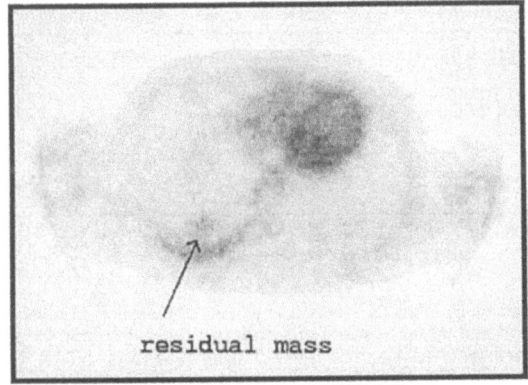 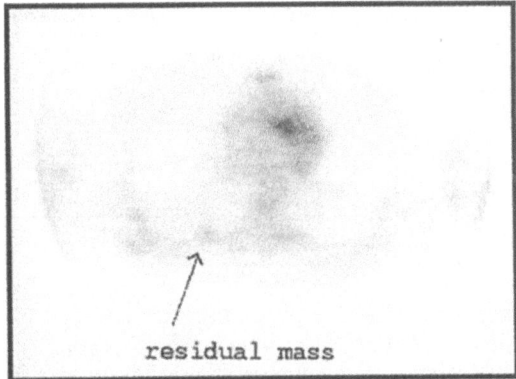

Abb. 5.9.4. Links 25jähriger Patient, Residualbefund nach Chemotherapie bei pulmonal metastasiertem Hodenmischtumor, histologisch reifes Teratom. Rechts 31jähriger Patient nach Therapie einer Lungenmetastase bei Chorionkarzinom, histologisch vollständige Nekrose. (Klinik für Nuklearmedizin der RWTH Aachen)

et al. 1998a) konnte gezeigt werden, daß FDG-PET gegenüber der CT zur Beurteilung von Residualtumoren bei metastasierten Hodentumoren überlegen war, wenn die PET mindestens 14 Tage nach Beendigung der Chemotherapie erfolgt war (Tabelle 5.9.1). Ein Intervall von weniger als 14 Tagen zwischen Chemotherapie und Therapiekontrolle mit PET führte zu einem deutlichen Verlust an Sensitivität. Der SUV als quantitatives Maß des FDG-Uptakes war sowohl vor als auch nach der Chemotherapie abhängig vom histologischen Subtyp des Hodentumors. Bei Seminomen wurden Werte von 7,2–13,5 gefunden, bei Teratokarzinomen und Mischtumoren Werte von 1,4–3,0; Embryonalkarzinome und Chorionkarzinome wiesen einen mittleren SUV von 3,5–5,0 auf.

Zum Einsatz der PET beim primären Staging nach Ablatio testis liegen bisher nur erste Ergebnisse in Abstractform vor. Bender et al. (1996) berichteten über eine relativ niedrige Sensitivität der PET von nur 50% zur Erfassung von Metastasen nichtseminomatöser Hodentumoren bei 23 Patienten, bei denen das PET-Ergebnis durch eine retroperitoneale Lymphknotendissektion überprüft werden konnte. Reinhardt et al. (1997) fanden bei 45 Patienten in einem gemischten Kollektiv (16 Seminome, 29 Nichtseminome) in 43/45 Fällen übereinstimmende Befunde von PET und CT im Bereich des Abdomens. Unsere eigene Arbeitsgruppe (Cremerius et al. 1998b) konnte an einem ebenfalls gemischten Patientenkollektiv (19 Seminome und 12 Nichtseminome) zeigen, daß in etwa 10–15% der Fälle relevante zusätzliche Befunde durch die PET sowohl gegenüber der CT als auch gegenüber Tumormarkern zu erwarten sind. Ein diagnostischer Gewinn ergab sich insbesondere bei Seminompatienten. Einschränkend muß jedoch erwähnt werden, daß gerade in dieser Patientengruppe eine Validierung der PET-Befunde oft nicht möglich ist, da derzeit in der Regel ohne weitere Abklärung eine perkutane Radiatio des Lymphabflußgebietes angeschlossen wird. Tabelle 5.9.2 zeigt einen Vergleich der ersten Ergebnisse der PET beim Staging von Hodentumoren mit Angaben zur CT aus der Literatur.

5.9.4
Indikationen

Von der zweiten interdisziplinären Konsensuskonferenz über „PET bei onkologischen Fragestellungen" im September 1997 (Arbeitsausschuß PET der DGN 1997) wurde der Einsatz von FDG-PET

Tabelle 5.9.1. Wertigkeit von PET und CT zur Beurteilung residueller Tumoraktivität nach Chemotherapie von Hodentumormetastasen. PET-Scan >14 Tage nach Chemotherapie. (Nach Cremerius et al. 1998a)

n=29	Sensitivität [%]	Spezifität [%]	Positiver Vorhersagewert [%]	Negativer Vorhersagewert [%]
PET	78	90	78	90
CT	67	55	40	79

Tabelle 5.9.2. Wertigkeit von CT und PET zum primären Staging von nichtseminomatösen Hodentumoren im Vergleich zu pathologischem Staging

Autoren	Methode	n	Sensitivität [%]	Spezifität [%]
Stomper et al. (1987)	CT	51	73	60
Aass et al. (1990)	CT	190	63	72
Carlsson-Farrelly et al. (1995)	CT	64	63	47
Bender et al. (1996)	PET	23	50	100
Cremerius et al. (1998b)	PET	12	67	100

zur Therapiekontrolle von nichtseminomatösen Keimzelltumoren außer bei differenzierten Teratomen als „akzeptabel" (entsprechend einer Ib-Indikation) bezeichnet. Der Einsatz von FDG-PET zum Lymphknotenstaging und zum Restaging wurde bei nichtseminomatösen Keimzelltumoren als „hilfreich" (entsprechend einer IIa-Indikation) angesehen. Bei Seminomen und Teratomen befand das Expertengremium, daß eine Bewertung derzeit noch nicht möglich ist (entsprechend einer IIb-Indikation). Als nicht sinnvoll wird die PET zur Beurteilung des Hodenprimärtumors bzw. eines Lokalrezidivs angesehen. Eine abschließende Wertung der klinischen Bedeutung von FDG-PET bei Hodentumoren wird vermutlich erst nach Beendigung einer geplanten deutschen Multizenterstudie möglich sein. Erst eine große Patientenzahl wird eine Differenzierung in die verschiedenen histologischen Entitäten ermöglichen, die in der FDG-PET offenbar ein heterogenes Speicherverhalten aufweisen.

Literatur

Aass N, Fossa SD, Ous S, Lien HH, Stenwig AE, Paus E, Kaalhus O (1990) Is routine primary retroperitoneal lymph node dissection still justified in patients with low stage non-seminomatous testicular cancer? Br J Urol 65: 385–390

Arbeitsausschuß Positronen-Emissions-Tomographie der DGN (1997) Konsensus-Onko-PET. Nuklearmedizin 36: 45–46

Bachor R, Kocher F, Gropengiesser F et al. (1995) Positron emission tomography. Introduction of a new procedure in diagnosis of urologic tumors and initial clinical results. Urologe A 34: 138–142

Bender H, Schomburg A, Albers P et al. (1996) Grenzen von Ganzkörper-FDG-PET beim Staging von Hoden-Tumoren. Nuklearmedizin 35: A54

Borchers H, Sohn M, Müller-Leisse C, Fischer N, Jakse G (1991) Growing teratoma syndrome. Onkologie 14 [Suppl 4]: 13

Boring CC, Squires TS, Tong T (1993) Cancer statistics 1993. Ca Cancer J Clin 43: 7–26

Carlsson-Farrelly E, Boquist L, Ljungberg B (1995) Accuracy of clinical staging in non-seminomatous testicular cancer – a single center experience of retroperitoneal lymph node dissection. Scand J Urol Nephrol 29: 501–506

Cremerius U, Effert PJ, Adam G et al. (1998a) FDG-PET for detection and therapy control of metastatic germ cell tumor. J Nucl Med 39: 815–822

Cremerius U, Adam G, Zimny M, Jakse G, Büll U (1998b) Vergleich von FDG-PET, CT und Tumormarkern beim Hodentumor-Staging. Nuklearmedizin 37: A10

Dieckmann KP, Boeckmann W, Brosig W, Jonas D, Bauer HW (1986) Bilateral testicular germ cell tumors. Cancer 57: 1254

Donohue JP, Thornhill JA, Foster RS, Rowland RG, Bihrle (1993) Primary retroperitoneal lymph node dissection in clinical stage I nonseminomatous germ cell testis cancer. Br J Urol 71: 326

Freedman LS, Jones WG, Packham MJ et al. (1987) Histopathology in the prediction of relapse of patients with stage I testicular teratoma treated by orchidectomy alone. Lancet 2: 294–298

Fung CY, Kalish LA, Brodsky GL, Richie JP, Garnick MB (1988) Stage I nonseminomatous germ cell testicular tumor: prediction of metastatic potential by primary histopathology. J Clin Oncol 6: 1467–1473

Garnick MB (1994) Testicular Cancer. In: Harrison's principles of internal medicine, 13th edition. McGraw-Hill, New York pp 1858–1861

Klepp O, Olsson AM, Henrikson H et al. (1990) Prognostic factors in clinical stage I non-seminomatous germ cell tumors of the testis: multivariate analysis of a prospective multicenter study. J Clin Oncol 8: 509–518

Mead GM, Stenning SP, Parkinson ML (1992) The second Medical Research Council Study of prognostic factors in nonseminomatous germ cell tumors. J Clin Oncol 10: 85–94

Moul JW, Melarthy WF, Fernendez EB, Sesterhenn JA (1994) Percentage of embryonal carcinoma and of vascular invasion predicts pathological stage I nonseminomatous testicular cancer. Cancer Res 54: 362–364

Otto T, Goepel M, Seeber S, Rübben H (1993) Delayed retroperitoneal lymph node excision in treatment of advanced nonseminomatous germinal cell tumors. I. Intraoperative findings in marker converted tumor. Urologe A 32: 189–193

Peckham MJ, Freedman LS, Jones WG et al. (1988) Der Einfluß der Histopathologie auf die Rezidivwahrscheinlichkeit bei Patienten mit nichtseminomatösen Hodenkarzinomen im Stadium I nach alleiniger Orchiektomie. In: Schmoll HJ, Weißbach L (Hrsg) Diagnostik und Therapie von Hodentumoren. Springer, Berlin Heidelberg New York Tokyo, S 152–160

Read G, Stenning SP, Cullen MH et al. (1992) Medical research council prospective study of surveillance for stage I testicular teratoma. J Clin Oncol 10: 1762

Reinhardt M, Müller-Mattheis V, Vosberg H, Ackermann R, Müller-Gärtner HW (1997) Staging retroperitonealer Lymphknoten bei Hodenkrebs mit FDG-PET. Nuklearmedizin 36: A33

Reinhardt MJ, Müller-Mattheis V, Gerharz CD, Vosberg HR, Ackermann R, Müller-Gärtner HW (1997) FDG-PET evaluation of retroperitoneal metastases of testicular cancer before and after chemotherapy. J Nucl Med 38: 99–101

Schöffski P, Bokemeyer C, Harstrick A, Schmoll HJ (1991) Ätiologie und Epidemiologie von Keimzelltumoren. Onkologie 14 [Suppl 4]: 1

Schultz HP, Arends J, Barlebo H et al. (1984) Testicular carcinoma in Denmark 1976–1980. Stage and selected clinical parameters at presentation. Acta Radiol Oncol 23: 249–253

Seppelt U (1988) Validierung verschiedener diagnostischer Methoden zur Beurteilung des Lymphknotenstatus. In: Weißbach L, Bussar-Maatz R (Hrsg) Die Diagnostik des Hodentumors und seiner Metastasen. Karger, Basel, S 154–169

Stephens AW, Gonin R, Hutchins GD, Einhorn LH (1996) Positron emission tomography evaluation of residual radiographic abnormalities in postchemo-therapy germ cell tumor patients. J Clin Oncol 14: 1637–1641

Stomper PC, Fung CY, Socinsky MA, Garnick MB, Richie JP (1987) Detection of retroperitoneal metastases in early-stage nonseminomatous testicular cancer analysis of different CT criteria. AJR 149: 1187–1190

Wannenmacher M, Pfannmüller-Schurr EL, Bruggmoser G (1988) Adjuvante Strahlentherapie der Seminome im Stadium I. In: Schmoll HJ, Weißbach L (Hrsg) Diagnostik und Therapie von Hodentumoren. Springer, Berlin Heidelberg New York Tokyo, S 152–160

Wilson CB, Young HE, Ott RJ et al. (1995) Imaging metastatic testicular germ cell tumors with 18-FDG positron emission tomography: prospects for detection and management. Eur J Nucl Med 22: 508–513

Zagars GK (1991) Management of stage I seminoma: radiotherapy. In: Horwich A (ed) Testicular cancer: investigation and management. Chapman & Hall, London pp 83–107

5.10
Morbus Hodgkin und Non-Hodgkin-Lymphome

C. Menzel

Es handelt sich um eine heterogene Gruppe von Tumoren des Immunsystems. Unter diagnostischen, aber auch unter ökonomischen Gesichtspunkten ist dabei – neben dem vergleichsweise frühen Manifestationsalter vor allem des Morbus Hodgkin (HL) – die insgesamt steigende Inzidenz der malignen Lymphome der aufgrund verbesserter therapeutischer Optionen dabei sinkenden Mortalität gegenüberzusetzen.

Lymphome manifestieren sich in Lymphknoten oder lymphatischem Gewebe parenchymatöser Organe. Etwa 90% der Fälle von Morbus Hodgkin weisen Erstmanifestationen in Lymphknoten auf, während nur etwa 60% der übrigen Lymphome (NHL) dort ihren Ursprung haben. Zwei Drittel hiervon sind B-Zell-, die übrigen T-Zell-Lymphome. Als potentielle Auslöser der Erkrankungen sind neben evtl. additiv wirkenden hereditären Faktoren verschiedene Viren bekannt.

Klinische, differentialdiagnostische wie auch differentialtherapeutische Ansätze von Morbus Hodgkin und den übrigen Lymphomen unterscheiden sich erheblich. Daher sollen zunächst für die beiden Erkrankungsgruppen die klinischen und therapeutischen Fragen dargestellt, der Schwerpunkt der jeweiligen Stagingproblematik besprochen und erst anschließend auf die dann wieder weitgehend gemeinsamen Aspekte der Bildgebung eingegangen werden.

5.10.1
Morbus Hodgkin

Es wird postuliert, daß ein typischer Morbus Hodgkin einen unifokalen Ursprung aufweist und sich von dort kontinuierlich ausbreitet. Dagegen und mit diesem Postulat nicht unmittelbar übereinstimmend wird der Befall der Milz, einem Organ ohne afferente Lymphgefäße, auf eine hämatogene Tumorzellaussaat zurückgeführt.

Die Differentialdiagnose eines Morbus Hodgkin umfaßt die gesamte DD der unklaren Lymphadenopathie; intrathorakale Prozesse müssen vor allem gegenüber einer Sarkoidose oder einer Tuberkulose abgeklärt werden. Die Primärdiagnose muß immer histologisch gestellt werden. Dabei ist zu berücksichtigen, daß sowohl die Diagnose selbst als auch die weitere Subtypisierung selbst bei erfahrenen Pathologen mit einem gewissen Unsicherheitsgrad belastet sind, der insbesondere auf das frequente Fehlen typischer Tumorzellen im Präparat zurückzuführen ist. Auch werden reaktive Lymphadenopathien häufig in Assoziation mit einem Morbus Hodgkin gefunden, so daß hier der Materialgewinnung und dem Ort der Biopsie eine ebenfalls entscheidende Rolle zukommt.

Spezifische Laborparameter gibt es nicht. Unterstützend kann vor allem im Verlauf die BSG verwendet werden, die meist massiv gesteigert ist, sich bei gutem Ansprechen auf die Therapie oft normalisiert und somit zur Verlaufskontrolle benutzt wird. Dabei muß allerdings berücksichtigt werden, daß dieser Parameter hierzu nur eingeschränkt dient, da es durchaus zu einer Normalisierung der BSG bei Persistenz vitalen Tumorgewebes kommen kann. Auch kann die BSG bei Zustand nach Radiatio bis zu einem Jahr im Anschluß an diese noch deutlich erhöht sein. Ansonsten besteht häufig eine leichte normozytäre und normochrome Anämie bei gleichzeitig erniedrigtem Serum-Eisen. Bei Morbus Hodgkin wird außerdem häufig eine teils ausgeprägte Leukozytose gefunden, die nicht mit einer chronisch myeloischen Leukämie verwechselt werden darf sowie in fortgeschrittenen Fällen eine absolute Lymphozytopenie. Aufgrund dieser Veränderungen kommt es nicht selten zu Infektionen, die im Rahmen der Differentialdiagnose der funktionellen Bildgebung von Bedeutung sein können. Betroffen sind dabei immer wieder die Lungen (Pneumozystis carinii und Mykosen).

Für die Therapieplanung ist gerade beim Morbus Hodgkin ein exaktes Staging essentiell. Insbesondere muß festgestellt werden, ob es sich um eine noch lokale Tumorerkrankung oder bereits um einen fortgeschrittenen, generalisierten Erkrankungsprozeß handelt (Tabelle 5.10.1).

Nach eingehender klinischer Untersuchung ist nach bisheriger Stagingroutine eine konventionelle Röntgenaufnahme des Thorax zum Nachweis bzw. zum Ausschluß thorakaler bzw. mediastinaler Lymphome indiziert. Falls Anhaltspunkte für eine intrathorakale Erkrankungsmanifestation gefunden werden, erfolgt eine Thorax-CT. Als obligat wird bislang neben einem Abdomensonogramm auch die Durchführung einer Abdomen-CT angesehen, um insbesondere eine eventuelle Beteiligung der Oberbauchorgane sowie der retroperitonealen Lymphknoten nachzuweisen. Ergänzend ist in der Regel eine Knochenmarkbiopsie erforderlich.

Auf der Basis eines exakten Stagings können derzeit etwa drei Viertel aller Fälle von Morbus Hodgkin durch eine Strahlentherapie (Linearbeschleuniger) oder eine Chemotherapie bzw. eine Kombination beider Verfahren geheilt werden. Dabei ist bekannt, daß die primäre Kombination der Methoden zu keiner unmittelbaren Verbesserung der Heilungsrate führt (Abb. 5.10.1). Somit kann bei limitiertem Ausbreitungsstadium der Therapieansatz allein in der Radiatio liegen. Patienten, die hiermit kurativ behandelt werden können, brauchen nicht den Belastungen und Risiken einer Chemotherapie unterzogen werden. Solche, die ein Rezidiv erleiden, können auch nach der Radiatio noch suffizient und ohne eine Verschlechterung ihrer Prognose befürchten zu müssen, anschließend mit einer Chemotherapie behandelt werden.

Für die Stadien III und IV ist derzeit das etablierte Therapieverfahren die Chemotherapie unter Anwendung der COPP- oder MOPP-Schemata. Hiermit sind in etwa 80% dieser bereits fortgeschrittenen Erkrankungsfälle nach 6 Zyklen komplette Remissionen zu erreichen. Falls erforderlich, kann alternativ oder intermittierend auf das nicht kreuzresistente ACVB-Schema umgestellt werden. Bei Patienten mit ausgedehnter Tumormasse, deutlicher klinischer Symptomatik oder extralymphatischem Organbefall kann im Einzelfall aber auch die initiale Behandlung mit einer Kombination aus Radiatio und Chemotherapie – trotz der zuvor genannten Einschränkungen – erwogen werden (Hughes-Davies et al. 1997). Kombinierte Chemotherapieschemata plus Radiatio werden hinsichtlich ihrer Suffizienz derzeit im Rahmen der noch laufenden HD-8- und HD-9-Studien evaluiert.

5.10.2
Maligne Lymphome – Non-Hodgkin-Lymphome

Hierbei handelt es sich um eine Gruppe von Erkrankungen, die in Analogie zum Morbus Hodgkin ihren Ursprung im lymphoretikulären Gewebe haben, sich von diesem jedoch histologisch sowie in diversen epidemiologischen und klinischen Aspekten erheblich unterscheiden.

Sie beginnen in der Regel mit einer schmerzfreien Lymphadenopathie, die eine oder mehrere, selten sämtliche Lymphknotenstationen involviert. Eine hepatosplenale oder anders lokalisierte Organmanifestation tritt vergleichsweise häufig auf. Die Diagnosestellung und die Differentialdiagnose erfolgen

Tabelle 5.10.1. Staging des Morbus Hodgkin. Zusatz E für extralymphatischen Organbefall, S für Milz, H für Leberbefall, ferner A ohne bzw. B mit B-Symptomatik

Stadium	Manifestationsausdehnung
I	Betroffen ist eine einzelne Lymphknotengruppe oder ein solitäres extralymphatisches Organ
II	Betroffen sind 2 oder mehr Lymphknotengruppen auf der gleichen Seite des Zwerchfelles mit oder ohne Beteiligung extralymphatischer Organe der ipsilateralen Zwerchfellseite
III	Betroffen sind Lymphknotengruppen oder extralymphatische Organe beidseits des Zwerchfelles
IV	Disseminierter Befall extralymphatischer Organe mit und ohne zusätzlichem Befall zugehöriger Lymphknotengruppen

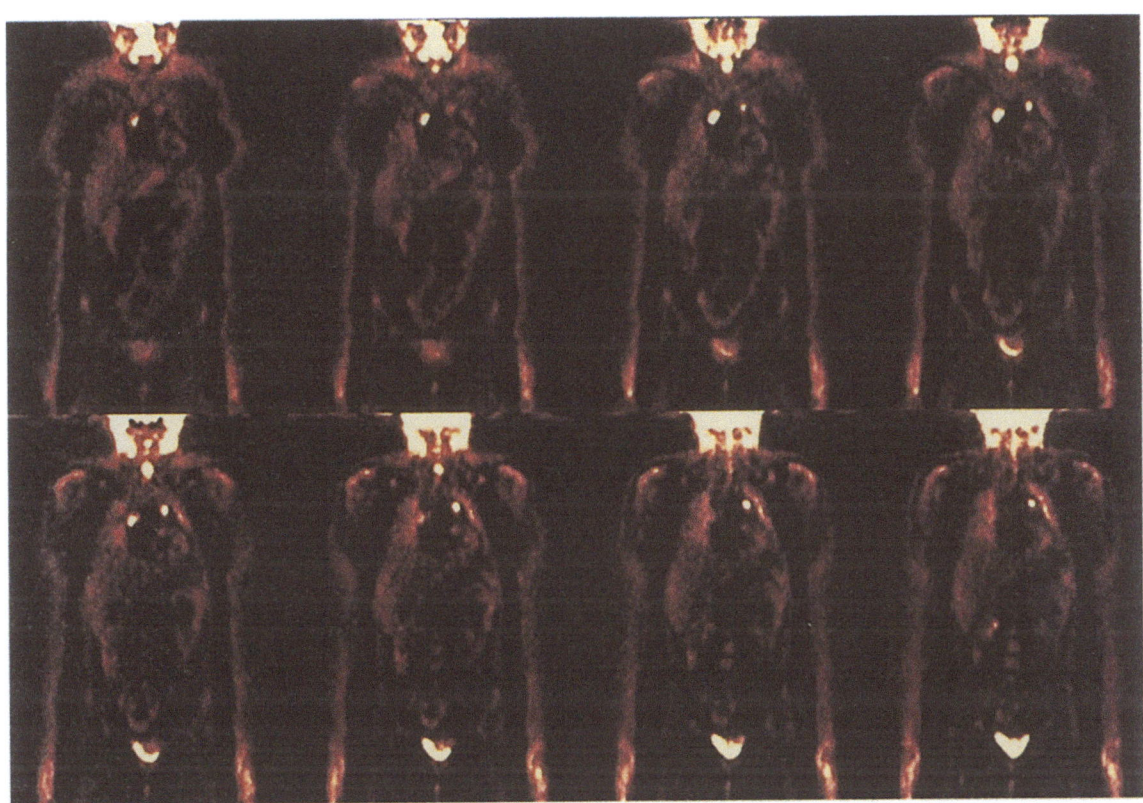

Abb. 5.10.1. Koronale Tomogramme einer 27jährigen Patientin mit Morbus Hodgkin zur Abschlußdiagnostik nach erfolgter kombinierter Radiochemotherapie gemäß HD9-Protokoll. Weiterhin ausgedehnte Bezirke eines malignitätscharakteristisch gesteigerten Glukosestoffwechsels

weitgehend in Analogie zum Vorgehen, das beim Morbus Hodgkin beschrieben wurde. Mehr noch als bei diesem ist allerdings eine sorgfältige und ausgiebige Materialgewinnung zur histologischen Untersuchung erforderlich, da die Therapie der malignen Lymphome im Vergleich zum Morbus Hodgkin mehr vom histologischen Typ als vom Staging der Erkrankung abhängig ist.

Die Differenzierung der NHL erfolgt, unabhängig ob nach Kiel- oder Real-Klassifikation, im wesentlichen auf der Basis des Malignitätsgrades der NHL-Entitäten (Tabellen 5.10.2a,b). Dabei ist deren Einschätzung hinsichtlich der möglichen Detektierbarkeit durch die PET relevant, da der FDG-Uptake bzw. die Glukoseutilisation mit dem Malignitätsgrad korreliert scheint (s. unten). Insgesamt gilt nach den mit der Kiel-Klassifikation gemachten Erfahrungen, daß kleinzellige (zytische) NHL einen vergleichsweise günstigen, niedrigmalignen Verlauf bei allerdings in der Mehrzahl der Fälle fehlender kurativer Therapieoption aufweisen. Großzellige (blastische) Lymphome zeigen dagegen einer höhergradig malignen Verlauf. Sie sind aber zumindest bei einem Teil der Patienten chemotherapeutisch heilbar.

Für die Anwendung der FDG-PET bedeutet dies, daß sowohl aus klinischen als auch aus tumorbiologischen Gesichtspunkten heraus die höhergradig malignen NHL die relevante Patientengruppe darstellen.

Im Vergleich zum Morbus Hodgkin ist die Funktionseinschränkung des Immunsystems meist weniger ausgeprägt, so daß interkurrente Infektionen diagnostisch seltener zu Problemen führen. Das prätherapeutische Staging richtet sich nach dem histologischen Subtyp und der angestrebten Therapie beim individuellen Patienten und erfolgt in Anlehnung an das für den Morbus Hodgkin entwickelte

Tabelle 5.10.2a. Kiel-Klassifikation der Non-Hodgkin-Lymphome. (Nach Stansfield et al. 1988)

B-Zell-Lymphome	T-Zell-Lymphome
B-CLL	CLL, Promyelozytenleukämie
Lymphoplasmozytoides/ lymphoplasmozytisches Immunozytom	Lennert-Lymphom
Zentroblastisch-zentrozytisches Lymphom	T-Zonen-Lymphom
Zentroblastisches Lymphom	Pleomorphes klein-/mittel/- großzelliges Lymphom
Zentrozytisches Lymphom	Immunoblastisches Lymphom
Großzellig anaplastisches Lymphom (CD 30+)	Großzellig-anaplastisches lymphoblastisches Lymphom (CD30+)
Burkitt-Lymphom	Lymphoblastisches Lymphom
Lymphoblastisches Lymphom	

Tabelle 5.10.2b. Real-Klassifikation der Non-Hodgkin-Lymphome. (Nach Hiddemann 1996)

B-Zell-Linie	T-Zell-Linie
I. Niedriggradige NHL	
B-CLL	T-CLL
Lymphoplasmozytisches Lymphom	T-Zell- /NK-Zell-Typ der Lymphozyten-Leukämie
Haarzellenleukämie	Mycosis fungoides
MALT-Lymphom	Sezary-Syndrom
Follikuläres Keimzentrumslymphom	
II. Hoch- bis mittelgradige NHL	
Promyelozytenleukämie	Prolymphozytenleukämie
Plasmozytom	Periphere T-Zell-Leukämie
Mantelzell-Lymphom	Angioimmunoblastisches T-Zell-Lymphom
Großzelliges follikuläres Keimzentrumslymphom	Angiozentrisches Lymphom
Diffuse großzellige B-Zell-Lymphome	Intest. T-Zell-Lymphom Anaplastisches großzelliges Lymphom
III. Hochgradige, sehr aggressive NHL	
Vorl. B-lymphoblastisches Lymphom	Vorl. T-lymphoblast. Lymphom
Burkitt-Lymphom	Adultes T-Zellen Lymphom (ATLL)
B-Zellen-Leukämie Plasmazellen-Leukämie	

Schema (s. auch Tabelle 5.10.1). Staging- und insbesondere Re-Staging-Untersuchungen im Verlauf der Erkrankung unter Therapie erfolgen allerdings vergleichsweise weniger frequent, da extralymphatische Manifestationen bei den malignen Lymphomen wesentlich häufiger auftreten und demzufolge auch in den meisten Fällen einem systemischen Therapieansatz ohnehin der Vorzug gegeben wird. Lediglich bei solchen Patienten, die nach dem klinischen Staging voraussichtlich noch unter einem streng lokalisierten Krankheitsgeschehen leiden und die daher für eine isolierte Radiatio in Frage kommen, muß ein intensives Staging – ggf. auch mit explorativer Laparotomie – erfolgen.

Da die histologischen Subtypen der malignen Lymphome in der Mehrzahl der Fälle eine prognostische Aussage hinsichtlich der wahrscheinlichen Ausbreitung der Erkrankung, ihrer Reaktion auf therapeutische Interventionen und ihrer Prognose erlauben, ist diese bei Planung der verschiedenen Staginguntersuchungen essentiell. So kann bei einigen NHL bereits allein mittels klinischem Staging und entsprechenden Nadelbiopsien in bis zu 90% der Fälle und ohne jede weitere Diagnostik ein Stadium III oder IV festgestellt werden. Die Behandlung der verschiedenen NHL richtet sich sehr nach dem einzelnen Subtyp und individuellen Faktoren, so daß auf diese hier nicht weiter eingegangen soll. In jedem Fall muß das Stagingprotokoll vor allem bei denjenigen Patienten überdacht werden, die einen nichtsystemischen Therapieansatz erhalten. Ebenfalls bei diesen Patienten müssen die Re-Staging-Untersuchungen entsprechend angesetzt werden.

Bildgebende Verfahren

Zusammenfassend bestehen im Rahmen des Stagings an die bildgebenden Verfahren somit beim Morbus Hodgkin im wesentlichen Fragen nach dem Staging zwischen den Stadien II und III sowie bei den NHL dahingehend, ob noch ein Stadium I bzw. ein sich kontinuierlich ausbreitendes Stadium II oder bereits eine disseminierte Erkrankung höheren Grades vorliegt. Diese 2 Punkte unterscheiden beim individuellen Patienten ein lokal-chirurgisches oder strahlentherapeutisches von einem systemisch-chemotherapeutisch dominierten Therapieansatz, unabhängig davon, ob dieser mit einer zusätzlichen Radiatio gekoppelt wird oder nicht.

In Ermangelung besser geeigneter, den ganzen Körper abbildender Verfahren hat sich in den letzten Jahren die Röntgen-CT als wesentliche bildgebende Methode im Staging der HL und NHL etabliert. Als vergleichsweise billige, ubiquitär verfügbare und schnell durchzuführende Methode hat die CT das morphologische Korrelat der HL und NHL zum Target. Hier werden Knoten unter anderem nach Zahl, Größe, anatomischer Lage und Umgebungsreaktion beurteilt. Gerade die hier zu besprechenden Erkrankungsgruppen weisen sich durch das Fehlen typischer bzw. pathognomonischer Veränderungen aus. Anzahl und Lokalisation der Prozesse variieren erheblich. Oft besteht auch in bezugauf den Aspekt der Einzelläsionen eine variable Morphologie hinsichtlich der Abgrenzbarkeit, Oberfläche und Umgebungsreaktion der Knoten. Allerdings sind ein ausgeprägter Befall und das Vorhandensein auch großer Knoten u. a. als Hinweis auf ein Lymphom zu werten. Große, insbesondere pulmonale Nodi finden sich auch beim Morbus Wegener und bei Metastasen verschiedener Tumoren wie z. B. beim malignen Melanom, beim Hodenkarzinom und beim hypernephroidem Nierenzellkarzinom. Finden sich dagegen im Rahmen der Primärdiagnostik bereits intranodale Verkalkungen, so ist dies in der Mehrzahl der Fälle als Hinweis auf benigne Veränderungen zu werten (z. B. Tuberkulose oder Sarkoidose).

Im Vergleich zur Röntgen-CT haben andere Verfahren, insbesondere solche, die eine funktionelle Ganzkörperdiagnostik anboten, bislang eine weitgehend untergeordnete Rolle gespielt. Einen gewissen Stellenwert insbesondere im angloamerikanischen Raum hat die Ganzkörperszintigraphie mit Gallium-67-Citrat. Oberhalb des Diaphragmas wurden Sensitivitäten zwischen 70 und 90% für den Nachweis vitalen Tumorgewebes berichtet (McLaughlin et al. 1990). Im Bereich des Abdomens sinkt die Sensitivität der Methode dagegen auf etwa 50%. Für ein Staging und ein Therapiemonitoring hat sich diese Methode nach anderen Untersuchungen als ungeeignet erwiesen (Sandrock et al. 1993).

Insbesondere für das Staging im Bereich des Abdomens, als Vertreter einer klassischen Ganzkörperdiagnostik aber auch darüber hinaus, steht mit der PET mit dem zwischenzeitlich annähernd ubiquitär verfügbaren Fluor-18 als Tracer in ^{18}F-Fluorodesoxyglukose (FDG) ein hochmodernes Verfahren

Tabelle 5.10.3. PET-Untersuchungen

Autoren	Hodgkin-Lymphome (n)	Non-Hodgkin-Lymphome (n)
Moog et al. (1997)	27	33
Dimitrakopoulou et al. (1995)	20	26
Newman et al. (1994)	5	11
de Wit et al. (1997)	17	17
Hoh et al. (1997)	7	11
Rodriguez et al. (1995)	–	23
Lapela et al. (1995)	–	22

für das Staging und Re-Staging der HL und NHL zur Verfügung.

Bislang konnte gezeigt werden, daß dabei offenbar der FDG-Uptake des Tumors bei den NHL unmittelbar mit deren Malignitätsgrad korreliert ist (Rodriguez et al. 1995). Lapela et al. (1995) konnten dies bei 22 Patienten mit NHL nach Quantifizierung des Glukosestoffwechsels (SUV/rMR) in Relation zum histologischen Differenzierungsgrad der NHL belegen (Tabelle 5.10.3).

Zu vergleichbaren Ergebnissen kamen auch Okada et al. (1992), die eine positive Korrelation zwischen der Proliferationsaktivität maligner Lymphome und der intratumoralen FDG-Anreicherung nachweisen konnten, während von Higashi et al. (1993) eine Korrelation der FDG-Anreicherung mit der Anzahl lebensfähiger Tumorzellen beschrieben wurde. Die Arbeitsgruppe von Okada et al. (1994) stellte im Langzeitverlauf auch die Therapieresponse und damit die mittlere Überlebenszeit bei solchen Patienten reduziert dar, die initial eine hohe Stoffwechselrate in der PET aufwiesen.

Im Vergleich zu etablierten Verfahren in der klinischen Diagnostik wurde die FDG-PET vor allem mit Befunden aus der sowohl klinisch als auch diagnostisch gut zugänglichen Halsregion bzw. dem zervikalen Lymphknotenstaging verglichen. Unter anderem an malignen Lymphomen fanden Benchaou et al. (1996) hier die FDG-PET der CT zumindest ebenbürtig, wobei die FDG-PET dabei die zusätzliche Aussage aus der Ganzkörperdiagnostik bietet. Im Thorax und vor allem im Bereich des Abdomens erwies sich die FDG-PET der CT im Staging maligner Lymphome eher überlegen. Newman et al. (1994) fanden bei 16 Patienten im Vergleich zur CT in diesen Regionen 49 übereinstimmende sowie 5 zusätzliche, nur mit der PET dargestellte Tumorherde.

Bei vergleichsweise einfacher Durchführbarkeit und bei – auf Basis des positiven Pathologiekontrastes – guter Beurteilbarkeit der FDG-PET ist die höhere Sensitivität dieser Methode gegenüber der CT offenbar, was u. a. auch von Knopp et al. (1994) an 50 Patienten mit Bronchialkarzinomen und Lymphomen sowohl für den Tumornachweis als auch für das N-Staging bestätigt wurde. Bei unbehandelten Lymphomen kann hier mit einer Sensitivität von annähernd 100% gerechnet werden. Hinsichtlich der Beurteilung einer Restvitalität in posttherapeutisch verbliebenen Raumforderungen ist die Aussagekraft der FDG-PET im Vergleich zu sämtlichen Alternativverfahren überragend (Bares et al. 1994). Die in den oben genannten Studien erhobenen Befunde korrelieren dabei gut mit den im eigenen Kollektiv von etwa jeweils 40 Patienten mit HL und NHL erhobenen Ergebnissen. Der Befund der PET muß dabei als abbildungsmonomorphe Funktion aus Stoffwechselaktivität und Größe einer Struktur interpretiert werden. Die bislang noch kleinen Kollektive, in denen die einzelnen Krankheitsentitäten dargestellt werden, können konsequent als Teilmenge eines größeren Untersuchungskollektives angesehen werden. Insofern ist die Leistungsfähigkeit der Methode auch auf der Basis des vorliegenden Datenpooles für diese Indikationen belegt. Die Spezifität der Methode wird dabei nur mäßig durch potentielle Anreicherungen in inflammatorischen Prozessen negativ beeinflußt, wobei diese durch entsprechende Berücksichtigung der Anamnese und der Daten des klinischen Hintergrundes in der Regel zu keinen falsch-positiven Resultaten führen (Hübner et al. 1995). Als potentiell falsch-positiver Befund wurde auch die diffuse Thymushyperplasie beschrieben (Glatz et al. 1996). Gravierender ist vergleichsweise der Effekt einer erst unmittelbar vor der PET beendeten Chemotherapie. Diesbezüglich liegen derzeit noch keine suffizienten Daten vor, die systematisch die erforderliche Latenz zwischen der Beendigung einer Chemotherapie und dem optimalen Zeitpunkt der PET-Untersuchung definieren. Die Erfahrung im eigenen Patientenkollektiv zeigt, daß es insbesondere bei kleinen Läsionen eher sinnvoll zu sein scheint, zumindest etwa 2–4 Wochen zwischen der Chemotherapie und der FDG-PET verstreichen zu lassen.

Vor allem für das Staging und hier auch, um invasive Methoden wie z. B. die Laparotomie, zukünftig zu ersetzen, aber auch bei posttherapeutischer Persistenz von Raumforderungen bzw. zum Ausschluß eines Rest- oder Rezidivtumors ist die PET zunehmend als Methode der Wahl anzusehen, auch wenn natürlich die Erweiterung des in der Literatur vorhandenen Datenpooles erforderlich ist. Dies ist insbesondere für das engmaschige Monitoring und die Verlaufskontrolle von Patienten unter Chemotherapie bzw. Radiatio gültig. Dabei stehen Untersuchungen bei HL sowie mittel- und höhergradigen NHL im Vordergrund. Noduläre Prozesse stellen das primäre diagnostische Target dar, während es bislang zu Fragen diffuser Tumorinfiltrationen nur wenig Daten gibt (Barrington u. Carr 1995) und der Wert der Methode bei diesem Ansatz auch als fraglich zu bezeichnen ist.

Vergleichsweise mindestens ebenso relevant ist allerdings die Durchführung der Untersuchung unter möglichst optimalen Bedingungen. Da gerade bei den malignen Lymphomen die systemische Steroidgabe zur Mehrzahl der Therapiekonzepte gehört, ist die aktuelle Medikation sowie weitere stoffwechselrelevante Informationen (Begleiterkrankungen wie z. B. Diabetes mellitus) unbedingt erforderlich. Für die Steroide ist bekannt, daß sie – aufgrund ihrer antiinsulinären Wirkung auf den Kohlehydratstoffwechsel – die FDG-Anreicherung in Relation zum umgebenden Gewebe in malignen Lymphomen (Lewis u. Salama 1994; Rosenfeld et al. 1992) und anderen Malignomen (Cremerius et al. 1997) reduzieren können.

Da es im Rahmen der malignen Lymphome vergleichsweise häufig zum Auftreten von Glomerulonephritiden kommt (Zahner et al. 1997), muß bei einem Teil dieser Patienten mit einem Einfluß der renalen Zweiterkrankung auf das Ergebnise der funktionellen Bildgebung gerechnet werden. Im Bereich der Nieren und der ableitenden Harnwege sind ferner fokale, physiologische Aktivitätsanreicherungen, die lediglich auf Aktivität im Harn zurückzuführen sind, als potentielle Ursache falsch-positiver Resultate zu berücksichtigen. Da häufig das Ergebnis der Untersuchung nicht unmittelbar vorliegen kann, ist es, vor allem wenn initial bereits eine entsprechende klinische Frage vorliegt, zweckmäßig, diesem Faktor durch adäquate Hydrierung des Patienten plus Gabe eines Diuretikums und verbunden mit einer entsprechend prolongierten Traceranreicherungsphase Rechnung zu tragen. Im Einzelfall hat sich nach unseren Erfahrungen auch die Wiederholung der Messung über dem unteren Abdomen und dem Becken bei einer entsprechenden Problematik bewährt. Läßt sich hier eine Dynamik im Vergleich beider Befunde nachweisen, so ist ein fokal maligner Prozeß unwahrscheinlich.

Über die klinisch-diagnostisch feststehenden Indikationen hinausgehend deutet sich für die FDG-PET ein erweitertes Anwendungsspektrum in der klinischen Verlaufsbeobachtung etablierter Chemotherapiekonzepte hinsichtlich ihrer Wirksamkeit beim individuellen Patienten sowie bei der klinischen Erforschung neuer Therapiekonzepte an. So konnten Hoekstra et al. (1993) unter suffizienter Chemotherapie bereits frühzeitig ein Einbrechen der Stoffwechselrate feststellen, während es bei Non-Respondern hier zu keiner wesentlichen Änderung kam. Vor dem Hintergrund der erheblichen Kosten, die mit einer Chemotherapie verbunden sind, erscheint die frühzeitige Überprüfung ihrer Wirksamkeit, deutlich vor einer morphologsich nachweisbaren Volumenreduktion der Tumormasse wünschenswert. Umgekehrt können Patienten, die auf ein Chemotherapieprotokoll nur insuffizient reagieren, bereits frühzeitiger auf alternative Behandlungsmethoden umgestellt werden. Derartige Fragestellungen können bei bekannter Tumorlokalisation auch mit eingeschränktem Untersuchungsprotokoll schnell und voraussichtlich auch kostengünstig beantwortet werden.

Zusammenfassend ergibt sich für die FDG-PET bei den malignen Lymphomen als Indikationsspektrum das Staging und Re-Staging des Morbus Hodgkin sowie insbesondere der nodulären Varianten der NHL der Nachweis bzw. Ausschluß von Restvitalität in radiologisch persistierenden Reststrukturen nach erfolgter Therapie (de Wit et al. 1997) sowie als absehbare zukünftige Indikation das frühzeitige Therapiemonitoring unter Chemotherapie (Barrington u. Carr 1995). Hinsichtlich der erstgenannten Indikationen kann der für die malignen Lymphome spezifische, für die einzelnen histologischen Subtypen noch relative kleine Datenpool als limitierendes Argument wegen des unspezifischen Anreicherungsmechanismus der FDG bei gleichzeitig für alle Subtypen bewiesener Aussagekraft der Methode wenn überhaupt, dann nur eingeschränkt dienen. Die letztgenannte Indikation muß dagegen durch größere Studien weiter untersucht und abgesichert werden.

Literatur

Bares R, Altehöfer C, Cremerius U, Handt S, Osieka R, Mittermayer C, Büll U (1994) FDG-PET for metabolic classification of residual lymphoma masses after chemotherapy. J Nucl Med 35: 131 P

Barrington SF, Carr R (1995) Staging of Burkitt's lymphoma and response to treatment monitored by PET scanning. Clin Oncol R Coll Radiol 7: 334-335

Benchaou M, Lehmann W, Slosman DO, Becker M, Lemoine R, Rufenacht D, Donath A (1996) The role of FDG-PET in the preoperative assessment of head and neck cancer. Acta Otolaryngol Stockh 116/2: 332-335

Cremerius U, Bares R, Weis J et al. (1997) Fasting improves discrimination of grade 1 and atypical or malignant meningioma in FDG PET. J Nucl Med 38: 26-30

Dimitrakopoulou-Strauss A, Strauss LS, Goldschmidt H, Lorenz WJ, Maier-Borst W, van Kaick G (1995) Evaluation of tumor metabolism and multidrug resistance in patients with treated malignant lymphomas. Eur J Nucl Med 22/5: 434-442

Glatz S, Kotzerke J, Mogg F, Sandherr M, Heimpel H, Reske SN (1996) Vortäuschung eines mediastinalen Non-Hodgkin-Lymphomrezidives durch diffuse Thymushyperplasie im 18F-FDG-PET. RöFo 165: 309-310

Hiddemann W, Longo DL, Coiffier B et al. (1996) Lymphoma classification – the gap between biology and clinical management is closing. Blood 88: 4085-4089

Higashi K, Clavo A, Wahl RL (1993) Does FDG uptake measure proliferative activity of human cancer cells? In vitro comparison with DNA flow cytometry and tritiated thymidine uptake. J Nucl Med 34: 414-419

Hoekstra OS, Ossenkoppele GJ, Golding R, van Lingen A, Visser GWM, Teule GJJ, Huijgens PC (1993) Early treatment response in malignant lymphoma as determined by planar fluorine-18-fluorodeoxyglucose scintigraphy. J Nucl Med 34: 1706-1710

Hoh CK, Glaspy J, Rosen P et al. (1997) Whole body FDG PET imaging for staging of Hodgkin's disease. J Nucl Med 38/3: 343-348

Hübner KF, Buonocore E, Singh SK, Gould HR, Cotten DW (1995) Charaterization of chest masses by FDG positron emission tomography. Clin Nucl Med 20: 293-298

Hughes-Davies L, Tarbell NJ et al. (1997) Stage I A – II B Hodgkin's disease: management and outcome of extensive thoracic involvement. Int J Radiat Oncol Biol Phys 39/2: 361-369

Knopp MV, Bischoff H, Lorenz WJ, van Kaick G (1994) PET imaging of lung tumours and mediastinal lymphoma. Nucl Med Biol 21: 749-757

Lapela M, Leskinen S, Minn HR et al. (1995) Increased glucose metabolism in untreated non-Hodgkin's lymphoma: a study with positron emission tomography and fluorine-18-fluorodeoxyglucose. Blood 86/9: 3522-3527

Lewis PJ, Salama A (1994) Uptake of fluorine-18-fluorodeoxyglucose in Sarcoidosis. J Nucl Med 35/10: 1647-1649

McLaughlin A, Magee MA, Greenough R et al. (1990) Current role of gallium scanning in the management of lymphoma. Eur J Nucl Med 16: 755-771

Moog F, Bangerter M, Diederichs CG et al. (1997) Lymphoma: role of whole-body 2-deoxy-2-[F-18] fluoro-D-glucose (FDG) in nodal staging. Radiology 203/3: 795-800

Newman JS, Francis IR, Kaminski MS, Wahl RL (1994) Imaging of lymphoma with PET with 2-[F-18]-fluoro-2-deoxy-D-glucose: correlation with CT. Radiology 190/1: 111-116

Okada J, Yoshikawa K, Itami M et al. (1992) Positron emission tomography using fluorine-18-fluorodeoxyglucose in malignant lymphoma: a comparison with proliferative activity. J Nucl Med 33/3: 325–329

Okada J, Oonishi H, Yoshikawa K, Imaseki K, Uno K, Itami J, Arimizu N (1994) FDG-PET for the evaluation of tumor viability after anticancer therapy. Ann Nucl Med 8/2: 109–113

Rodriguez M, Rehn S, Ahlström H, Sundström C, Glimelius B (1995) Predicting malignance grade with PET in Non-Hodgkin's lymphoma. J Nucl Med 36: 1790–1796

Rosenfeld SS, Hoffmann JM, Coleman RE, Glantz MJ, Hanson MW, Schild SC (1992) Studies of primary central nervous system lymphoma with fluorine-18 fluorodeoxyglucose positron emission tomography. J Nucl Med 33/4: 532–536

Sandrock D, Lastoria S, Magrath IT, Neumann RD (1993) The role of gallium-67 tumor scintigraphy in patients with small, non cleaved cell lymphoma. Eur J Nucl Med 20: 119–122

Stansfield AG, Diebold J, Noel H et al. (1988) Kiel Classification. Lancet 1: 292–293

de Wit M, Bumann D, Beyer W, Herbst K, Clausen M, Hossfled DK (1997) Whole body positron emission tomography (PET) for diagnosis of residual mass in patients with lymphoma. Ann Oncol 8 [Suppl 1]: 57–60

Zahner J, Bach D, Marms J, Schneider W, Diercks K, Grabensee B (1997) Glomerulonephritis und malignes Lymphom. Med Klinik 92: 712–719

5.11
Varia

H.-J. Biersack, P. Willkomm, R. An und J. Ruhlmann

In diesem Kapitel werden Tumoren abgehandelt, für die schon einige klinische Erfahrungen vorliegen, bei denen die PET in ihrer Wertigkeit jedoch noch anhand größerer Patientenzahlen evaluiert werden muß. Dies gilt jedoch nicht für die Hirntumoren, für die die deutsche Konsensuskonferenz „PET" bereits die Indikationen festgelegt hat.

5.11.1
Hirntumoren

Diagnose und Differentialdiagnose der Hirntumoren sind eine Domäne von CT und MRT. In letzter Zeit hat sich jedoch herausgestellt, daß die PET wesentliche Aussagen zu Grading und Differentialdia-

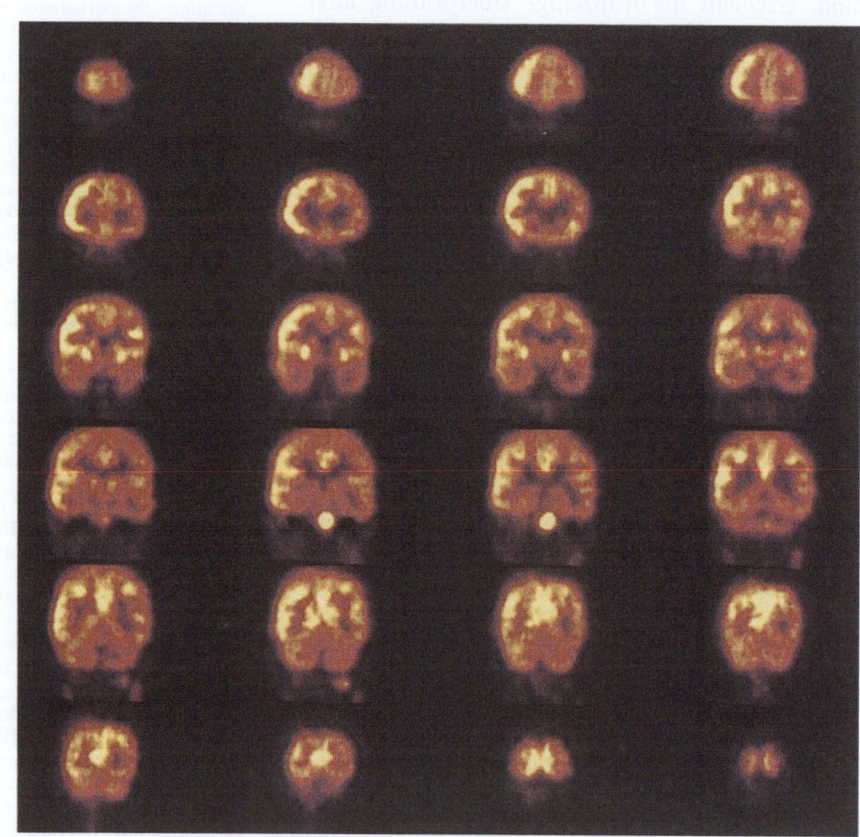

Abb. 5.11.1.
Maligner Hirnstammtumor

gnose von Narbe bzw. Tumorrezidiv zu liefern vermag (Abb. 5.11.1). Hierbei erlaubt die PET eine Beurteilung der Kinetik oder von chemischen Prozessen auf zellulärem Level mit einer „biologischen Auflösung", die die genannten morphologischen und radiologischen Verfahren nicht bieten. Hier ist insbesondere an das Grading und den Nachweis vitalen Tumorgewebes nach Bestrahlung oder Operation zu denken. Delbecke et al. (1995) untersuchten 58 Patienten mit Hirntumoren und fanden in bezug auf das Grading eine Sensitivität von 94% sowie eine Spezifität von 77%. Nach einer Therapie kann der Resttumor dargestellt und von einer Nekrose abgegrenzt werden. Kim et al. (1992) fanden für diese Indikation eine Sensitivität von 80% und eine Spezifität von 94%. Ähnlich gute Resultate, jedoch in einem kleineren Patientenkollektiv, fanden Mogard et al. (1994).

5.11.2
Muskuloskeletale Tumoren

1991 publizierten Adler et al. (1991) erste Ergebnisse bezüglich des noninvasiven Gradings von muskuloskeletalen Tumoren mittels PET. Hoch maligne Tumoren hatten einen signifikant höheren FDG-Uptake als benigne oder niedrig maligne Tumoren (Abb. 5.11.2). Diese Autoren bilden einen Cut-off von 1,6 (Tumor/Gesund), um hochmaligne von niedrigmalignen Läsionen zu differenzieren. Kern et al. (1988) beschrieben ähnlich gute Resultate, demgegenüber fanden Griffeth et al. (1992) bei 20 Patienten mit malignen und benignen Tumoren keine sehr gute Korrelation zum Grading.

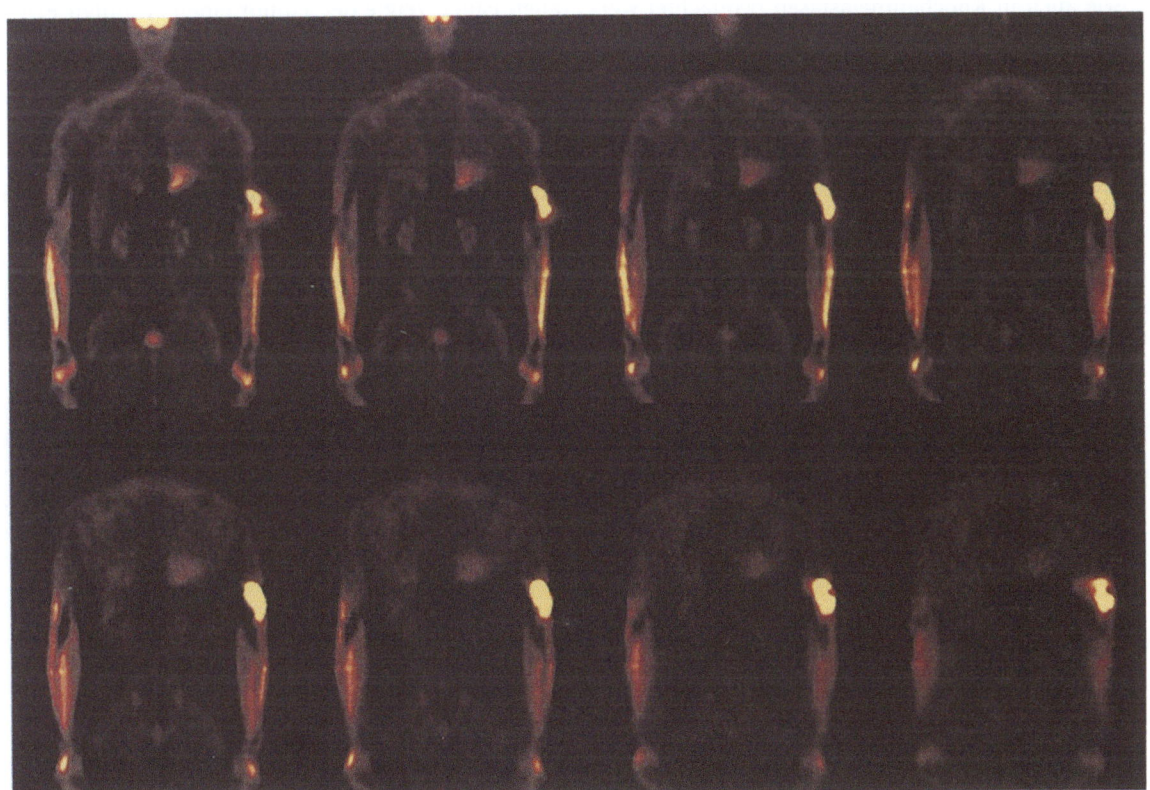

Abb. 5.11.2. Weichteilsarkom linker Oberarm

5.11.3
Prostatakarzinom

Durch verbesserte therapeutische Verfahren konnte die Fünfjahresüberlebensrate des Prostatakarzinomes von 50% in den 60er Jahren auf 70% in den 80er Jahren gesteigert werden. Primäre Prognosefaktoren sind klinisches Stadium und Differenzierung des Tumors, während Tumorgröße, regionaler Lymphknotenbefall, Lebermetastasen und das Ansprechen auf eine Therapie von geringerer Bedeutung sind. Trotzdem sind positive paraaortale Lymphknotenmetastasen mit einer signifikant reduzierten krankheitsfreien Überlebensrate (30 vs. 70–86%) verbunden. Inklusive eigener konnten insgesamt etwa 150 Patienten mit Prostatakarzinom untersucht werden (Bares et al. 1994; Bender et al. 1997; Hoh et al 1996; Laubenbacher et al. 1995; Reinhardt et al. 1995; Shreve et al. 1995; Yeh et al. 1995). In allen Fällen konnte eine mäßige Anreicherung von FDG im Primärtumor oder in Lymphknotenmetastasen sowie auch in Knochenmetastasen beobachtet werden. Die Differentialdiagnose Rezidiv/Narbe war eingeschränkt. Insbesondere zeigte bei nachgewiesenen Knochenmetastasen die konventionelle Knochenszintigraphie bessere Ergebnisse als die PET. Diese Ergebnisse wurden bei 23 eigenen Fällen bestätigt.

5.11.4
Blasenkarzinom

90% der Blasenkarzinome sind papilläre Karzinome, 6–8% Plattenepithelkarzinome und nur 2% Adenokarzinome. Ein wichtiger prognostischer Faktor ist das Maß der Invasion der Muscularis. Blasentumoren metastasieren leider oft, bevor Symptome auftreten. Mittels der üblichen Verfahren werden die meisten Patienten „understaged". Bislang wurden Resultate der PET bei unter 100 Patienten publiziert (Bachor et al. 1995; Kocher et al. 1995; Kosuda et al. 1996). Alle Studien haben eine relativ hohe Sensitivität und Spezifität ergeben, wobei eine Differenzierung zwischen Tumor und Narbe möglich war. Auch Lymphknotenbefall konnte in 2 Studien mittels PET festgestellt werden. Nach Kocher et al. (1995) betrug die Sensitivität für PET zwischen 86% und 100%, die Spezifität zwischen 63% und 100%.

5.11.5
Nierentumoren

Bislang liegen lediglich 4 Studien in bezug auf PET und Nierentumoren vor. Sie umfassen insgesamt weniger als 60 Patienten. Allerdings zeigte die FDG-PET eine Sensitivität zwischen 80 und 90% und eine Spezifität zwischen 70 und 90%. In einer Studie von Hoh et al. (1996) wurde auch ein therapeutisches Ansprechen überprüft. Es fand sich eine gute Korrelation zwischen PET-Befund und Response sowohl in bezug auf Progressive vs. Stable Disease bzw. Complete vs. Partial Response. In jedem Falle erwies sich PET den konventionellen diagnostischen Verfahren als überlegen.

5.11.6
Ösophaguskarzinom

Flanagan et al. (1997) haben insgesamt 36 Patienten mit Ösophaguskarzinom mittels PET untersucht. In allen Fällen zeigte der Tumor einen erhöhten FDG-Uptake (Abb. 5.11.3). Bei 29 Patienten, die einer kurativen Ösophagusoperation unterzogen worden waren, konnte die PET in 76%, das CT jedoch nur in 45% den Lymphknotenbefall zutreffend diagnostizieren. Bei 7 Patienten erfolgte lediglich eine endoskopische Gewebeuntersuchung, die PET zeigte hier in 5 Fällen Metastasen, so daß auf eine Operation verzichtet werden konnte.

5.11.7
Magenkarzinom

Cronin et al. (1997) publizierten innerhalb einer größeren Serie von Patienten auch die Ergebnisse von 57 Fällen mit Magen- oder Ösophaguskarzinom. Allerdings wurden keine exakten Daten vorgelegt. Sonst sind nur experimentelle Daten (Xenotransplantate menschlichen Magenkarzinomes) veröffentlicht worden.

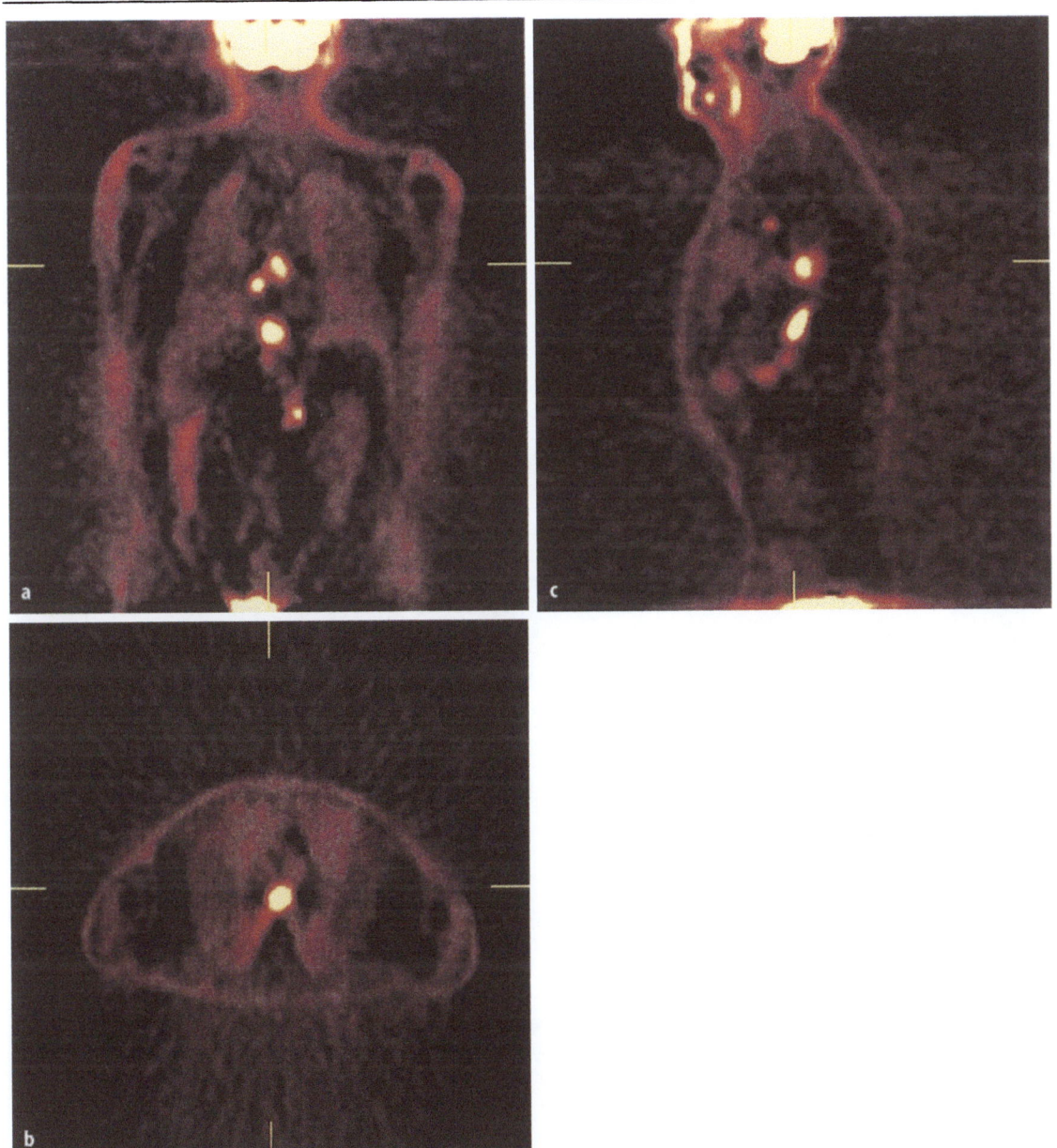

Abb. 5.11.3. Ösophaguskarzinom mit multiplen Lymphknotenmetastasen

5.11.8
Leberkarzinom

Torizuka et al. (1994) beschrieben erstmals Ergebnisse bei 30 Patienten mit hepatozellulärem Karzinom. In allen Fällen erfolgte die PET-Untersuchung vor und nach Katheterembolisation der Metastasen. Hier wurden bereits erstmals 3 Typen unterschieden, nämlich Tumoren mit erhöhten FDG-Uptake (n=19, Abb. 5.11.4), Tumoren mit gleichem FDG-Uptake wie die Leber (n=7, Abb. 5.11.5) und Patienten mit vermindertem oder fehlendem Glukoseuptake (n=6). Es konnte festgestellt werden, daß die Chemoembolisation immer dann erfolgreich war, wenn mehr als 90% nekrotisches Gewebe nachzuweisen war. In diesen Fällen war auch die FDG-Aufnahme reduziert. In einer weiteren Studie von Enomoto et al. (1991) konnte in 50% der Fälle mit hepatozellulärem Karzinom (n=23) der Tumor nicht richtig von der Leber abgegrenzt werden. Allerdings dienten k-Werte zu einer weiteren Differenzierung. Zu ähnlichen Ergebnissen kommen Dimitrakopoulou-Strauss et al. (1996).

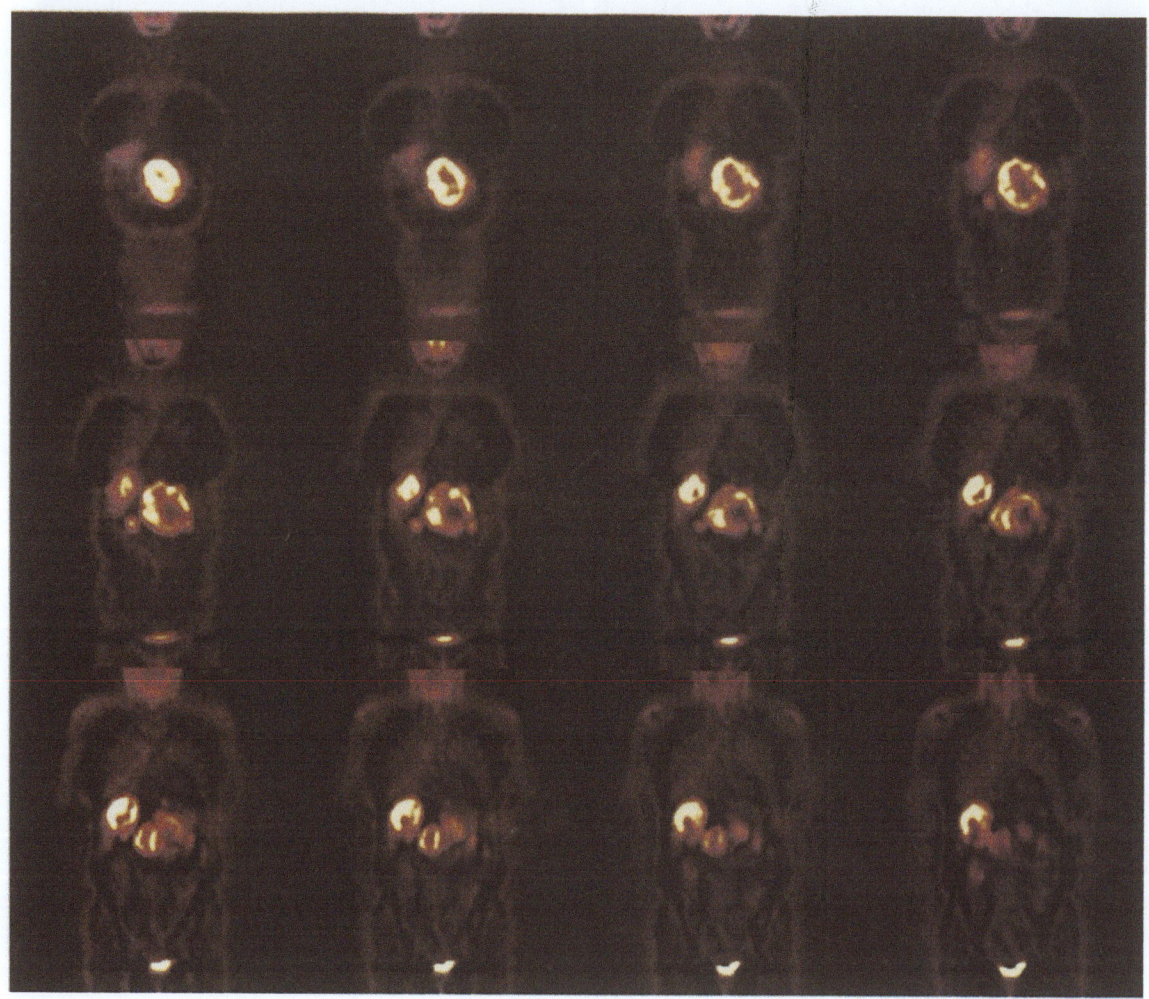

Abb. 5.11.4. Hepatozelluläres Karzinom: Erhöhter Glukose-Uptake

Abb. 5.11.5.
Hepatozelluläres Karzinom: Glukose-Uptake wie im normalen Lebergewebe

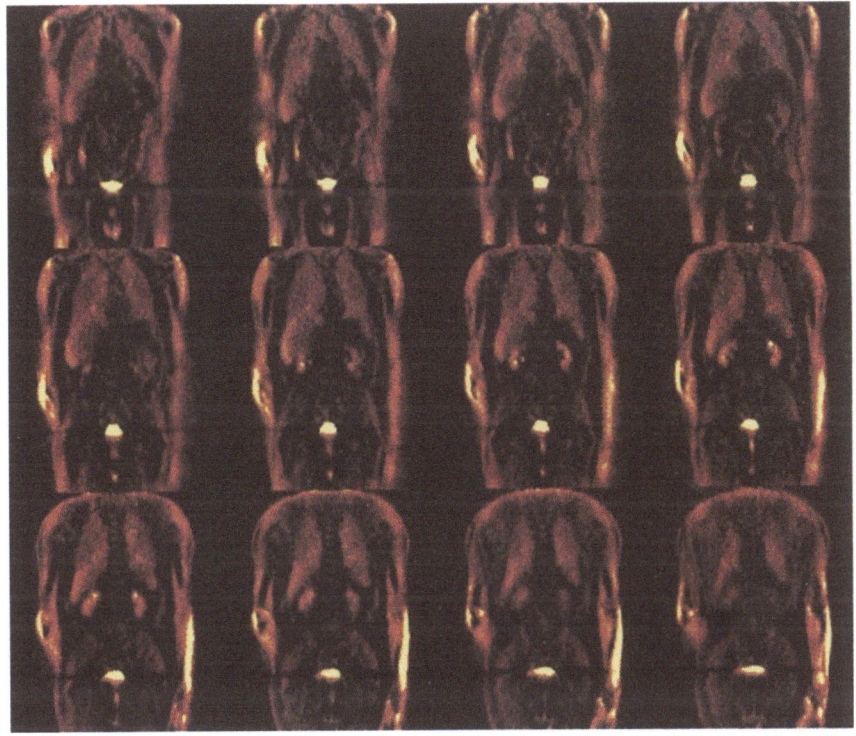

Literatur

Adler LP, Blair HF, Makley JT et al. (1991) Noninvasive grading of musculoskeletal tumors using PET. J Nucl Med 32: 1508–1512

Bachor R, Kocher F, Gropengiesser F et al. (1995) Positron emission tomography. Introduction of a new procedure in diagnosis of urologic tumors and initial clinical results. Urol Arch 34: 138–142

Bares R, Effert P, Handt S et al. (1994) Metabolic classification of untreated prostate cancer by use of FDG-PET. J Nucl Med 35: 230P

Bender H, Schomburg A, Albers P et al. (1997) Possible role of FDG-PET in the evaluation of urologic malignancies. Anticancer Res 17: 1655–1660

Cronin V, Galantowicz P, Nabi HA (1997) Development of oncology protocol using fluorine-18-FDG: one center's experience. J Nucl Med Technol 25: 66–69

Delbecke D, Meyerowitz C, Lapidus RL et al. (1995) Optimal cutoff levels of F-18 fluorodexyglucose uptake in the differentiation of low-grade from high grade brain tumors with PET. Radiology 195: 47–52

Dimitrakopoulou-Strauss A, Gutzler F, Strauss LG et al. (1996) PET-Studien mit C-11-Athanol bei der intratumoralen Therapie von hepatozellularen Karzinomen. Radiologe 36: 744–749

Enomoto K, Fukunaga T, Okazumi S et al. (1991) Can fluorodeoxyglucose-positron emission tomography evaluate the functional differentiation of hepatocellular carcinoma. Kaku-Igaku 28: 1353–1356

Flanagan FL, Dehdashti F, Siegel BA et al. (1997) Staging of esophageal cancer with 18F-fluorodexyglucose positron emission tomography. Am J Roentgenol 168: 417–424

Griffeth LK, Dehdashti F, McGuire AH et al. (1992) PET evaluation of soft-tissue masses with fluorine-18-fluoro-2-deoxy-d-glucose. Radiology 182: 185–194

Hoh CK, Rosen PJ, Belldegrun A et al. (1996) Quantitative and whole body FDG PET in the evaluation of suramine therapy in patients with metastatic prostate cancer. J Nucl Med 37: 267P

Hoh CK, Figlin RA, Belldegrun A et al. (1996) Evaluation of renal cell carcinoma with whole body FDG PET. J Nucl Med 37: 141P

Kern KA, Brunetti A, Norton JA et al. (1988) Metabolic imaging of human extremity musculoskeletal tumors by PET. J Nucl Med 29: 181–186

Kim E, Chung SK, Hayne TP et al. (1992) Differentiation of residual or recurrent tumors from post-treatment changes with F-18 FDG PET. Radiographics 12: 269–279

Kocher F, Bachor R, Stollfuss JC et al. (1995) Positron-emission-tomography of urinary bladder carcinoma. Eur J Nucl Med 20: 888

Kosuda S, Grossman HB, Kison PV et al. (1996) Preliminary FDG-PET study in patients with bladder cancer. J Nucl Med 37: 260P

Laubenbacher C, Hofer C, Avril N et al. (1995) F-18 FDG PET for differentiation of local recurrent prostatic cancer and scar. J Nucl Med 36: 198 P

Miyauchi T, Brown RS, Grossman HB et al. (1996) Correlation between visualization of primary renal cancer by FDG-PET and histopthological findings. J Nucl Med 37: 64 P

Mogard J, Kihlstrom L, Ericson K et al. (1994) Recurrent tumor vs radiation effects after gamma knife radiosurgery of intracerebral metastases: diagnosis with PET-FDG. J Comput Assist Tomogr 18: 177–181

Reinhardt M, Mueller-Matheis V, Larisch R et al. (1995) Time activity analysis improves specificity of FDG-PET in staging of pelvic lymph node metastases. Eur J Nucl Med 22: 803

Shreve P, Gross MD, Wahl RL (1995) Detection of prostate cancer metastases with FDG. J Nucl Med 36: 189P

Torizuka T, Tamaki N, Inokuma T et al. (1994) Value of fluorine-18-FDG-PET to monitor hepatocellular carcinoma after interventional therapy. J Nucl Med 35: 1965–1969

Yeh SDJ, Imbriaco M, Garza D et al. (1995) Twenty percent of hormone resistant prostate cancer are detected by PET-FDG whole body scanning. J Nucl Med 36: 198 P

KAPITEL 6

Onkologisches Screening mit Ganzkörper-FDG

S. Yasuda, M. Ide, A. Shohtsu und P. Oehr

Im allgemeinen führt man eine Ganzkörper-PET mit ^{18}F-FDG bei Personen dann durch, wenn eine medizinische Indikation gegeben ist. Wir haben die Krebssuche mit der Ganzkörper-PET bei einer großen Zahl von *asymptomatischen* Personen durchgeführt (Yasuda et al. 1997b; Ida et al. 1996). Dabei wurden ganz unterschiedliche Krebserkrankungen entdeckt, die behandelt werden konnten. Wir fanden aber auch PET-negative Krebserkrankungen und PET-positive benigne Erkrankungen. Wenn man die Bilder, die man in solchen Fällen erhält, einmal kennt, so hilft dies, Mißinterpretationen von PET-Befunden zu vermeiden. Im folgenden berichten wir über unsere 3jährige Erfahrung mit der Ganzkörper-PET zur Krebssuche bei Personen *ohne* Krankheitssymptome.

6.1
Hintergrund

In unserem PET-Screening-Programm war ein Transmissions-Scanning nicht eingeschlossen. Das spart Zeit. In früheren Studien von Patienten mit verschiedenen Krebserkrankungen verglichen wir die Attenuation-korrigierten Bilder mit den nicht korrigierten unter dem Aspekt der Krebsauffindung (Yasuda et al. 1996b). Insgesamt wurden 106 Läsionen bei 32 Patienten analysiert, und 104 von 106 Läsionen (98,1%) waren auf den nicht korrigierten Bildern ebenso erkennbar wie auf den korrigierten Bildern. In den nicht korrigierten Bildern war die Abgrenzung zwischen der Lunge und der Leber nicht genau. In Läsionen, die nahe der Körperoberfläche lagen, war die Intensität tangential zur Körperoberfläche verstärkt. Wegen der elliptischen Cross-Section des Körpers scheint die a.-p.-Dimension auf den nicht korrigierten Bildern länger zu sein. Ohne Attenuation-Korrektur, mit Anwendung der gefilterten Back-Projection und Algorithmen für Bildrekonstruktionen treten Bildartefakte aufgrund von hoher Aktivität im Myokard, im Nierenbecken und in der Harnblase auf. Trotz dieser Bildstörungen war der Kontrast der Läsionen nicht vermindert (Abb. 6.1).

Es zeigte sich quantitativ, daß in nicht korrigierten a.-p.-Bildern Tumorgrößen signifikant länger erschienen und von links nach rechts die Tumordimensionen signifikant kleiner waren als auf korrigierten Bildern (Zasadny et al. 1996). Obwohl die Läsion-Hintergrund-Raten in der Lunge und im Weichteilgewebe ohne Attenuation-Korrektur abnehmen, nehmen die Raten in Leber, Mediastinum und Eingeweiden zu (Biersack et al. 1997). Basierend auf klinischen Studien und Phantomexperimenten demonstrierten Bengel et al. (1997), daß der fokale Hypermetabolismus auf den unkorrigierten Bildern früher erkennbar ist. Die PET-Diagnostik ohne Transmissionsuntersuchung ist zur Erkennung von Läsionen von praktischem Nutzen.

6.2
Krebssuche mit Ganzkörper-FDG-Positronenemissionstomographie

6.2.1
Personen und Methoden

Unser Institut ist ein medizinischer Gesundheitsclub, der sich in Yamanashi/Japan befindet. Unser Krebssucheprogramm erstreckt sich auf Ganzkörper-PET zusammen mit konventionellen Krebssuchmethoden. Beim Einsatz von 3 PET-Scannern (ECAT-Exakt 47, Siemens/CTI, Knoxville/TN) ist ein tägliches Maximum von 24 Ganzkörper-PET-Studien erreichbar; so wurden z.B. 1997 insgesamt 1.290 derartige Ganzkörperuntersuchungen durchgeführt.

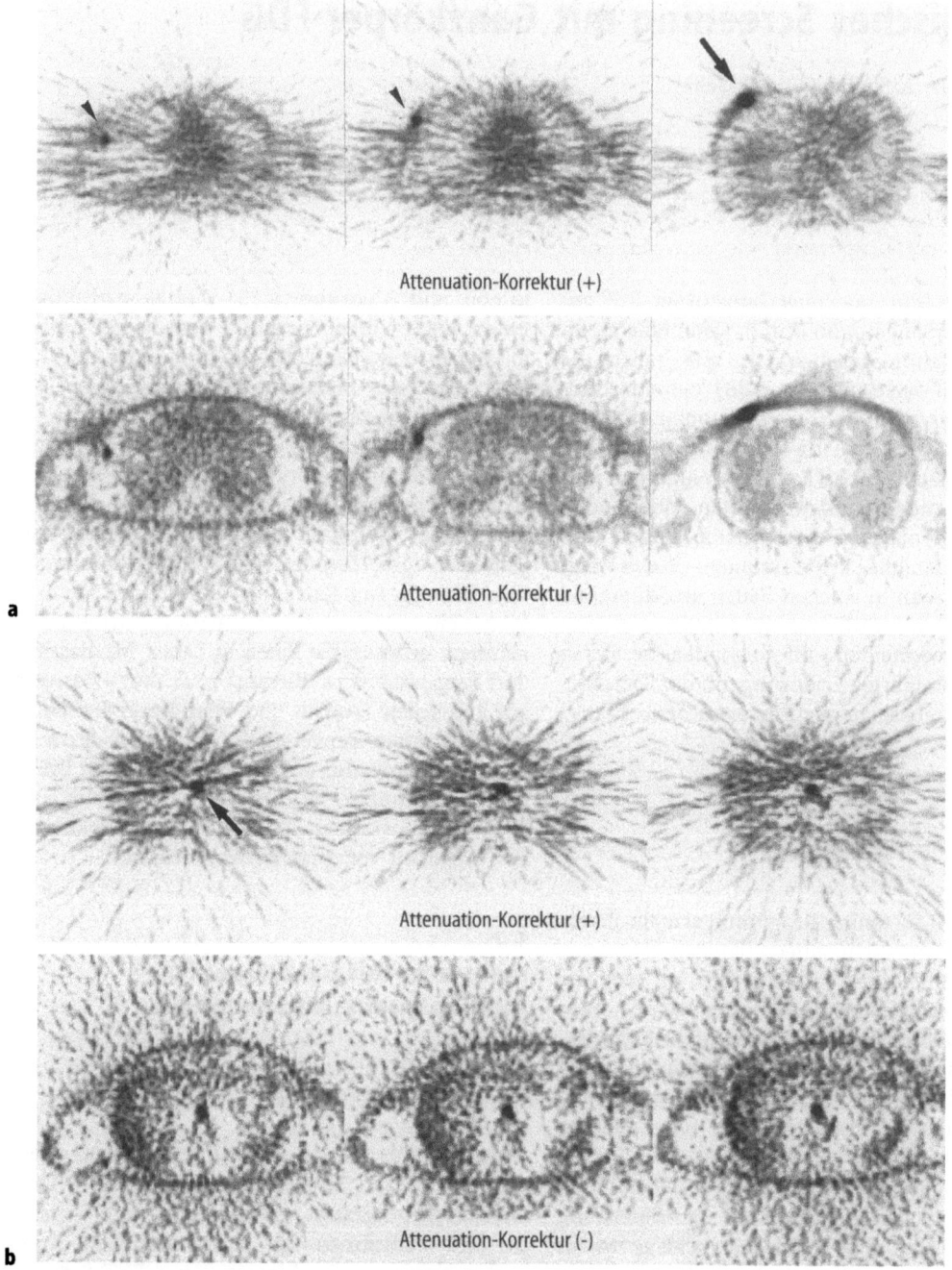

Abb. 6.1. a Drei selektionierte transaxiale Bilder von einer Patientin mit Brustkrebs auf der rechten Seite und axillärer Lymphknotenbeteiligung. Primärtumor *(Pfeil)* und 2 metastatische Lymphknoten *(Pfeilspitze)* können auf beiden Bildern gut erkannt werden. **b** Drei konsekutive transaxiale Abbildungen eines Patienten mit fortgeschrittenem Ösophaguskarzinom inklusive Metastase des Truncus coeliacus. Der metastatische Lymphknoten des Truncus coeliacus ist leicht erkennbar *(Pfeil)*. Das Kontrastverhältnis Läsion/ Hintergrund ist auf beiden Abbildungen hoch

Nach unseren derzeitigen Protokollen müssen alle Personen mindestens 6 h vor der FDG-Injektion fasten. Die Leute werden dazu angehalten, Wasser zu trinken, um die Urinkonzentration von FDG zu verdünnen. Auch Kaffee ist erlaubt, um die FDG-Aufnahme in das Herz zur reduzieren. Allerdings ist dieser Effekt nicht sehr stark. Den Probanden wird eine Dosis von 260 MBq ^{18}F-FDG injiziert. Während der Anreicherungszeit ist Ruhe empfohlen, um die Aufnahme von FDG in die Muskulatur zu verhindern, vor allem in die Skelettmuskulatur, die Augenmotorik und die Larynxmuskulatur. Nach einer Anreicherungszeit von 45–60 min werden die Probanden aufgefordert, ihren Harn zu entleeren. Um die Anreicherung von Radioaktivität in der Harnblase möglichst klein zu halten, beginnt man mit den Aufnahmen (7 min für jede PET-Position) von der Pelvis hinauf zur Axilla. Grauskala-Hard-Copy-Bilder von transaxialen Schnitten werden ausgedruckt und die Bilder interpretiert; auch koronale und sagittale Bilder werden erstellt.

6.2.2
Ergebnisse

Innerhalb von 3 Jahren (September 1994 bis August 1997) wurden 2.114 Clubmitglieder (1.365 Männer und 749 Frauen; Durchschnittsalter 52 Jahre) im Rahmen der Krebssuche insgesamt 3.093mal untersucht; bei 30 Personen wurde Krebs nachgewiesen. Die Nachweisraten betrugen 1,4% (30 von 2.114 Personen) und 1% (30 von 3.093 Untersuchungen). Bei 16 Krebserkrankungen waren die PET-Untersuchungsergebnisse richtig-positiv (Tabelle 6.1, Abb. 6.2–6.4), falsch-negativ waren sie bei 14 Krebserkrankungen (Tabelle 6.2).

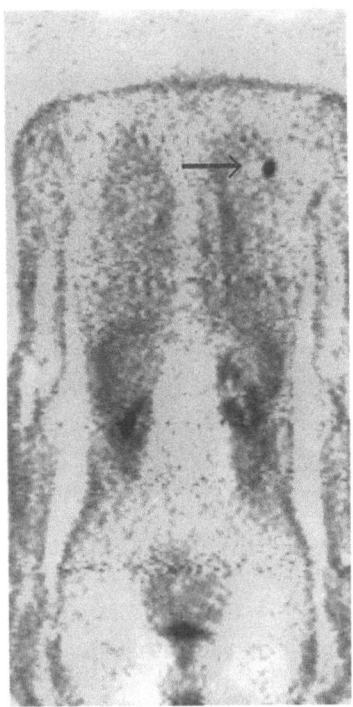

Abb. 6.2. Lungenkarzinom (66 Jahre alter Mann): 1 cm großes papilläres Adenokarzinom (Stadium I)

Tabelle 6.1. PET-positive Krebsarten

Diagnose	Patientenzahl	Tumorgröße
Lungenkarzinom	5	1–2,4 cm
Kolorektalkarzinom	3	3,5–6 cm
Mammakarzinom	3	1,3–2 cm
Schilddrüsenkarzinom	2	1 cm, 3 cm
Magenkarzinom	1	3,5 cm
Nierenkarzinom	1	4 cm
Malignes Lymphom	1	

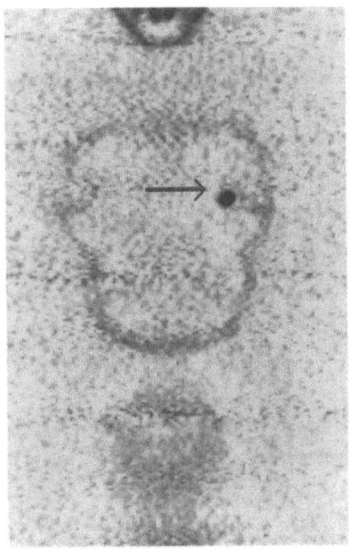

Abb. 6.3. Mammakarzinom (48 Jahre alte Frau): 1,3 cm großes invasives duktales Karzinom (Stadium I)

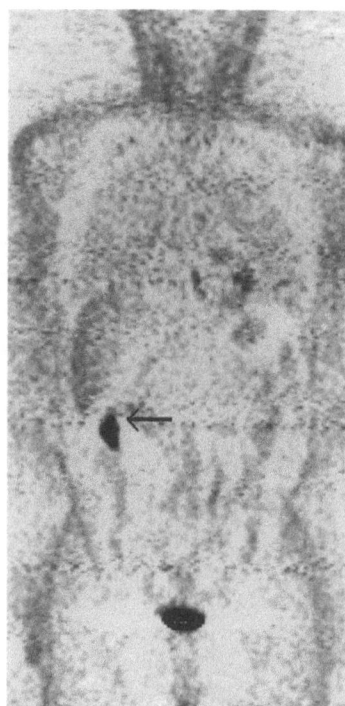

Abb. 6.4. Kolonkarzinom (45 Jahre alter Mann): 3,5 cm großes, moderat differenziertes Adenokarzinom (Duke's A)

nen. Von den PET-negativen Krebserkrankungen waren 8 von 14 (57%) urologischen Ursprungs. Es gab 3 falsch-negative Lungenkarzinome: ein tubuläres Adenokarzinom (8 mm), ein bronchioalveoläres Adenokarzinom (1,2 cm) und ein bronchioalveoläres Adenokarzinom (1,5 cm). Diese waren auch bei der Röntgenuntersuchung der Lungen negativ. Zwei Hepatome, 1,5 cm und 1,6 cm im Durchmesser, waren im PET negativ, beim Ultraschall aber positiv. Ein szirrhöses Mammakarzinom (1,5 cm) war im PET negativ und ebenfalls beim Ultraschall positiv.

Eine erhebliche Anzahl benigner Läsionen wurde mit PET nachgewiesen (Tabelle 6.3). Nur ein unnötiger chirurgischer Eingriffe wurde vorgenommen, und zwar bei einer chronischen Thyreoiditis (Yasuda et al. 1997c). Die Ultraschalldiagnostik wies in diesem Fall einen Schilddrüsenknoten nach. Drei Personen mit malignen Lungenrundherden (ein 1 cm großes Tuberkulom und zwei 1 cm große organisierte Lungenentzündungen), bei denen PET und CT unklare Befunde zeigten, mußten operiert werden, um zu einer sicheren Diagnose zu finden. Eine hohe FDG-Aufnahme wurde bei anderen benignen Läsionen festgestellt, z. B. bei Kolonadenom (Yasuda et al.1998c), Warthin-Tumor (Horiuchi et al. 1998), Schilddrüsenadenom, Sarkoidose (Yasuda et al. 1996a), chronischer maxillärer Sinusitis und Lymphadenitis.

Tabelle 6.2. PET-negative Krebsarten (*PSA* prostataspezifisches Antigen, *US* Ultraschall, *CT* Computertomographie, *PE* körperliche Untersuchung)

Diagnose	Patientenzahl	Klinisches Stadium oder Tumorgröße	Nachweismethode
Prostatakarzinom	4	Stadium II-IV	PSA
Nierenkarzinom	3	1,5-8,5 cm	US
Lungenkarzinom	3	0,8-1,5 cm	CT
Hepatom	2	1,5 cm, 1,6 cm	US
Mammakarzinom	1	1,5 cm	PE, US
Harnblasenkarzinom	1	3 cm	US

Die richtig-positiven Patienten wurden – mit Ausnahme eines Lymphomapatienten – operiert. Bei einer Patientin mit Mammakarzinom fand man mikroskopisch kleine metastatische Foci, bei den anderen Patienten wurden dagegen keine Lymphknotenmetastasen entdeckt. Alle Lungenkarzinome waren pathologisch dem Stadium I zuzuord-

Tabelle 6.3. PET-positive benigne Läsionen, die bioptisch oder chirurgisch abgeklärt wurden

Diagnose	Behandlung	Patientenzahl	Tumorgröße
Kolonadenom	Endoskopische Polypektomie	10	1,2-3 cm
Warthin's Tumor	Chirurgie	4	1,5-2,6 cm
Schilddrüsenadenom	Aspirationszytologie, Chirurgie	4	1-2,3 cm
Organisierte Lungenentzündung	Thorakoskopie, Chirurgie	2	1 cm
Tuberkulom	Thorakoskopie, Chirurgie	1	1 cm
Sarkoidose	Mediastinoskopie und Biopsie	1	
Chronische Sinusitis	Chirurgie	1	
Lymphadenitis	Aspirationszytologie	2	
Chronische Thyreoiditis	Chirurgie	1	

6.2.3
Krebssuche

Krebs ist immer noch eine der häufigsten Todesursachen. Bis jetzt hat man mit Tests auf okkultes Blut eine effektive Krebssuche nach kolorektalem Karzinom (Hardcastle et al. 1996) und mit der Mammographie nach Brustkrebs bei Frauen in der 5. Dekade (Taubes 1997) durchgeführt. Zusätzlich gibt es verschiedene Studien, um die Effizienz der Suche nach Prostatakrebs, Lungenkrebs und Ovarialkarzinom nachzuweisen (Kramer et al. 1994). Die derzeitigen Suchmethoden beschränken sich auf einzelne Organe oder wenige unabhängige Organe. Die Massensuchprogramme beziehen sich nicht auf Krebsarten geringer Prävalenz, begründet auf der Basis von Kosten-Nutzen-Betrachtungen.

Mit der Ganzkörper-PET kann man den gesamten Körper „nahtlos" untersuchen; die Zielpunkte sind nicht durch einzelne Organe festgelegt. Man kann nach Ovarialkarzinomen, Pankreaskarzinomen und Lymphomen suchen. Allerdings gibt es noch keinen Nachweis dafür, daß man bei diesen Krebsarten mit PET die Stadien entdeckt, die sich noch gut resezieren lassen. PET ist aber hinsichtlich der Krebsentdeckung jeder einzelnen konventionellen Suchmethode überlegen: vielerlei verschiedene Krebsarten können in einer Größe entdeckt werden, in der sie noch gut zu entfernen sind.

Krebssuchprogramme führen zu Diskussionen über Kosten und Risiko. Die PET-Untersuchung ist teuer. In unserer Einrichtung bezahlen die Mitglieder die Kosten der Untersuchung selbst. Um breite Anerkennung zu finden, müssen jedoch Suchmethoden nicht nur Qualität nachweisen, sondern auch preiswert sein. Wegen der kurzen Halbwertszeit von FDG ist die Strahlendosis für die individuelle Person gering. Sie läßt sich sogar noch weiter reduzieren, wenn der Patient zu den richtigen Zeiten Urin abgibt (Mejia et al. 1991).

PET-negative Krebsarten

In unseren Untersuchungen gab es PET-negative Krebserkrankungen, die wir in 4 Gruppen eingeteilt haben:

1. urologische Krebserkrankungen,
2. Krebserkrankungen mit geringer Zelldichte,
3. Krebserkrankungen mit geringer Größe,
4. hypometabolische Krebsarten.

Alle 4 Prostatakrebserkrankungen erwiesen sich bei unseren PET-Untersuchungen erwiesen als PET-negativ; positive Befunde wurden zuerst durch die Bestimmung des prostataspezifischen Antigens (PSA) im Serum nachgewiesen. Obwohl die Urinausscheidung des ^{18}F-FDG in die Harnblase den Nachweis urologischer Krebserkrankungen behindert, könnte es einen anderen Grund für die falsch-negativen Ergebnisse bei urologischen Krebserkrankungen geben. Zum Beispiel lag in unserer Untersuchung von 19 Patienten mit Nierenkarzinom die Richtig-positiv-Rate unter 50% (nicht publizierte Ergebnisse). Geringe Tumorzellzahlen, wie bei Siegelringzellkrebs oder muzinösem Krebs, können auch zu einer nur geringen FDG-Anreicherung führen. Das räumliche Auflösungsvermögen unseres PET-Scanners liegt bei ungefähr 6 mm; in Tumoren, die mehr als 2mal unterhalb der Auflösungsgrenze liegen, bewirken die Volumeneffekte eine geringe Sensitivität.

Außerdem ist die Endoskopie der PET bei Ösophagus- und Magenuntersuchungen im Nachweis kleiner Läsionen überlegen. Weiterhin gibt es hypometabolische Krebsarten. In unserer Studie war ein 1,5 cm großes bronchioalveoläres Karzinom der Lunge PET-negativ. Bronchioalveoläre Krebserkrankungen bestimmter histologischer Typen zeigen die günstigste Prognose (Noguchi et al. 1995). Es ist nicht genau bekannt, inwiefern der Glucosemetabolismus und die biologische Malignität miteinander in Zusammenhang stehen. Die festgestellten Begrenzungen beim PET-Screening muß man jedoch hinnehmen.

Maligne Läsionen mit hoher FDG-Anreicherung

Man hat lange gedacht, daß die FDG-PET wegen der Möglichkeit falsch-positiver Befunde zur unselektionierten Krebssuche nicht geeignet sei (Rigo et al. 1996). Unsere Studie ist die erste, die mit einer großen Zahl asymptomatischer Personen arbeitet. Obwohl falsch-positive Läsionen gelegentlich gefunden werden, kann man sagen, daß diese Befunde weiterer klinischer Abklärung bedurften. Zu Beginn unserer Studie fanden wir, daß eine diffuse FDG-Aufnahme in der Schilddrüse ab und zu bei normalerweise gesunden Frauen beobachtet werden konnte

Abb. 6.5.
Gingivitis (60 Jahre alter Mann). Es ist nicht ungewöhnlich, daß man bei einer Gingivitis eine fokale FDG-Anreicherung im Zahnfleisch findet. Diese Person hatte Zahnschmerzen und eine Gingivitis. Granulome können hohe Konzentrationen von FDG in dieser Region bewirken

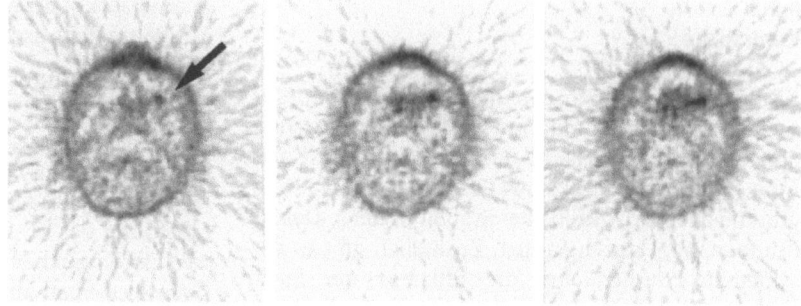

und daß dies ein Zeichen für eine chronisch lymphozytäre Thyreoiditis (Hashimoto-Thyreoiditis) war (Yasuda et al. 1998a; (Abb. 6.5–6.11)).

Physiologische FDG-Anreicherung

Physiologisch bedingte höhere ^{18}F-FDG-Aufnahmen findet man beim PET-Screening gelegentlich. Während der Menstruation kann man FDG-Anreicherungen im Uterus feststellen (Yasuda et al. 1997a).

Auch in laktierenden Brustdrüsen ist eine erhöhte FDG-Aufnahme feststellbar (Binns et al. 1997), ebenso nach körperlichen Anstrengungen (Yasuda et al. 1998b). Bedingt durch die Kontraktion der Muskeln beim Sprechen scheint es auch zu einer erhöhten FDG-Aufnahme in die Larynxmuskeln zu kommen (Kostagolu et al. 1996). Obwohl die Patienten während der Aufnahmezeiten ihre Augen schließen, reicht dies nicht aus, um die FDG-Aufnahme in die okulomotorischen Muskeln niedrig zu halten.

Abb. 6.6.
Kieferhöhlenentzündung (60 Jahre alter Mann). Eine unilaterale maxilläre FDG-Anreichung ist nicht selten. FDG scheint sich entlang der Sinuswand anzureichern. Bei einer Person verschwand die FDG-Anreicherung nach einer Behandlung mit Erythromycin über 3 Monate

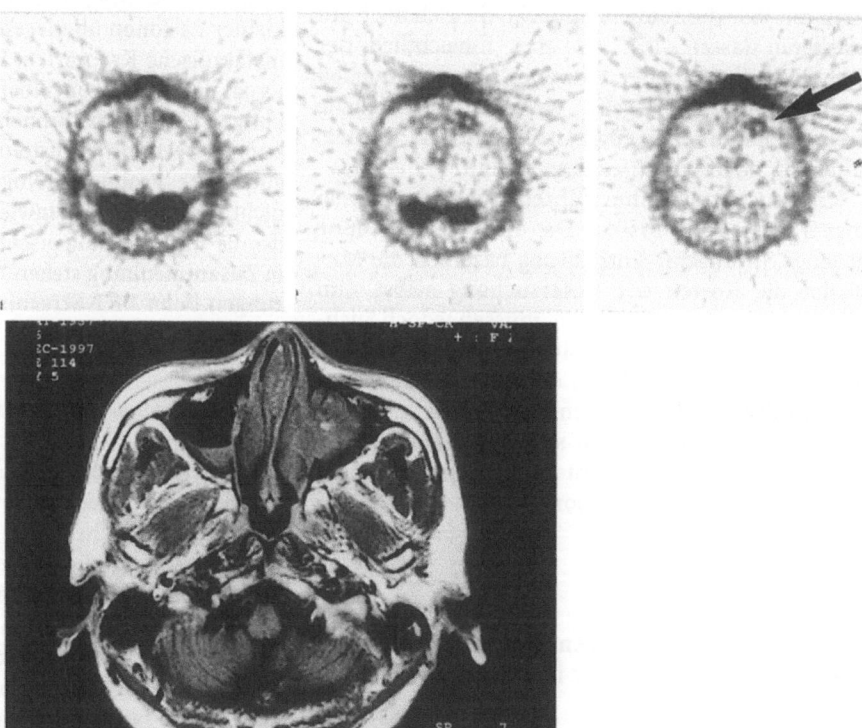

6.2 Krebssuche mit Ganzkörper-FDG-Positronenemissionstomographie

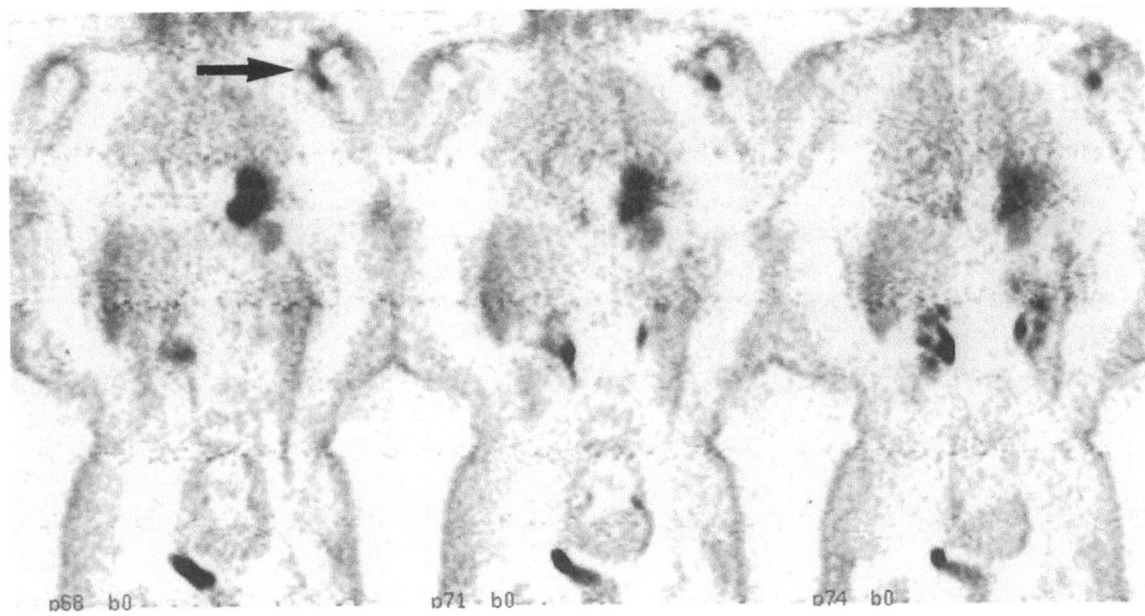

Abb. 6.7. Periarthritis der Schulter (60 Jahre alte Frau). Eine bogenförmige FDG-Anreicherung entlang der Schultergelenke ergibt einen starken Verdacht auf eine Periarthritis der Schulter. Möglicherweise besteht eine Korrelation zwischen der Intensität der FDG-Aufnahme und den klinischen Symptomen (Schmerz und Behinderung der Bewegung). Beim PET-Screening ist eine FDG-Anreicherung in diesem Bereich nicht selten

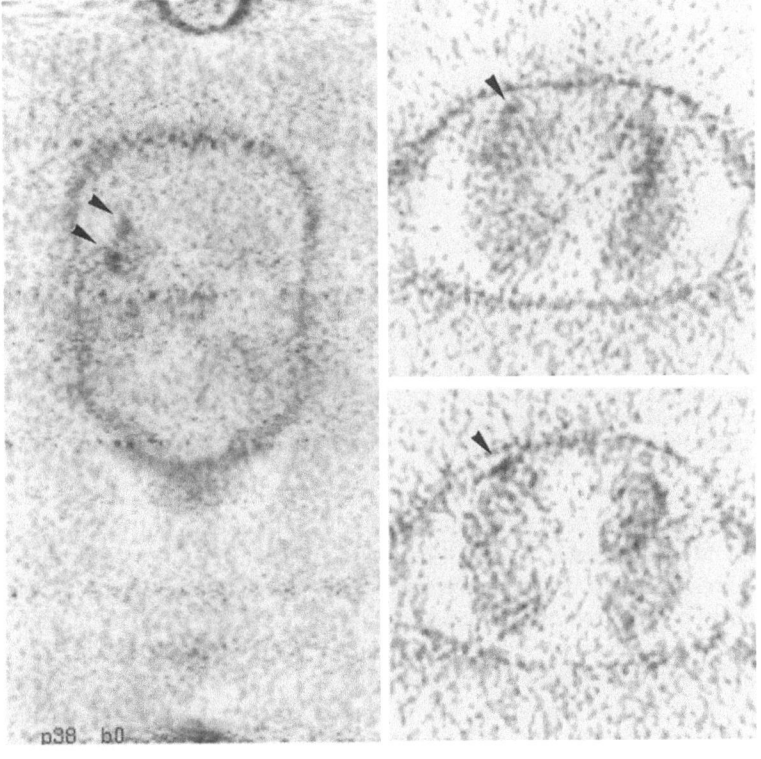

Abb. 6.8. Quetschung des Brustkorbs (41 Jahre alter Mann). Diese Person erlitt 17 Tage zuvor beim Skifahren eine Brustkorbverletzung. Auf den PET-Abbildungen kann man eine schwache FDG-Anreicherung in der Thoraxwand feststellen. Eine gleichzeitig durchgeführte Röntgenuntersuchung des Brustkorbs (p.-a.-Projektion) war negativ, der Patient schmerzfrei. Obwohl man es nicht sicher zeigen konnte, vermutete man, daß Rippenbrüche vorlagen

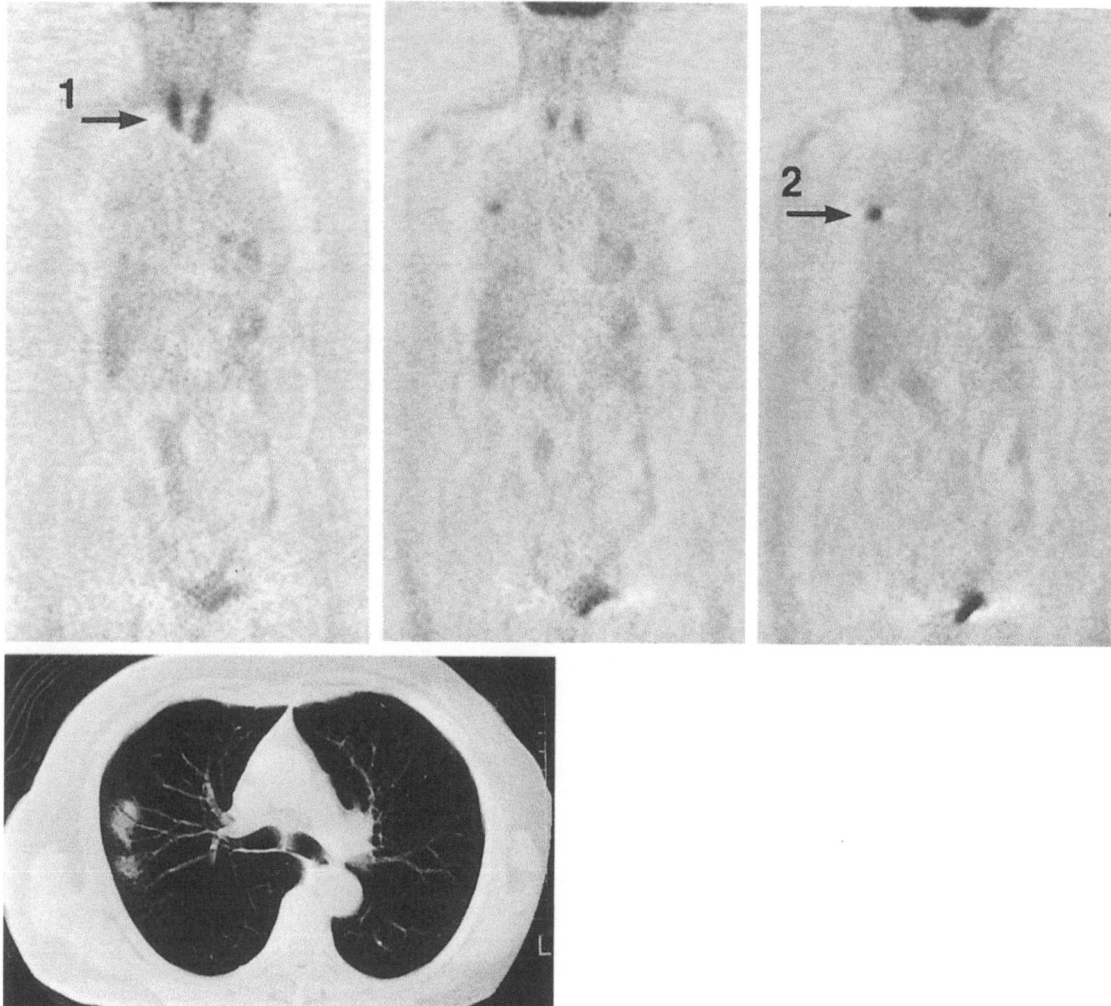

Abb. 6.9. Bronchopneumonie und chronische Thyreoiditis (64 Jahre alte Frau). Bei 3 selektonierten koronalen Abbildungen konnte in der Lunge und in der Schilddrüse eine starke FDG-Aufnahme festgestellt werden. Die CT des Brustkorbs zeigte einen infiltrierenden Schatten, der eine Lungenentzündung zu sein schien.
Der antimikrosomale Antikörpertiter war hoch. Bei den von uns untersuchten Personen konnte man bei Frauen nicht selten eine diffuse FDG-Anreicherung im Schilddrüsenbereich sehen. Vermutlich ist eine chronisch lymphozytäre Thyreoiditis die Ursache. Bei dieser Frau blieb eine diffuse Schilddrüsen-FDG-Anreicherung über einen Zeitraum von 3 Jahren bestehen. Beim PET-Screening findet man gelegentlich auch eine starke FDG-Anreicherung bei Lungenentzündungen. In solchen Fällen ist eine gleichzeitig durchgeführte Spiral-CT-Untersuchung des Brustkorbs notwendig

Gelegentlich zeigt sich eine hohe FDG-Aufnahme im Myokard sowie in den Eingeweiden. Bildartefakte, die durch die hohe Myokard-FDG-Aufnahme entstehen, führen zu einer eingeschränkten Beurteilbarkeit der Nachbarorgane wie Lungen, Mediastinum und Ösophagus. Ähnliche Probleme können im Bauchraum entstehen. Bei 10 Patienten haben wir versucht, mit Hilfe der intravenösen Gabe von Intralipid (10%, 100 ml) die Serum-FFA-Konzentration (Nuutila et al. 1992) zu erhöhen. Wir fanden jedoch im Vergleich zu einer nicht behandelten Gruppe keine signifikante Reduzierung der Myokard-FDG-Anreicherung. In einer anderen Gruppe von 10 Patienten haben wir intravenös Skopolamin-Butylbromid (Buscopan) injiziert, um im Bauchbereich die unspezifische Anreicherung zu senken. Auch hier fanden wir im Vergleich zu einer Kontrollgruppe keine signifikante Reduktion der FDG-Anreicherung. Es bedarf noch weiterer Studien, um einen Weg zu finden, im Myokard und im Bauchbereich die erhöhte FDG-Konzentrationen zu reduzieren.

6.3 Schlußfolgerungen

Aufgrund der Tatsache, daß es PET-FDG-negative Krebserkrankungen gibt, kann man PET nicht als alleinige Alternative zu allen anderen konventionellen Methoden einsetzen. PET ist jedoch sensitiv für den Nachweis hypermetabolischer Gewebe. Im Sinne des Krebsnachweises durch eine einzige Untersuchung ist PET den anderen Methoden überlegen. Obwohl wir auch benigne Läsionen mit Hypermetabolismus entdeckt haben, bedurften diese klinischer Aufmerksamkeit. Falsch-positive Interpretationen können vermieden werden, wenn man die Charakteristik maligner Läsionen kennt. Unsere 3jährige Erfahrung zeigt, daß man PET einsetzen kann, um bei normalerweise asymptomatischen Personen eine große Zahl verschiedener Krebsarten rechtzeitig in resezierbaren Stadien zu finden. Weitere Studien sollten initiiert werden um herauszufinden, inwiefern zwischen Glucosemetabolismus und biologischer Malignität ein Zusammenhang besteht. Weitere technische Fortschritte werden vielleicht die Nützlichkeit und Signifikanz der PET für die Krebsfrüherkennung weiter erhöhen.

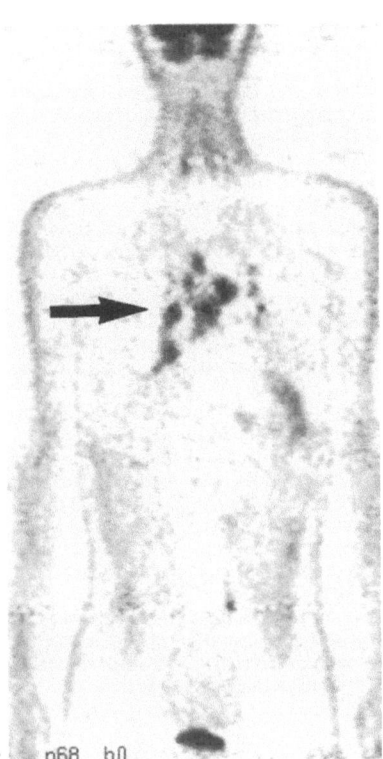

Abb. 6.10. Sarkoidosis (75 Jahre alter Mann). Eine Gewebsdiagnostik wurde durch Mediastinoskopie und Biopsie vorgenommen. Diese Person wurde 4 Jahre lang ohne weitere medizinische Behandlung beobachtet, und wir konnten keine besonderen Veränderungen feststellen. Das ein typischer Fall für Sarkoidose. Gelegentlich findet man multiple FDG-Anreicherungen in Lymphknoten des Lungenhilus bei gesunden Personen. Hierzu ist die Ätiologie unbekannt

Abb. 6.11. Kolonadenom (74 Jahre alter Mann). Hier kann man eine starke FDG-Anreicherung in einem 1,1 cm großen Adenom des aufsteigenden Kolons sehen. Die Gewebsdiagnose wurde durch eine koloskopische Polypektomie gestellt. Bei dieser Person konnte eine fokale FDG-Anreicherung noch retrospektiv aus PET-Bildern erkannt werden, die 15 Monate vorher gemacht worden waren

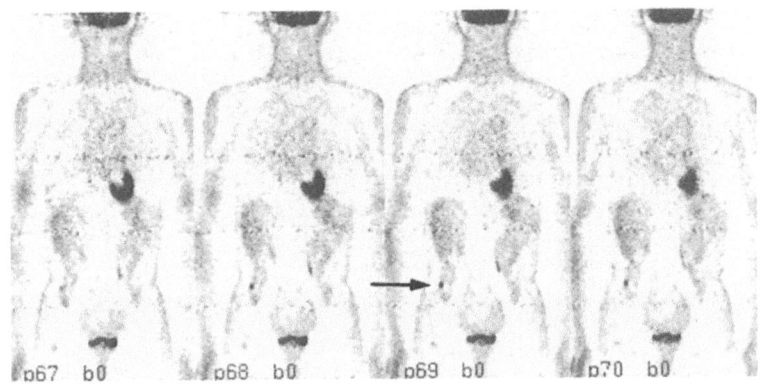

Literatur

Bengel FM, Ziegler SI, Avril N et al. (1997) Whole-body positron emission tomography in clinical oncology: comparison between attenuation-corrected an uncorrected images. Eur J Nucl Med 24: 1091-1098

Biersack HJ, Bender H, Ruhlmann J et al. (1997) FDG-PET in clinical oncology. Review on evaluation of results of a private clinical PET center. In: Freeman LM (ed) Nuclear medicine annual. Lippincott-Raven, Philadelphia, pp 1-29

Binns D, Hicks RJ (1997) Pattern of f-18 FDG uptake and excretion in the lactating breast. 9th ICP Conference. Poster abstract, p3Eur J Nucl Med 23: 1677-1679

Hardcastle JD, Chamberlain JO, Robinson MHE et al. (1996) Randomised controlled trial of faecal-occult-blood screening for colorectal cancer. Lancet 348: 1472-1477

Horiuchi M, Yasuda S, Shothsu A et al. (1998). Four cases of Warthin's tumor of the parotid gland detected with FDG PET. Ann Nucl Med 12: 47-50

Ide M, Suzuki Y (1996) A window on Japan: medical health club with clinical PET

Kostakoglu L, Wong JCH, Barrington SF et al. (1996) Speech-related visualization of laryngeal muscels with fluorine-18-FDG. J Nucl Med 37: 1771-1773

Kramer BS, Gohagan J. Prorok PC 1(994) NIH consensus 1994: Screening. Gynecol Oncol 55: 20-21

Mejia AA, Nakamura T, Itoh M et al. (1991) Estimation of absorbed dose in humans due to intravenous administration fo fluorine-18-fluorodeoxyglucose in PET studies. J Nucl Med 32: 699-706

Noguchi M, Morikawa A, Kawasaki M et al. (1995) Small adenocarcinoma of the lung. Histologic characteristics and prognosis. Cancer 75: 2844-2852

Nuutila P, Koivisto A, Knuuti J et al. (1992) Glucose-free fatty acid cycle operates in human heart and skeletal muscle in vivo. J Clin Invest 89: 1767-74

Rigo P, Paulus P, Kaschten BJ et al. (1996) Oncological application of positron emission tomography with fluorine-18 fluorodeoxyglucose. Eur J Nucl Med 23: 1641-1674

Taubes G (1997) The breast-screening brawl. Science 275: 1056-1059

Yasuda S, Shohtsu A, Ide M et al. (1996a) High fluorine-18 deoxyglucose uptake in sarcoidosis. Clin Nucl Med 21: 983-984

Yasuda S, Ide M, Takagi S et al. (1996b) Cancer detection with whole-body FDG PET images without attenuation correction. Jpn J Nucl Med 33: 367- 373

Yasuda S, Ide M, Takagi S et al. (1997a) Intrauterine accumulation of F-18 FDG during menstruation. Clin Nucl Med 22: 793-794

Yasuda S, Shohtsu A (1997b) Cancer screening with whole-body 18F-fluorodeoxyglucose positron-emission tomography. Lancet 359: 1819

Yasuda S, Shohtsu A, Ide M et al. (1997c) Diffuse F-18 FDG uptake in chronic thyroiditis. Clin Nucl Med 22: 341

Yasuda S, Shohtsu A, Ide M et al. (1998a) Diffuse 18-F-fluorodeoxyglucose uptake in chronic thyroiditis. Radiology (in press)

Yasuda S, Ide M, Takagi S et al. (1998b) High fluorine-18 fluorodeoxyglucose uptake in skeletal muscle. Clin Nucl Med 23: 111-112

Yasuda S, Ide M, Takagi S et al. (1998c) F-18 FDG uptake in colonic adenoma. Clin Nucl Med 23: 99-100

Zasadny KR, Kison PV, Quint LE et al. (1996) Untreated lung cancer: quantification of systemic distortion of tumor size and shape on non-attenuation-corrected 2-(fluorine-18)fluoro-2-deoxy-D-glucose PET scans. Radiology 201: 873-876

KAPITEL 7
Kostenrelevanz und Einsparpotentiale*

P.E. Valk

Die Kosteneffektivität einer diagnostischen oder therapeutischen Prozedur ist am häufigsten beschrieben worden als die Kosteneffektivitätsratio, die sich ergibt aus der Nettozuwachsrate an Kosten dividiert durch die Nettozuwachsrate an Effektivität durch die Anwendung der Methode.

Diese wird ausgedrückt in den Kosten pro qualitätsadjustiertem Lebensjahr. Möglich sind 2 klinisch positive Ergebnisse:

- Die Effektivität nimmt zu bei Abnahme der Kosten, oder
- die Effektivität nimmt ebenso wie die Kosten zu.

Für eine diagnostische Modalität ist es schwierig, den Effekt auf die Überlebensrate zu bewerten, da diese dominiert wird von therapeutischen Maßnahmen in Folge der Diagnose. In der vorliegenden Ausarbeitung nahmen wir an, daß eine Zunahme in der Sensitivität zu einer Verminderung operativer Verfahren bei nicht resektablem Tumorleiden führt und eine Zunahme der Spezifität zu einer Reduktion der Operationsfrequenz bei nichtmalignen Läsionen führt. Weiter wird angenommen, daß beide genannten Aspekte zu einem gleichen oder besseren klinischen Outcome führen, und es wurde kein Versuch einer unmittelbaren Quantifizierung der Effektivitätszunahme unternommen. Es verblieben daher die Evaluierung der diagnostischen Richtigkeit der PET sowie die Bestimmungen des Ergebnisses der PET-Resultate auf die Kosten im Patientenmanagment.

In den Vereinigten Staaten hat hinsichtlich der Bestimmung der Kosten im Gesundheitswesen lediglich die Summe eine allgemeine Bedeutung, die durch die Kostenerstattung durch Medicare bedingt

wird. Diese ist nicht beeinflußt durch spezielle Pflegevereinbarungen. Wir haben daher die Kostenerstattungsrate durch Medicare verwendet, um die Kosten chirurgischer und diagnostischer Untersuchungen zu bestimmen. Während des Untersuchungszeitraumes dieser Studie lag für die PET keine spezielle Kostenerstattung vor; wir benutzten statt dessen die durchschnittliche Erstattungsrate, die beim Northern California PET-Imaging Center während dieser Periode erhoben wurde und die durchschnittlich bei etwa 1.800 $ für eine Ganzkörperuntersuchung lag.

Um die klinische Effektivität zu evaluieren, mußten wir die Genauigkeit der PET hinsichtlich Sensitivität und Spezifität für eine spezielle klinische Indikation und die Auswirkung der PET-Befunde auf das Patientenmanagment sowohl für die diagnostischen als auch die therapeutischen Konsequenzen bewerten. Als diese Arbeit 1992 begann, lag die Anwendung der PET in onkologischen Fragestellungen weitgehend in hypothetischen Bereichen. Einzelne Veröffentlichungen von PET-Ergebnissen bei verschiedenen Tumoren waren publiziert, aber hinsichtlich Sensitivität und Spezifität waren keine Daten verfügbar, und Untersuchungen zur Kosteneffektivität waren zu diesem Zeitpunkt nicht erfolgt. Es war daher nötig, auf diese Faktoren einzugehen.

7.1
Diagnose und Staging des nichtkleinzelligen Bronchialkarzinoms

Das einzige Gebiet in der Onkologie, in dem die klinische Effektivität der PET bereits bestimmt war, war die Diagnose solitärer Lungenherde. Die Analyse publizierter Ergebnisse durch das Institute for Clinical-PET 1994 zeigte bei einer Gesamtzahl von 273 Patienten, die aus 5 verschiedenen PET-Zentren stammten, eine Sensitivität für die Detektion eines

---

* Vorgetragen bei der klinischen PET-Konferenz in Leipzig am 13.09.1997

Malignoms von 96% sowie eine Spezifität von 90%. Da die PET für die Diagnose des nichtkleinzelligen Bronchialkarzinoms akkurat war, erschien es plausibel, daß die Methode auch für das Staging der Erkrankung selbst akkurat war. Wir haben daher eine prospektive Untersuchung im Vergleich der PET und der CT beim Staging des nichtkleinzelligen Bronchialkarzinoms unternommen und 103 Tumoren bei 99 Patienten einbezogen (Valk et al. 1995).

Mediastinale PET-Befunde und CT-Ergebnisse wurden bei 76% mit dem Ergebnis des operativen Stagings verglichen. PET und CT-Befunde, die auf die Möglichkeit von Fernmetastasen hinwiesen, wurden verglichen mit den Ergebnissen von Biopsieuntersuchungen sowie den Ergebnissen klinischer und bildgebender Verlaufskontrollen. Die Sensitivität und Spezifität für die Diagnose mediastinaler Metastasen lag bei 83% und 94% für die PET sowie bei 63% bzw. 73% für die CT. Die PET zeigte zuvor nicht vermutete Fernmetastasen bei 11 Patienten (11%), wobei es nicht zu falsch-positiven Resultaten kam; normale PET-Befunde wurden bei 19 Patienten (19%) erhoben an Lokalisationen, bei denen CT-Anomalien auf das mögliche Vorliegen von Fernmetastasen hinwiesen. In einem dieser Fälle zeigte ein negativer PET-Befund, der einen kleinen Focus in der kontralateralen Lunge betraf, ein inkorrektes Ergebnis. Die übrigen 18 Patienten wiesen im klinischen Verlauf und in der Kontrollbildgebung keinen Hinweis auf das Vorliegen von Metastasen auf.

Da die PET im Staging eindeutig genauer war als die CT, unternahmen wir anschließend eine Bewertung des Effekts der PET auf das weitere Managment des Patienten. Dazu wurden die Behandlungsunterlagen von 72 Patienten, die innerhalb der letzten 2 Jahre zum PET überwiesen worden waren, retrospektiv untersucht, wobei sämtliche Patienten aus nur einem thoraxchirurgischen Zentrum kamen. Achtunddreißig Prozent wurden initial überwiesen zur Abklärung eines unklaren Lungenrundherdes, und 20 von diesen konnten als maligne sowie 18 als benigne Läsionen mittels PET identifiziert werden. 34 Patienten wurden zum Staging bei bekanntem Lungenkarzinom überwiesen, so daß die Gesamtzahl der Staginguntersuchungen 54 betrug. Der folgende Einfluß auf das Patientenmanagment wurde bestimmt:

Eine Thorakotomie zur Tumorresektion konnte bei 6 Patienten vermieden werden, weil ein nichtresektabler Tumor, der mit konventionellen Stagingprozeduren nicht als solcher dargestellt werden konnte, nachgewiesen wurde. Bei den 18 Patienten mit beningen Lungenherden wurde festgestellt, daß in 8 Fällen eine diagnostische Thorakotomie durchgeführt worden wäre, wenn kein negativer PET-Befund zur Verfügung gestanden hätte. Der weitere Verlauf dieser Patienten zeigte, daß kein PET-Befund in dieser Gruppe falsch-negativ war. Bei 11 Patienten mit CT-Hinweisen vergrößerter mediastinaler Lymphknoten konnte eine Mediastinoskopie durch den Nachweis der mediastinalen Metastasen durch die PET vermieden werden. Schließlich wurden 15 CT-gesteuerte Feinnadelbiopsien vermieden (10 Lungen- und 3 Nebennieren- sowie 2 Leberbiopsien) durch die Demonstration von Anomalien benigner Genese durch die PET, die von der CT als suspekt eingestuft worden waren. Insgesamt hatte die Verfügbarkeit der PET-Befunde die diagnostische oder therapeutische Patientenmanagment-Entscheidung in 38 Fällen beeinflußt. Wir untersuchten die Kosten der Untersuchungen, die auf der Basis der durch Medicare definierten Erstattungsraten vermieden werden konnten und ermittelten so eine Summe von 292.000 $. Die wichtigste Ersparnis war natürlich die Reduktion diagnostischer oder auf eine Tumorresektion ausgerichteter Thorakotomien. Die Kosten der PET-Untersuchung in der Gesamtgruppe der 72 Patienten, basierend auf der durschnittlichen Erstattungsrate von 1.800 $, lag bei 130.000 $. Hiervon wurden die Kosten für eine Abdomen-CT sowie ein Knochenszintigramm bei den 54 Patienten abgezogen, die ein Staging durchliefen, was die Nettokosten der PET auf 98.000 $ reduzierte. Die Kostenersparniss pro Patient lag bei 2.690 $.

7.2
Staging bei Rezidiv eines kolorektalen Karzinoms

Das kolorektale Karzinom ist einer der wenigen Tumoren, bei denen die chirurgische Resektion allgemein als Behandlung für das Rezidiv angewandt wird. Die chirurgischen Resultate sind aber limitiert durch die mäßige Genauigkeit der CT bei der initialen Detektion des Rezidivs und bei der Detektion des primär nicht resektablen Rezidivs. Zum Zeitpunkt der Operation von Patienten mit – laut CT – solitären Leberläsionen werden 25–50% der Patienten als mit nicht resektablen Tumorleiden behaftet diagnostiziert, und die 5-Jahres-Überlebensrate bei den übrigen Patienten ist lediglich 25%. Aus diesen Gründen erschien es wahrscheinlich, daß die hohe Sensitivität und Spezifität der PET zum Nachweis des Tumormetabolismus geeignet sein könnte, die Selektion derjenigen Patienten zur Operation zu verbessern, was konsequent zu weniger auf eine Tumorresektion ausgerichteten Operationen bei Patienten mit nichtresektablen Tumoren führen sollte.

Entsprechend wurde kurz nach der Eröffnung des Zentrums eine Untersuchung der PET-Ergebnisse bei Rezidiv kolorektaler Karzinome unternommen (Valk et al. 1996). Die PET detektierte bei 96 von 100 Patienten (96%) und in 146 von 156 anatomischen Lokalisationen (94%) das Rezidiv, wogegen die CT in 78 von 100 Patienten (78%) und in 105 von 156 anatomischen Lokalisationen (68%) das Rezidiv detektierte. Bei 3 Patienten und in 5 Lokalisationen erwies sich die PET als falsch-positiv, wogegen die CT falsch-positive Befunde in 6 Fällen und in 18 Lokalisationen aufwies. Für beide Methoden wurde festgestellt, daß die Sensitivität von der anatomischen Lokalisation des Rezidivs abhängt. Während die PET im Bereich des Beckens eine Sensitivität von 97% sowie in der Leber eine von 96%, jedoch im Abdomen und Retroperitoneum nur eine von 85% aufwies, wurde für die CT die höchste Sensitivität in der Leber mit 84%, eine mit 66% niedrigere im Bereich des Beckens und die mit 50% niedrigste von allen in Abomen und Retroperitoneum gefunden.

Wegen der Bedeutung eines genauen präoperativen Stagings der Patienten mit offenbarem Lokalrezidiv unternahmen wir eine Post-PET-Verlaufskontrolle bei 76 Patienten, die präoperativ untersucht worden waren. In dieser Gruppe wies die PET offenbar resektable Befunde bei 46 Patienten (61%) und nichtresektable Befunde in 25 Fällen (33%) auf. Kein Rezidivhinweis im Bereich der CT-Anomalie wurde bei 5 Patienten (6%) gefunden. Hinsichtlich des Einflusses auf das Patientenmanagment konnte die Tumorresektion bei 25 Patienten vermieden werden auf Basis eines diagnostizierten nichtresektablen Rezidivs. Eine diagnostische Laparotomie konnte ferner bei 5 Patienten vermieden werden durch den Ausschluß eines Erkrankungsrezidivs. Anhand der publizierten Operationsergebnisse (Steele et al. 1991) wurde festgestellt, daß ein nichtresektables Rezidiv intraoperativ bei etwa 50% der Patienten mit Lebermetastasen diagnostiziert wurde. Bei diesen Patienten wird eine Laparotomie ohne Leber-(Teil-)Resektion durchgeführt, und die Zahl der vermeidbare Untersuchungen wurde entsprechend angepaßt. Chirurgische Maßnahmen konnten bei 30 von 76 Patienten (39%) vermieden werden, was eine Leberteilresektion bei 7 Patienten und eine Laparotomie bei 21 Patienten sowie eine Thorakotomie in 2 Fällen einschloß.

Die Gesamtsumme der eingesparten Kosten chirurgischer Prozeduren lag bei 438.000 $. Die Kosten der PET-Bildgebung betrugen 137.000 $. Würden hiervon die Kosten von jeweils 2 vermiedenen CT-Untersuchungen pro Patient abgezogen werden, würden die Nettokosten der PET bei 76.000 $ liegen. Die Kostenersparniss pro Patient lag bei 3.960 $, wenn die PET als zusätzliche Bildgebungsmethode eingesetzt wurde, sowie bei 4.750 $, wenn die PET als Ersatz für die CT-Bildgebung verwandet wurde.

7.3 Staging des metastasierten malignen Melanoms

1993 begannen wir die prospektive Untersuchung der PET bei metastasierten Melanomen, und zwar durch den Vergleich der PET mit der CT und der Enddiagnose von 36 Patienten (Pounds et al. 1995). In dieser Gruppe detektierte die PET 43 von 45 Tumorlokalisationen (96%), verglichen mit 21 von 38 Tumorlokalisationen (55%) bei der CT. Die PET wies eine falsch-positive Lokalisation auf, die an der Stelle einer kurz vorher erfolgten Operation lag, wogegen mit der CT in 13 Fällen falsch-positive Befunde erhoben wurden.

Um den Einfluß der PET auf das weitere Patientenmanagment zu untersuchen, wurden die Post-PET-Untersuchungsunterlagen von 68 Patienten ausgewertet, wobei 48 Patienten im Northern California PET-Imaging Center und 20 Patienten im Stanfort PET Center in Palo Alto in Kalifornien (Valk et al. 1997) untersucht wurden. Fünfunddreißig dieser Patienten wiesen den klinischen oder mittels Bildgebung erhobenen Verdacht eines wahrscheinlichen Tumorrezidivs auf, und diese Patienten wurden spezifisch im Rahmen der präoperativen Evaluation untersucht. In dieser Subgruppe ergab die PET resektable Tumorbefunde bei 20 Patienten (57%). Acht Patienten (23%) wiesen einen zunächst

Tabelle 7.1.
Nettokostenreduktion, die aus der PET-Anwendung resultiert

	NSCLC (SPN & Staging)	Kolorektales Karzinom (Präop.)	Melanom (Präop.)
Patientenzahl	72	76	35
Kosten eingesparter Prozeduren	$ 292.000	$ 438.000	$ 216.000
Kosten der PET	$ 98.000	$ 76.000	$ 35.000
Nettoersparnis Kosten-Ratio	3.0	5.8	6.2
Nettokostenersparnis pro Patient	$ 2.690	$ 4.750	$ 5.200

nicht vermuteten, nicht mehr resektablen Tumor auf. In 7 Fällen (20%) konnte an der Stelle der Anomalie kein Tumorleiden mittels PET festgestellt werden.

Diese Ergebnisse hatten folgenden Einfluß auf das weitere chirurgische Patientenmanagement: Durch die Diagnose eines nicht mehr resektablen Tumors konnte die Operation bei 8 Patienten vermieden werden; ebenfalls vermieden wurde sie durch den Ausschluß eines Tumorleidens bei 7 Patienten. In 3 anderen Fällen wurde die Tumorresektion initiiert durch die Demonstration eines noch resektablen Tumors. Bei diesen Patienten war auf der Basis des konventionellen Stagings initial von einem nichtresektablen Tumorleiden ausgegangen worden. Insgesamt konnten chirurgische Verfahren bei 15 von 35 präoperativen Patienten (43%) vermieden werden. Diese schlossen Lungenteilresektionen bei 6 Patienten, Lymphknotenresektionen in 43 Fällen sowie Leberteilresektionen bei 2 und eine Laparotomie in 3 Fällen ein.

Die Gesamtkosten der vermiedenen operativen Verfahren lagen bei 216.000 $. Die Kosten der PET-Untersuchung in der Subgruppe der 35 präoperativ untersuchten Patienten lagen bei 63.000 $. Da die PET ebenfalls als Grundlage für den Ersatz von 2 CT-Untersuchungen pro Patient genommen wurde, reduzierten sich die Nettokosten auf 35.000 $. Die Kostenersparnis pro Patient lag bei 4.371 $, wenn die PET als zusätzliche Untersuchung eingesetzt wurde, sowie bei 5.200 $ pro Patient, wenn die PET als Ersatz für die CT-Bildgebung verwandt wurde.

Das Ergebnis der Kosten-Nutzen-Analyse ist in Tabelle 7.1 zusammengefaßt und basiert auf der Annahme, daß die PET je ein Abdomen-CT und ein Knochenszintigramm bei Staging des Lungenkarzinoms eingespart hat. Ferner wird angenommen, daß die PET die CT-Scans beim Staging des Rezidivs kolorektaler Karzinome und beim metastasierten Melanom ersetzt hat. Wenn die PET als zusätzliche Bildgebungsmethode verwand wird und man davon ausgeht, daß keine konventionellen Stagingverfahren ersetzt werden, reduzieren sich die Ersparnisse auf 600 bzw. 800 $ pro Patient.

Unter den Aspekten der Kostenanalyse bedeutet eine Verbesserung des Patientenmanagments als Ergebnis einer korrekteren Diagnose verbunden mit einer Senkung der Kosten des Patientenmanagments folglich, daß die PET konventionellen Methoden bei dieser Indikation überlegen ist. Das präoperative Staging von Patienten mit kolorektalem Karzinom oder metastasiertem Melanom, bei denen von einem noch resektablen Rezidiv auf Basis des konventionellen Stagings ausgegangen wurde, ist die effektivste Applikation der PET unter Kostengesichtspunkten, die von uns bis jetzt untersucht wurde. Die Kostenersparnis der Patienten mit unklaren Lungenrundherden und nichtkleinzelligem Lungenkarzinom sind pro Patient geringer, betreffen aber eine wesentlich größere Patientenpopulation.

Wir konnten die klinische Effektivität der PET außerdem bei Rezidiven von Kopf/Hals-Tumoren (Abella-Columna et al. 1997) sowie Hodgkin-Lymphomen (Abella-Columna et al. 1996) nachweisen; die klinische Effektivität wurde ebenfalls demonstriert beim Staging des Hodgkin-Lymphoms, beim Staging des Ösophaguskarzinoms, in der Diagnose von Rezidiven von Mamma- und Ovarial-karzinomen sowie bei jodnegativen Metastasen von Schilddrüsenkarzinomen. Eine direkte Evaluierung der Kosteneffektivität dieser Applikationen der

PET wurde bisher nicht publiziert, doch können weitere kosteneffektive Anwendungen der PET bei diesen und anderen Tumoren erwartet werden.

Literatur

Abella-Columna E, Valk PE, Pounds TR, Wolkov HB, Liebenhaut MH, Haseman MK, Lutrin CL (1996) Staging Hodgkin's disease by whole-body PET-FDG imaging. J Nucl Med 37: 139P

Abella-Columna E, Manolidis S, Isaacs RS, Pounds TR, Donald PJ, Valk PE (1997) Staging recurrent head and neck cancer by whole-body FDG PET imaging. J Nucl Med 38: 155P

Pounds TR, Valk PE, Spitler L, Haseman MK, Myers RW, Lutrin CL (1995) Whole-body PET-FDG imaging in diagnosis of metastatic melanoma: comparison to CT. J Nucl Med 36: 116P

Steele GJ, Bleday R, Mayer RJ, Lindblad A, Petrelli N, Weaver D (1991) A prospective evaluation of hepatic resection for colorectal carcinoma metastases to the liver: gastrointestinal tumor study group protocol 6584. J Clin Oncol 9: 1105–1112

Valk PE, Pounds TR, Hopkins DM et al. (1995) Staging non-small-cell lung cancer by whole-body PET imaging. Ann Thor Surg 60: 1573–1582

Valk PE, Abella-Columna E, Tesar RD, Pounds TR, Haseman MK, Myers RW (1996) Diagnostic accuracy and cost-effectiveness of whole-body PET-FDG imaging in recurrent colorectal cancer. J Nucl Med 37: 132P

Valk PE, Segall GM, Johnson DL, Pounds TR, Tesar RD, Jadvar H, Abella-Columna E (1997) Cost-effectiveness of whole-body FDG PET imaging in metastatic melanoma. J Nucl Med 38: 90P

Sachverzeichnis

A

Abbildungsmaßstab 18
Akquisition 10-12, 17
- Blank-Scan 17, 19
Aktivimeter 15, 20
Aktivität, proliferative 71, 85
Aktivitätszerfall 51
- Transportzeit 51
Alkoholprobleme 73
Annihilation 3
Arthritis 165
asymptomatische Personen 159, 161, 163
Auflösung 4
- Grenzauflösung 5

B

benigne
- Läsionen 162
- Veränderungen 135
Bilddokumentationseinheit 15
Bildüberlagerung („image fusion")
  58-60
Biopsie (*siehe auch* Feinnadelpunktion /
  -biopsie) 78, 96, 106, 148
- Non-Hodgkin-Lymphome 148
- Lungenkarzinom 96
- Mammakarzinome 106
- Schilddrüsenkarzinom 78
Blank-Scan 17, 19
Blasenkarzinom 154
Blockdetektoren 6
Blut, okkultes 125
Blutzuckerspiegel (*siehe auch* Insulin;
  siehe auch Glukose) 73
Breslow, Tumordicke, malignes
  Melanom 55
Bronchialkarzinom, nichtkleinzelliges
  (*siehe* Lungenkarzinom) 89-105
Brustdrüsen, laktierende 164
Buscopan 118, 166

C

carrierunterstützter Transport 41
Chemotherapie 60, 92, 126
Clark-Level, malignes Melanom 56

D

„daily-check" 18
Desoxyglucose 35
- 2-[^{18}F]-2-desoxy-D-glucose
  (*siehe* FDG) 23-28
- Desoxyglucose-6-Phosphat 35
Detektoren 6, 10
- Blockdetektoren 6
Diabetes mellitus 33, 50, 117, 150
- Pankreaskarzinom 117
diagnostische Genauigkeit 61, 136
- Ovarialkarzinom 136
Diffusion, passive 39
Diurese 51, 140
Dokumentation 51
Dukes-Klassifikation, kolorektales
  Karzinom 126

E

Eadie-Hofstee-Plot 42
Einsparpotentiale 169-173
Emission 51
Empfindlichkeit 4
Euglykämie 33

F

Fallstricke / Pittfalls 73, 88, 102
FDG (*siehe auch* Glucose) 23-28, 31-43,
  50
- 2-[^{18}F]-2-desoxy-D-glucose 23
- 2-[^{18}F]-FDG 23
- 2-FDG-6-Phosphat 35
- 3-Fluor-desoxy-D-Glucose 34
- Applikation am Patienten 26, 51
- applizierte Aktivität 25
- Anreicherungsphase 25
- Dosimetrie 26
- Lieferung 50
- maligne Läsionen mit hoher FDG-
  Anreicherung 163
- Markierung 24, 25
- physiologische FDG-Anreicherung 164
- Reinheit 24
- Risiko, genetisches 27
- Rückresorption 38
- Screening, onkologisches mit Ganz-
  körper-FDG 159-168
- Stoffwechsel und Transport 31-43
- Strahlendosis 27
- Toxizität 25, 28
- Wechselwirkungen zu anderen
  Substanzen 26
Fehlermöglichkeiten 135
Feinnadelpunktion / -biopsie (*siehe auch*
  Biopsie) 78, 96, 122, 148
- Non-Hodgkin-Lymphom 148
- Lungenkarzinom 96
- Pankreaskarzinom 122
- Schilddrüsenkarzinom 78
Fernmetastasen (*siehe auch* Metastasen)
  68, 101, 109, 110, 113
- Kopf-Hals-Tumoren 68
- Lungenherde und nichtkleinzelliges
  Bronchialkarzinom 101
- Mammakarzinom 109, 110, 113
Follow-up 60

G

Gantry-Scanner 16
Genauigkeit, diagnostische 61
Gingivitis 164
Glucose 23-28, 31-43
- 2-[^{18}F]-2-desoxy-D-glucose
  (*siehe* FDG) 23-28
- Diabetes mellitus (*siehe dort*) 33, 50,
  117, 150
- Elimination 33
- Euglykämie 33
- 3-Fluor-desoxy-D-Glucose 34
- Gluconeogenese 32
- Glucose-6-Phosphat 35
- Glucoseabbau 31
- Glucosehomöostase 32, 33
- Glucosepool 32
- Glucosetransporter (*siehe* Transport-
  systeme) 34, 36-38, 87, 118
- Glycogen 32, 35
- Glycolyse 33
- Hyperglykämie 33
- Hypoglykämie 33
- Insulin (*siehe dort*) 33, 36, 49, 73, 106,
  118
- Insulinsensitivität 33
- Mindestbedarf 31
- Rückresorption 38
- Stoffwechsel 31-35
Glycogen 32
Glycolyse 32, 35
Grading, Hirntumoren 153
Grenzauflösung 5

H

Hashimoto-Thyreoiditis 164
hepatozelluläres Karzinom / Leberkarzinom 136, 137
Hexokinase 34
„high-risk" 114
Hirntumoren 152, 153
- Grading 153
HNO-Tumoren 52
Hochrisikopatienten, Mammakarzinom 114
Hodentumoren 138-145
- Diagnostik 140
- Fünfjahresüberlebensrate 140
- Indikationen 143
- Inzidenz 138
- klinische Grundlagen 138
- PET 140
- - Durchführung 140, 141
- - Ergebnisse 141
- - Verlaufskontrolle 142
- Restaging 141
- Staging 139, 141, 144
- Therapie 138, 139
- Vorhersagewert 143
- - negativer 143
- - positiver 143
Hodgkin-Lymphome 145-152
- Differentialdiagnose 145
- Feinnadelbiopsie 148
- Inzidenz 145
- Non-Hodgkin-Lymphome (siehe NHL) 145-152
- Radiochemotherapie 147
- Staging 146
Hydro-PET 118
Hyperglykämie 33
Hypoglykämie 33

I

„image fusion" (Bildüberlagerung) 58-60
Infektionen 73
Influx 39
Insulin 33, 36, 49, 73, 106, 118
- Applikationen 49, 106
- Blut-Glucose-Spiegel 49
- Blutzuckerspiegel 73
- Dosis 118
Insulinsensitivität 33

K

Karzinom
- Blasenkarzinom 155, 156
- hepatozelluläres Karzinom / Leberkarzinom 136, 137
- kolorektales 52, 124-132
- Lungenkarzinom / Bronchialkarzinom (siehe Lungenkarzinom) 89-105
- Magenkarzinom 154
- Mammakarzinom 53, 106-116
- Nierenkarzinom 154
- Ösophaguskarzinom 154
- Ovarialkarzinom 52, 132-138
- Pankreaskarzinom 116-123
- Prostatakarzinom 134, 135, 154
- Schilddrüsenkarzinom 51, 77-89
Kiel-Klassifikation, Non-Hodgkin-Lymphome 148
K_m 36, 41, 42
Koinzidenz 4, 7, 11
- Korrektur 7
- Messung 4
- Zählraten 11
Koinzidenzkamera 9-13
- Empfindlichkeit 12
- Gesichtsfeld, axiales 12
- Ortsauflösung 12
- Streuanteil 12
Koinzidenzlogik 7
Kolonadenom 167
kolorektales Karzinom 52, 124-132
- Ätiologie 124
- Ausbreitung 125
- Chemotherapie 126
- Dukes-Klassifikation 126
- Grenzen der Methode 132
- Inzidenz 124
- klinische Symptomatik 125
- Metastasenabklärung 129
- Operabilität 130
- präsakrale Veränderungen 129
- Primärtumordiagnostik 127
- Prognose 126
- Rezidivdiagnostik 129
- Risikofaktoren 124
- Screeningverfahren 125
- Stadien 125
- Strahlentherapie 127
- Therapie 125
- Therapiemonitoring 130
- Tumormarker 129
Koloskopie 125
Kompartmentmodelle 39, 43
- Drei-Kompartmentmodell 39
Konsensuskonferenz 63, 67, 86, 87, 102
- Kopf-Hals-Tumoren 67
- Lungenkarzinom 102
- malignes Melanom 63
- Schilddrüsenkarzinom 86, 87
Konstanzprüfung 15
Kopf-Hals-Tumoren 64-77
- Differentialdiagnose 66
- Histologie 64
- Inzidenz 64
- Konsensuskonferenz 67
- Leitlinie 65
- Lokalrezidiv 70, 72
- Lymphknotenbefall 68
- Metastasen 68, 69
- PET 66, 73, 74
- - Auswertung 74
- Problemfälle, morphologische 72
- Prognose 64
- Radiopharmazeutika, andere 74
- Staging 66
- Therapie 65
- - Therapiekontrolle 71
- - Therapiemonitoring 70
- unbekannter Primärtumor 67
- Untersuchungsgang 65, 74
- Zweittumoren 68
Körperphantom (siehe auch Phantom) 13
Korrekturfaktoren 19
Kosten 163, 173, 170
- Nettokosten 170
Kosteneffektivität 170, 172
Kostenersparnis 98, 170
Kosten-Nutzen-Analyse 172
Kostenrelevanz und Einsparpotentiale 169-173
Krebserkrankung
- PET-negative 159, 161, 163
- PET-positive benigne 159, 161
Krebssuche 159, 163

L

laktierende Brustdrüsen 164
Lasix 51
Leberkarzinom 136, 137, 156
Lineweaver-Burk-Diagramm 41
Lokalrezidiv 70, 72, 108
- Kopf-Hals-Tumoren 70, 72
- Mammakarzinom 108
„lumped constant" 43
Lungenkarzinom / nichtkleinzelliges Bronchialkarzinom / Lungenrundherde) 89-105
- Ätiologie 89, 90
- Diagnostik / Untersuchung 90, 91
- - apparative 91
- Epidemiologie 89, 90
- Feinnadelpunktion 96
- Histologie 90
- Indikation 94
- Klassifikation / Stadieneinteilung 90
- - klinische Einteilung 90
- Konsensuskonferenz 102
- Metastasen, Fernmetastasen 101
- PET 93
- Pitfalls / Fallstricke 102
- Prognose 90
- Rezidivdiagnostik 101
- Staging (siehe dort) 97, 99
- Therapie 91
- - Chemotherapie 92
- - operative 92
- - Radiotherapie 92
- Tracer 93
Lungenrundherde 53, 89
Lymphknoten, axilläre 112
Lymphknotenbefall 68
Lymphknotenstaging 97, 99, 109
- Bronchialkarzinom 97, 99
- Mammakariom 109
Lymphome 53

M

Magenkarzinom 154
maligne Läsionen mit hoher FDG-Anreicherung 163
Mammakarzinom 53, 106–116
- Biopsie 106
- gutartige Veränderungen der Brust 112
- Hochrisikopatienten 114
- Lymphknoten, axilläre 112
- Metastasen 109, 113
- – Fernmetastasen 113
- – Lymphknotenmetastasen 109
- Östrogenrezeptoren 114
- primäres 108
- Rezidive / Lokalrezidive 108, 109
- Staging / Lymphknotenstaging 109, 110
- Therapie 113, 114
- – Therapiemonitoring 113, 114
- Tumorprogression (siehe auch Proliferation) 112
- Überlebensrate 106
- Untersuchungsablauf 106
Medicare 173
Melanom, malignes 52, 55–64
- Clark-Level 56
- Diagnostik, konventionelle 56, 57
- – PET 57
- Epidemiologie 55
- „high-risk"-Melanom 57
- Histologie 55
- Indikationen 57
- Nachsorge 61
- Prognose 55
- Stadieneinteilung 55
- Staging und Follow-up 56, 57, 59
- Therapie 56
- Tumordicke nach Breslow 55
Menstruation 164
Metastasen (siehe auch Fernmetastasen) 68, 101, 109, 110, 113, 129
- kolorektales Karzinom 129
- Kopf-Hals-Tumoren 68
- Lungenkarzinom 101
- Mammakarzinom 109, 110, 113
MIBI 85, 108
- MIBI-Speicherung, Myokard 85
- MIBI-Szintigraphie 85
- MIBI-Uptake 85
Mißinterpreationen von PET (siehe auch Pitfalls) 159
Morbus Hodgkin (siehe Hodgkin-Lymphome) 145, 146
morphologische Problemfälle 72
muskuloskelatale Tumoren 153

N

Nachsorge 61
Narbenrezidiv 109
Nettokosten 170
NHL (Non-Hodgkin-Lymphome) 145–152
- bildgebende Verfahren 148
- Chemotherapie 151

- Hodgkin-Lymphome (siehe dort) 145–152
- Inzidenz 145
- Feinnadelbiopsie 148
- Klassifikation 148
- – Kiel-Klassifikation 148
- – Real-Klassifikation 148
- PET 149
- Radiochemotherapie 147
- Staging 149
Nierentumoren 154
Non-Hodgkin-Lymphome (siehe NHL) 145–152
Normalisierungsprozedur 18
Nutzen, Kosten-Nutzen-Analyse (siehe auch Kosten) 172

O

okkultes Blut 125
Ösophaguskarzinom 154
Östrogenrezeptoren, Mammakarzinom 114
Ovarialkarzinom 52, 132–138
- Befunde 135
- benigne Veränderungen 135
- Diagnostik 134, 136, 137
- – Genauigkeit, diagnostische 136
- – Primär- und Rezidivdiagnostik 137
- Epidemiologie 132
- Ergebnisse 136
- Fehlermöglichkeiten 135
- Histologie 133
- Pathophysiologie 133
- Patientenvorbereitung 134
- PET 134
- Probleme 135
- Stadieneinteilung 133
- Therapie 133
- Tumorausbreitung 133
- Tumormarkeranstieg 137
- Tumorstadien 133

P

Pankreaskarzinom 116–123
- Diabetes mellitus 117
- Diagnose 118
- – andere diagnostische Verfahren 121, 122
- Feinnadelpunktion 122
- Indikationen 123
- Inzidenz 117
- klinische Grundlagen 116, 117
- Papillenkarzinom 117
- PET 118
- Therapie 117
- – Pankreatektomie 117
- Tumormarker 122
Pankreatitis 117
Papillenkarzinom 117
Patient
- FDG, Applikation am Patienten 26, 51
- Patientenvorbereitung 49–53

Patientenmanagement 172
PET-negative Krebserkrankung 159, 161
PET-Onko-Konsensus-Konferenz 67
PET-positive benigne Krebserkrankung 159, 161
PET-Screening 159
Phantom 13, 19, 20
- Homogenisierungsphantom 19
- Körperphantom 13
- Uniformitätsphantome 20
Phosphorylierung 34
Photopeak 11
Pitfalls 88, 102, 135, 159
- Fallstricke 73, 102
- Mißinterpretationen von PET 159
Polypen 124
Positronemitter 5
Positronen 3
Positronenstrahler 5
- Energie, maximale 5
- Erzeugung von 5
- Halbwertszeit 5
- Reichweite 5
- – maximal lineare 5
- – minimal lineare 5
Positronenzerfall 3
Positronium 3
Primärdiagnostik, Ovarialkarzinom 137
Problemfälle, morphologische 72
Proliferation / proliferative Aktivität 71, 85, 86, 112
- Mammakarzinom 112
- Schilddrüsenkarzinom 86
Prostatakarzinom 134, 135, 154
3-Punkt-Markierung 107
Pyruvat 34, 35

Q

Qualitätskontrolle 14–20

R

Radiochemotherapie, Hodgkin-Lymphome 147
Radiojodspeicherung 85
Radiojodtherapie 79
Radiopharmazie 23 ff.
Radiotherapie 92
Real-Klassifikation, Non-Hodgkin-Lymphome 148
Rekonstruktionsverfahren 8
Re-Staging 59, 61
Rezeptoren, Mammakarzinom 114
Rezidiv / Rezidivdiagnostik / Lokalrezidiv 70, 72, 101, 106–109, 129, 137
- kolorektales Karzinom 129
- Kopf-Hals-Tumoren 70, 72
- Lungentumoren 101
- Mammakarzinom 108
- Narbenrezidiv 109
- Ovarialkarzinom 137
Ringpositronen- / Ringtomographen 10, 12

- Empfindlichkeit 12
- Gesichtsfeld, axiales 12
- Ortsauflösung 12
- Streuanteil 12

S

Sarkoidosis 167
Scanner 6, 7, 16, 17
- axiale Meßbreite 7
- Gantry- 16
- Gesamtausbeute 17
- Homogenität 16
- Kalibrierfaktoren 17
- Konstanzänderung 16
- Kontamination 16
- Stabilitätskriterien 19
- Überprüfung 16
Scatter-Artefakte 107
Schilddrüsenkarzinom 51, 77–89
- Ergebnisse und Interpretation 86
- Feinnadelbiopsie 78
- Grading 77
- Hauptkategorien 77
- Indikationen 86
- Interpretationsgrenzen 88
- Inzidenz 77
- klinische Grundlagen 77
- Konsensuskonferenz 86, 87
- MIBI (*siehe dort*) 85
- PET 80
- - FDG-PET 80
- - räumliche Auflösung 84
- Proliferation 86
- Radiojodspeicherung 85
- Stadieneinteilung, prognostische 78
- Therapie 78, 79
- - Radiojodtherapie 79
- Tracer (*siehe dort*) 80, 85
- TSH-Stimulation 79
Schwächungskorrektur 8, 13
Screening, onkologisches mit Ganzkörper-FDG 159–168
Sensitivität 62, 97, 111, 121, 127, 130, 136, 137, 143, 144, 148, 150, 153
- Hirntumoren 153
- Hodentumoren 143, 144
- kolorektales Karzinom 127, 130
- Lungenkarzinom 97
- malignes Melanom 62
- Mammakarzinom 111, 112
- - axilläre Lymphknoten 112
- Non-Hodgkin-Lymphome 150
- Ovarialkarzinom 136, 137
- Pankreaskarzinom 121

Sigmoidoskopie 125
SPECT 10, 11
- Zählraten 11
Spezifität 62, 97, 111, 121, 127, 136, 137, 143, 144, 150, 153
- Hirntumoren 153
- Hodentumoren 143, 144
- kolorektales Karzinom 127
- Lungenkarzinom 97
- malignes Melanom 62
- Mammakarzinom 111, 112
- - axilläre Lymphknoten 112
- Non-Hodgkin-Lymphome 150
- Ovarialkarzinom 136, 137
- Pankreaskarzinom 121
Staging
- Hodentumoren 139, 141, 144
- Hodgkin-Lymphome 146
- Kopf-Hals-Tumoren 66
- - LK-Staging 69
- - Primärtumor 66
- Lungenkarzinom 97, 99
- - Lymphknotenstaging 97, 99
- malignes Melanom 57
- - initiales 57
- - Primärstaging 56
- - Re-Staging 59, 61
- Mammakarzinom 109, 110
- - Ganzkörperstaging 110
- - Lympknotenstaging 109
Standard Uptake Value (SUV) 4, 20, 42, 73, 93, 94, 107, 118
Strahlendosis 23 ff.
Strahlentherapie, kolorektales Karzinom 127
Strahlung
- Streustrahlung, Korrektur 8
- Vernichtungsstrahlung 3
Streustrahlung, Korrektur 8
SUV (*siehe* Standard Uptake Value)
Systemhomogenität 18
Szintigraphie, MIBI-Szintigraphie 85
Szintilatoren 7
- BGO 7
- Eigenschaften 7
- LSO 7
- NaI(Tl) 7
- YSO 7

T

Therapiekontrolle, Kopf-Hals-Tumoren 71
Therapiemonitoring 70, 113, 114, 130
- kolorektales Karzinom 130

- Kopf-Hals-Tumoren 70
- Mammakarzinom 113, 114
Thyreoiditis, Hashimoto- 164
Totzeiteffekte 8
Toxizität 23 ff.
Tracer / PET-Tracer 80, 85, 93
- Lungenherde und nichtkleinzelliges Bronchialkarzinom 93
- Schilddrüsenkarzinom 80, 85
- Tracer-Uptake in anderen Organen 85
- tumoraffiner 80
Transmissionsmessung 8, 51
Transport / Transportsysteme (Glucosetransporter) 36–38, 87, 118
- Aminosäuren, Zahl der 36
- carrierunterstützter Transport 41
- Chromosomenort 36
- Glut-1 36
- Glut-2 36
- Glut-3 36
- Glut-4 36
- Glut-5 36
- Kinetik 36
- SGLT1 36
- SGLT2 36
Treffsicherheit (*siehe auch* Sensitivität; *siehe auch* Spezifität) 121
TSH-Stimulation 79
Tumormarker 122, 129, 137
- kolorektales Karzinom 129
- Ovarialkarzinom 137
- Pankreaskarzinom 122
Tumorprogression (*siehe auch* Proliferation) 112

U

Überlagerungsbild 58–60
Überlebensrate 106
Untergrundzählgeräte 16
Untersuchungsprotokoll 50

V

Verlaufskontrolle 142
Vernichtungsstrahlung 3
V_{max} 41, 42

Z

Zweittumoren 68
Zyklotron 5

Springer und Umwelt

Als internationaler wissenschaftlicher Verlag sind wir uns unserer besonderen Verpflichtung der Umwelt gegenüber bewußt und beziehen umweltorientierte Grundsätze in Unternehmensentscheidungen mit ein. Von unseren Geschäftspartnern (Druckereien, Papierfabriken, Verpackungsherstellern usw.) verlangen wir, daß sie sowohl beim Herstellungsprozess selbst als auch beim Einsatz der zur Verwendung kommenden Materialien ökologische Gesichtspunkte berücksichtigen. Das für dieses Buch verwendete Papier ist aus chlorfrei bzw. chlorarm hergestelltem Zellstoff gefertigt und im pH-Wert neutral.

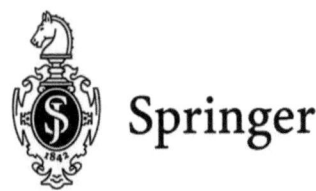

If you have any concerns about our products,
you can contact us on
ProductSafety@springernature.com

In case Publisher is established outside the EU,
the EU authorized representative is:
**Springer Nature Customer Service Center GmbH
Europaplatz 3, 69115 Heidelberg, Germany**

Printed by Libri Plureos GmbH
in Hamburg, Germany